Inflammatory and Neoplastic Diseases of Cranial and
Maxillofacial Bones
Diagnosis and Treatment

颅颌面骨感染与肿瘤性疾病
诊断和治疗

主 编 何 悦

上海科学技术出版社

图书在版编目（ＣＩＰ）数据

颅颌面骨感染与肿瘤性疾病：诊断和治疗 / 何悦主
编. -- 上海：上海科学技术出版社，2022.1
ISBN 978-7-5478-5488-4

Ⅰ. ①颅… Ⅱ. ①何… Ⅲ. ①口腔颌面部疾病－感染
②口腔颌面部疾病－肿瘤－诊疗 Ⅳ. ①R782.05
②R739.8

中国版本图书馆CIP数据核字(2021)第189591号

颅颌面骨感染与肿瘤性疾病：诊断和治疗

主　编　何　悦

上海世纪出版(集团)有限公司
上海 科 学 技 术 出 版 社　出版、发行
(上海市闵行区号景路159弄A座9F-10F)
邮政编码201101　www.sstp.cn
上海雅昌艺术印刷有限公司印刷
开本 787×1092　1/16　印张 21.5
字数 420千字
2022年1月第1版　2022年1月第1次印刷
ISBN 978-7-5478-5488-4 / R·2385
定价：168.00元

内容提要

　　本书精选100例颅颌面骨的常见病、罕见病及疑难病临床病例，兼顾系统性和临床实用性。通过完整介绍各病例的病史、专科检查、辅助检查、诊断、治疗等，结合大量临床照片资料，对术中详细步骤进行解读，如实再现各病例的诊治过程和特点，突出临床诊疗思维。同时，由口腔颌面外科、口腔病理科、影像科、放射科、肿瘤科等相关科室的专家和学者对所选疾病进行深入讨论，既总结了编者的研究心得和临床经验，又汇集了国内外最新的相关研究进展，帮助口腔颌面外科、耳鼻咽喉科、头颈外科、放射科、口腔病理科、显微重建外科医师切实体会颅颌面骨感染与肿瘤性疾病的诊治要点，以促进相关疾病规范化治疗的发展，最终服务于患者。

编者名单

主　　编 何　悦
副 主 编 田　臻　朱　凌　侯劲松　刘　冰
主编助理 唐　晓

编　　者（按姓氏笔画排序）

丁继平・上海交通大学医学院附属第九人民医院
王　洋・上海交通大学医学院附属第九人民医院
邓　刚・上海交通大学医学院附属第九人民医院
邓伟伟・武汉大学口腔医院
叶　晨・上海交通大学医学院附属第九人民医院
田　臻・上海交通大学医学院附属第九人民医院
史　俊・上海交通大学医学院附属第九人民医院
曲行舟・上海交通大学医学院附属第九人民医院
朱　丹・上海交通大学医学院附属第九人民医院
朱　凌・上海交通大学医学院附属第九人民医院
庄泽航・中山大学光华口腔医学院附属口腔医院
刘　冰・武汉大学口腔医院
刘正武・广西医科大学第三附属医院

刘忠龙 · 上海交通大学医学院附属第九人民医院

阮　敏 · 上海交通大学医学院附属第九人民医院

孙冰冰 · 上海交通大学医学院附属第九人民医院

孙晶晶 · 上海交通大学医学院附属第九人民医院

李劲松 · 中山大学孙逸仙纪念医院

李晓光 · 上海交通大学医学院附属第九人民医院

杨文玉 · 上海交通大学医学院附属第九人民医院

杨雯君 · 上海交通大学医学院附属第九人民医院

吴庆龙 · 上海交通大学医学院附属第九人民医院

吴添福 · 武汉大学口腔医院

何　悦 · 上海交通大学医学院附属第九人民医院

陈　珩 · 上海交通大学医学院附属第九人民医院

陈敏洁 · 上海交通大学医学院附属第九人民医院

邵　喆 · 武汉大学口腔医院

金善良 · 上海交通大学医学院附属第九人民医院

周响辉 · 上海交通大学医学院附属第九人民医院

孟潇妍 · 上海交通大学医学院附属第九人民医院

赵小妹 · 上海交通大学医学院附属第九人民医院

胡永杰 · 上海交通大学医学院附属第九人民医院

侯劲松 · 中山大学光华口腔医学院附属口腔医院

侯黎莉 · 上海交通大学医学院附属第九人民医院

姜钧健 · 上海交通大学医学院附属第九人民医院

祝奉硕 · 上海交通大学医学院附属第九人民医院

贺　捷 · 上海交通大学医学院附属第九人民医院

郭　兵 · 上海交通大学医学院附属第九人民医院

唐　晓 · 上海交通大学医学院附属第九人民医院

梁建锋 · 中山大学光华口腔医学院附属口腔医院

韩　煜 · 上海交通大学医学院附属第九人民医院

满其文 · 武汉大学口腔医院

蔡伟鑫 · 中山大学光华口腔医学院附属口腔医院

序　一

从解剖学角度出发,颅颌面的发育是一体的——由神经嵴、咽(鳃)弓发育而来,故颅颌面骨的形成也是密不可分的。除下颌骨具有独立性外,其他颅颌面各骨均彼此牢固衔接。颅颌面骨可为单独一块,也可由左右对称的两块组成,前者如额骨、犁骨,后者如上颌骨、颧骨。如果按解剖学来分,可分为颅骨与颌面骨两类:颅骨有15块(以下括号内为块数),即枕骨(1)、蝶骨(1)、颞骨(2)、顶骨(2)、额骨(1)、筛骨(1)、下鼻甲(2)、泪骨(2)、鼻骨(2)、犁骨(1);颌面骨有8块,即上颌骨(2)、下颌骨(1)、腭骨(2)、颧骨(2)、舌骨(1)。

临床上如按表面解剖标志分类,则颅骨主要指额骨后缘垂直线之后的颅骨,如顶骨、枕骨,而位于额骨后垂直线后部的各骨则大多视为颌面骨而不再细分为颅骨或颌面骨。

何悦教授主编的《颅颌面骨感染与肿瘤性疾病:诊断和治疗》一书,也是按照这个临床解剖理念来编写的。

颅颌面骨感染和肿瘤(含类肿瘤疾病)是颌面外科常见疾病。其诊断、鉴别诊断、治疗方法的选择仍有诸多问题需待进一步解决。

本书的特点之一是,以临床病例为先导,然后针对临床病例加以进一步分析,包括诊断、鉴别诊断、治疗和预后等。这种编排方法在临床医学参考书中颇具特色,对培养临床医师的病情分析和辩证思维能力有一定帮助。

本书的特点之二是,以世界卫生组织(WHO)2017年头颈肿瘤分类为编撰依据,从病理出发进行临床分类。用这种方式进行临床论述,可帮助临床医师对病理诊断进行复习。

除病理内容外，本书还收集了大量临床影像学资料，图文并茂。

　　本书的特点之三是，增加了一些前沿内容，例如，双膦酸盐类相关性骨坏死等，以体现医学的进步，适应药物应用的增多。

　　本书在众多同类书中有其明显特色，为此，我乐于向广大读者推荐。

中国工程院院士

2021年8月于上海

序 二

随着国家的发展与进步，我国现代医学发展日新月异，口腔医学作为现代医学的重要组成部分，也经历了巨大的变迁，早已突破了传统"牙科"的范畴。颌面部骨疾病是口腔科医师尤其是口腔颌面外科医师日常诊疗工作中需要经常面对的疾病，除具有与全身其他各部位骨疾病的共同特征外，还具有其自身的解剖特性和复杂性，特别是牙源性囊肿和肿瘤，与牙列特别是牙齿的发生、发育和萌出密切相关。

我所在的科室是全国最大的口腔颌面-头颈肿瘤诊疗中心之一，积累了丰富的临床资料，拥有大量常见病、疑难病病例，以及相当数量的罕见病病例。何悦教授及其团队长期致力于放射性颌骨坏死、药物相关性颌骨坏死、各类牙源性与非牙源性病变的临床与基础研究，积极参与建立和推广相关疾病的规范化诊治指南，以期更好地服务广大患者，减轻患者的病痛。本书是何悦教授等收集了近20年的珍贵病例资料后的系统总结与凝练，共精选100例临床病例和860多幅图像资料，临床与基础紧密结合，每一种疾病后面汇集了国内外最新相关研究进展的诊疗要点总结，共58篇，是本书的点睛之笔，可供读者思考，引发讨论。本书的出版是主编及相关院校和科室专家长期的资料积累、经验总结及不懈努力的结果。编者队伍汇集了上海交通大学医学院附属第九人民医院和中山大学光华口腔医学院附属口腔医院、武汉大学口腔医院等知名口腔医学院校和医疗机构的口腔颌面外科、口腔病理科、放射科等相关学科专家、中青年医师，他们精力充沛、学识广博，且均工作在医、教、研第一线，对所从事专业刻苦钻研，他们的参与保证了本书的编写质量，而且也起到了培育新人、传承发展的作用。本书的编写亦是开放式的，相信他们在今后的日子里将开展更多更深入的研究，会有更多的发现，积累更多的经验，也将有更多的所得所思融入本书，让本书内容更加翔实、丰富。

作为一名口腔颌面外科医师，我欣然向广大口腔颌面外科、肿瘤科、耳鼻咽喉科、头颈外科、放射科、显微重建外科、口腔病理科等各相关专业的医师、研究生推荐本书，相信本书会给大家带来诸多启发和帮助，让各位获益匪浅。希望本书能对我国口腔医学的进一步发展起到一定的推动作用。

张志愿

中国工程院院士

2021 年 7 月于上海

前　言

颅颌面骨骼，包括颌骨、颧骨、腭骨、鼻骨、犁骨等，由于胚胎学和解剖学特性，累及或发生在该区域骨的病变往往种类繁多、性质各异。其中一些病变的来源组织仅限于颅颌面骨，主要与牙列相关，包括牙源性囊肿和肿瘤；其他病变则并不仅仅局限于颅颌面骨骼，但可能造成该区域特有的鉴别诊断问题，如反应性骨疾病、纤维-骨性病变、巨细胞病变和骨肿瘤等。随着研究的不断深入，人们对颅颌面骨病变的认识越来越深刻，对其中一些疾病的认识也经历了不同阶段的变化。2017年，世界卫生组织（World Health Organization, WHO）发布了第4版疾病分类，相对于第3版分类，头颈部肿瘤在新版分类中对肿瘤性与非肿瘤性囊性病变进行了变更，比如将"牙源性角化囊性瘤"和"牙源性钙化囊性瘤"恢复原名为"牙源性角化囊肿"和"牙源性钙化囊肿"。这也从另一个侧面反映了颅颌面骨病变的复杂性。

我所在的口腔颌面-头颈肿瘤科团队始终致力于放射性颌骨坏死、药物相关性颌骨坏死、各类牙源性与非牙源性疾病的基础与临床研究，长期处在相关领域临床实践及探索的前沿，并致力于促进疾病规范化诊疗指南的建立与推广，以期更加系统、深入、科学地认识相关疾病，更好地解决或减轻广大患者的病痛。早在20年前，我们便开始收集各种颅颌面骨病变的资料，使得本书中大量高质量的照片得以呈现。近十几年来，随着医疗模式的转变，医学科学技术的迅速发展，特别是显微外科技术的蓬勃发展、数字医学技术的日趋成熟，颅颌面骨病变的诊治水平大大提高。我们在大量的临床病例诊治过程中，深入开展相关研究，对各类颅颌面骨病变的临床特点、影像学表现和病理学特征等有了更深入的认识，并在各种疑难及罕见病例的诊治中积累了一定经验，在此基础上，我们组织编写了《颅颌面骨感染与肿瘤性疾病：诊断和治疗》，以供口腔颌面外科、肿瘤科、耳鼻咽喉科、头颈外科、放射科、显微重建外科、口腔病理科等相关同道借鉴与交流，以期加快颅颌面骨病变的病因学及基础研究，促进规范化治疗的发展，最终服务于患者。

本书共收集整理上海交通大学医学院附属第九人民医院、中山大学光华口腔医学院附属口腔医院、武汉大学口腔医院等单位近20年来收治的100例颅颌面骨病变的临床病例，涵盖常见病、罕见病及疑难病，并对所收集的临床病例进行规划整理，兼顾系统性和临床实用性。全书共十三章，前六章分别介绍了颌骨感染性病变、各类囊性病变、巨细胞病变和纤维-骨性病变；第七至十二章主要展示了各类牙源性与非牙源性良、恶性肿瘤；第十三章介绍了一些目前分类尚存争议的颅颌面骨病变。与以往同类图书主要展示疾病初始临床、影像学和病理学特征相比，本书着重强调临床诊疗思维，同时总结诊治要点和研究进展，帮助读者更好地熟悉和掌握相关知识。

在本书的编写过程中，上海交通大学口腔医学院名誉院长、上海交通大学医学院附属第九人民医院终身教授、中国工程院院士邱蔚六教授给予了我们悉心指导与帮助，并为本书作序。另外，我们也得到了我的恩师上海交通大学口腔医学院学科带头人、国家口腔医学中心主任、国家口腔疾病临床医学研究中心主任、中国工程院院士张志愿教授的鼓励和帮助，他还亲自为本书作序。在此，我们对两位口腔颌面外科领域的大师致以最诚挚的敬意和衷心的感谢！

尽管我们在编写过程中尽可能以统一的标准对相关资料进行规范和整合，但对不同疾病诊疗要点评述的侧重点仍有所差异，书中也难免有疏漏之处，敬请广大读者不吝赐教，以备再版时补充修订。

2021年5月于上海

目　录

第十三章 其他

第一章
颌骨感染性病变
Inflammatory Lesions of Jaws

第一节　化脓性颌骨骨髓炎
Pyogenic Osteomyelitis of Jaws

　　化脓性颌骨骨髓炎（pyogenic osteomyelitis of jaws）多发生于青壮年，一般以16～30岁发生率最高。男性多于女性，约为2:1。临床常见于下颌骨，但婴幼儿则以上颌骨最为多见。常见病原菌为金黄色葡萄球菌，其次为溶血性链球菌、肺炎双球菌、大肠杆菌、变形杆菌等。感染途径主要有牙源性感染、损伤性感染以及血源性感染。颌骨骨髓炎的临床发展过程可分为急性期和慢性期两个阶段。根据感染的原因及病变特点，临床上将化脓性骨髓炎分为中央性颌骨骨髓炎和边缘性颌骨骨髓炎。临床诊断根据患者病史、病因、临床表现以及影像学检查一般不难做出正确的诊断。治疗上，急性期应给予足量、有效的抗生素，控制炎症的发展，并根据细菌培养以及药物敏感试验的结果应用针对性抗生素，同时给予必要的全身支持治疗。外科治疗的目的是引流排脓及去除病灶。慢性期治疗以手术为主，去除已形成的死骨和病灶后方能痊愈。

病例1

　　患者，男性，65岁。左下后牙疼痛伴下唇麻木7个月余。

　　【现病史】　患者7个多月前进食时自觉左下后牙疼痛，后出现左下唇麻木，于外院就诊，行根管治疗，麻木无好转，后拔除患牙，麻木仍无缓解。外院拍摄头颅MRI，排除颅内病变。门诊曲面体层片示：左下颌骨骨质缺损，累及神经管。

　　【专科检查】　面部基本对称，面上、中、下1/3比例协调。左侧面颈部皮肤无红肿，左侧下唇触痛觉降低。张口度及张口型正常。口内恒牙列，36缺失，局部牙龈略红肿，未及溢脓，局部下颌骨未及乒乓球样感，34、35叩诊（+），无松动。双侧颌下及颈部淋巴结未及肿大。

　　【辅助检查】

　　曲面体层片示：左下颌骨骨质缺损，累及神经管（图1-1-1）。

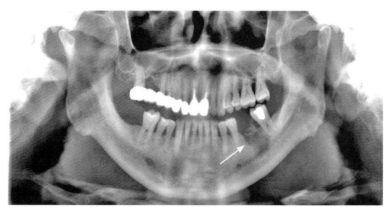

图1-1-1　左下颌骨骨质缺损，累及神经管（术前）

【初步诊断】　左下颌骨骨髓炎。

【治疗】　全麻下行"左侧下颌骨骨髓炎刮治术+软组织清创术"：口内切口切开翻瓣，内有少量炎性肉芽组织，骨质硬化，磨除病变骨质。连同肉芽组织送冰冻病理检查提示："左下颌骨"骨小梁结构，纤维结缔组织增生，散在炎症细胞浸润，未见肯定肿瘤证据，结合影像学表现，可考虑为慢性骨髓炎。彻底止血，冲洗，分层缝合；置碘仿纱条一根。

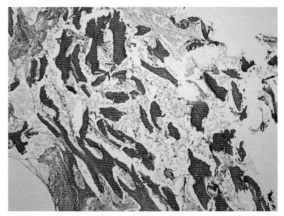

图1-1-2　小片状骨小梁，边缘不规则，呈死骨状，小梁间组织变性、坏死（100×）

【病理检查】　送检为少量碎骨组织，灰黄色。镜下见骨小梁之间无连接，成小片状，板层结构消失，骨边缘不规则，呈死骨状。小梁间组织变性、坏死（图1-1-2）。

【病理诊断】　"左下颌骨"慢性骨髓炎。

【随访】　患者手术后恢复良好，术后复查，创口愈合良好，无明显异常红肿渗出。

病例2

患者，男性，46岁。左侧耳前区反复肿痛不适2个月余。

【现病史】　患者2个月前无明显诱因出现左下后牙区肿痛，继发左面部肿胀，以左耳前区较明显，至医院就诊，抗炎对症治疗后好转，1个月前再次出现相同症状，抗炎对症治疗后，疼痛症状减轻，左耳前触及肿块，无下唇麻木等症状，门诊行"左下颌升支肿块穿刺活检"，提示：棱形、上皮样细胞，恶性肿瘤细胞可能。PET/CT检查提示：左侧下颌骨升支局部骨质破坏伴软组织肿块形成并周围软组织肿胀，考虑为恶性肿瘤可能。

【专科检查】　面型不对称，面上、中、下1/3比例协调，左耳前区肿胀膨隆，触诊左下颌支

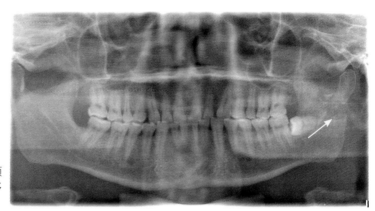

图1-1-3　左侧下颌骨升支、髁突颈部溶骨性骨质破坏,骨质不连续,伴多发斑点状高密度影

向外膨隆,边界不清,触痛(-),表面皮肤无明显红肿。张口度正常,张口向左侧偏斜,口内恒牙列,咬合关系正常,牙齿无明显松动,叩痛(-),黏膜未见明显红肿、瘘口。双侧颌下及颈部未及明显异常肿大淋巴结。

【辅助检查】

(1) 曲面体层片:左侧下颌骨升支、髁突颈部溶骨性骨质破坏,骨质不连续,伴多发斑点状高密度影(图1-1-3)。

(2) 颌面部CT增强:左侧下颌骨升支骨质破坏,呈溶骨性吸收,伴多发斑点状高密度影,骨质中断,周围见骨膜反应,邻近左侧咀嚼肌间隙明显肿大,边界模糊,C-为42 Hu,C+为56 Hu,呈不均匀强化,内见散在斑点状高密度影。邻近左侧颞骨颧骨骨质略吸收、毛糙。双侧卵圆孔、海绵窦区未见异常。颈部未见明显肿大淋巴结影。左侧下颌升支恶性肿瘤伴咀嚼肌肿大:颌骨鳞癌或转移性肿瘤可能,请结合临床(图1-1-4)。

(3) PET/CT示:左侧下颌骨升支局部骨质破坏伴软组织肿块形成并周围软组织肿胀,考虑为恶性肿瘤可能。

【初步诊断】　左下颌骨恶性肿瘤可能。

【治疗】　全麻下先行"肿物切取活检术"。送术中冰冻病理提示:"左下颌骨肿物",大量炎症细胞背景内见少量增生胖梭形细胞,细胞具异型性,倾向肿瘤性病变,间叶来源首先考虑(图1-1-5 A)。更换器械,行"肿物扩大切除术"。送术中冰冻病理,提示:"左下颌骨肿物",大量炎症细胞背景内见增生梭形细胞,胞浆嗜酸性,细胞具异型性,核分裂象偶见,结合影像学表现,倾向恶性,间叶来源不能除外。送检切缘冰冻切片均未见明显肿瘤细胞(-)。

【病理检查】　送检为部分下颌骨及周围组织,12 cm×10 cm×6 cm,上附牙齿1枚,表面附皮肤,7 cm×4.5 cm,切面部分区域灰白,3 cm×2.5 cm×2.5 cm,呈肿块样。镜下见病变显著侵犯、破坏下颌骨,局灶脓肿形成,大量急慢性炎症细胞浸润,中央残留骨组织骨陷窝空虚,边缘不规则。梭形的纤维/肌纤维母细胞增生,部分细胞有异型,瘢痕样组织形成(图1-1-5 B)。

【病理诊断】　"左下颌骨"慢性化脓性骨髓炎,ICD编码:K10.202,伴死骨形成。

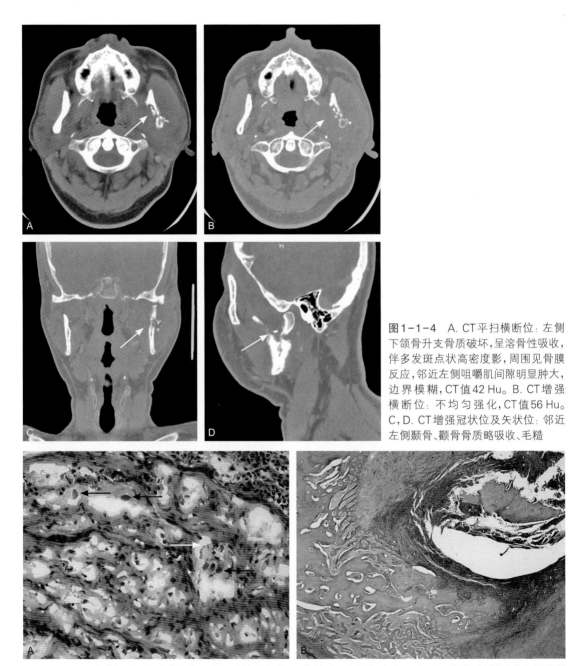

图1-1-4　A. CT平扫横断位：左侧下颌骨升支骨质破坏，呈溶骨性吸收，伴多发斑点状高密度影，周围见骨膜反应，邻近左侧咀嚼肌间隙明显肿大，边界模糊，CT值42 Hu。B. CT增强横断位：不均匀强化，CT值56 Hu。C，D. CT增强冠状位及矢状位：邻近左侧颞骨、颧骨骨质略吸收、毛糙

图1-1-5　A.冰冻切片示炎症背景中见少量胖梭形细胞（黑色箭头所指），细胞有异型，见可疑核分裂象（白色箭头所指）（400x）。B.骨组织间纤维组织显著增生，局灶炎症细胞浸润，血管增生，肉芽组织形成，内见小块死骨组织（20x）

---------------------------------- 诊疗要点 ----------------------------------

　　化脓性颌骨骨髓炎临床上以牙源性感染最为多见，占化脓性颌骨骨髓炎的90%左右，常见于急性根尖周炎、牙周炎、智齿冠周炎等牙源性感染直接扩散引起。临床常分为急性期和

慢性期两个阶段。急性期主要表现为全身发热、寒战、疲倦无力，白细胞总数增高，中性粒细胞增多；局部剧烈疼痛，面颊部软组织以及口腔黏膜肿胀、充血，同时可继发周围急性蜂窝织炎；病灶牙可有明显叩痛和伸长感。慢性期的特点主要表现为全身症状轻，体温正常或仅有低热；机体呈慢性中毒性消耗表现，贫血、消瘦；病情进展缓慢，局部肿胀，皮肤微红；口腔内或面颊部可出现瘘管溢脓，肿胀区牙松动。

■ **分类**　临床上根据感染的原因及病变特点，将化脓性骨髓炎又分为两类：中央性颌骨骨髓炎和边缘性颌骨骨髓炎。中央性颌骨骨髓炎炎症先在骨髓腔内发展，再由颌骨中央向外扩散，可累及骨密质及骨膜。化脓性中央性颌骨骨髓炎绝大多数发生在下颌骨，这与上、下颌骨局部解剖学差异密切相关。因下颌骨骨板厚、致密、血液供应来源单一，炎症发生时不易穿破引流，血管栓塞后可造成大块骨组织血供障碍导致死骨形成。而上颌骨有窦腔、骨组织疏松、骨板薄、血管丰富，有感染时易穿破骨壁向低位的口腔引流，发生骨营养障碍及骨组织坏死的风险小，死骨形成的区域也小，不易发展成弥散性骨髓炎。边缘性颌骨骨髓炎系指继发于骨膜炎或骨膜下脓肿的骨密质外板的炎性病变，常在颌周间隙感染基础上发生，常好发于下颌骨，其中又以下颌骨支及下颌角部居多。根据骨质损害的病理特点，边缘性颌骨骨髓炎可再分为骨质增生型与骨质溶解破坏型两种类型。

■ **影像学特点**　X线片检查急性期无骨质破坏影像。急性化脓性颌骨骨髓炎发病2～4周进入慢性期，颌骨已有明显骨质破坏后X线片影像才具有诊断价值，主要表现为骨质破坏和骨质增生。CT和MRI检查在颌骨骨髓炎的诊断中各有优点：下颌骨颌骨骨髓炎在肌筋膜间隙内蔓延时，CT平扫表现为咀嚼肌肿胀增厚，肌间脂肪间隙密度增高，肌筋膜间边界不清晰；增强示病变肌和肌筋膜间隙内出现不均匀强化，对病变的范围显示更为清晰。MRI具有较高的组织对比度，对颌骨骨髓炎在肌筋膜间隙内蔓延的情况显示较CT更为理想，炎症的扩散表现T1WI上肌肿胀，信号减低，肌间脂肪的高信号内见有不均匀的条带状低信号；T2WI病变肌和肌间脂肪呈高信号；增强扫描病变组织呈不均匀强化。CT扫描有利于显示较细小的骨质破坏，尤其是对骨皮质的骨质破坏显示优于MRI。

■ **诊断**　急性化脓性颌骨骨髓炎的主要诊断依据是全身及局部症状明显，与间隙感染急性期表现相似；病源牙以及相邻的多数牙出现叩痛、松动，甚至牙槽溢脓；患侧下唇麻木是诊断下颌骨骨髓炎的有力证据。上颌骨骨髓炎波及上颌窦时可有上颌窦炎的症状，有时从患侧的鼻腔溢脓。慢性颌骨骨髓炎的主要诊断依据是瘘道形成和溢脓；死骨形成后可从瘘孔排出小片死骨。

■ **鉴别诊断**　下颌骨边缘性骨髓炎应与骨肉瘤、骨化纤维瘤等相鉴别。下颌骨中央性颌骨骨髓炎应注意与下颌骨中心性癌相鉴别，另外诊断上颌骨骨髓炎时应排除上颌窦癌的可能。本组病例2患者术前影像学检查及穿刺报告均提示为恶性肿瘤可能，术中冰冻报告也提示细胞具异型性，核分裂象偶见，结合影像学表现，倾向恶性，间叶来源不能除外，而术后最终病理诊断为慢性化脓性骨髓炎、伴死骨形成。因此，临床遇到类似患者应在病理明确后再选择相应的诊治方案,避免误诊导致过度治疗。

■ 治疗　急性颌骨骨髓炎的治疗原则与一般急性炎症相同。急性化脓性颌骨骨髓炎一般来势迅猛,病情重,并常引起血行感染,因此在治疗过程中应首先注意全身支持及抗菌药物治疗,同时应配合必要的外科手术治疗,急性期外科手术主要目的是达到引流排脓及除去病灶。慢性期手术主要以死骨摘除及病灶清除术为主。

参考文献

[1] 王俊英,撒国良,刘志康,等.颌骨骨髓炎中IL-17,IL-6和IL-1β的表达[J].口腔医学研究,2017,10(33):1082-1085.
[2] Shin JW, Kim JE, Huh KH, et al. Computed tomography imaging features of osteomyelitis of the jaw: comparison between antiresorptive medication-related conditions and medication-unrelated conditions[J]. Oral Surg Oral Med Oral Pathol Oral Radiol, 2020, 129(6): 629-634.
[3] 金永哲.化脓性颌骨骨髓炎86例分析[J].中国误诊学杂志,2008,8(24):156-157.
[4] 张志愿,俞光岩.口腔颌面外科学[M].北京:人民卫生出版社,2012.6.
[5] Krakowiak PA. Alveolar osteitis and osteomyelitis of the jaws[J]. Oral Maxillofac Surg Clin North Am, 2011, 23(3): 401-413.

第二节　颌骨 Garré 骨髓炎
Garré's Osteomyelitis of the Jaw

颌骨 Garré 骨髓炎(Garré's osteomyelitis of the jaw)最早由 GarréCar 于1891年报道并定义其为以慢性非化脓性骨髓炎合并增生性骨膜炎为特征的骨质紊乱性疾病,多见于青少年,平均年龄为12.3岁。临床表现为局部无痛性肿胀,常累及单侧下颌骨,是颌骨罕见疾病之一,同时累及双侧的更罕见。颌骨 Garré 骨髓炎影像学特点为致密性骨硬化伴骨膜新骨形成;本病的病理变化是骨膜下成骨活跃,可见大量成骨细胞的沉积。颌骨 Garré 骨髓炎的病因与牙源性感染、内分泌及外伤等有关。手术治疗辅助全身抗生素治疗是颌骨 Garré 骨髓炎的最佳治疗方案。

病例3

患者,女性,27岁。右下颌肿胀不适伴张口受限反复发作1年半。

【现病史】　患者既往右下颌智齿反复肿痛史,曾于外院行"48牙拔除术",1年半前自觉右下颌角区疼痛不适,初未予以重视,后伴有右面部肿胀及张口受限,14个月前至医院就诊,予以抗炎消肿后肿痛缓解,拍摄颌面部CT提示右下颌骨骨髓炎可能。1年前全麻下行"右下颌骨骨髓炎刮治术",术后病理示:符合慢性骨髓炎。术后2个月后肿胀伴张口受限症状再次

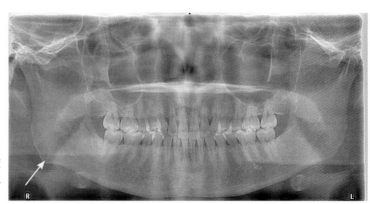

图 1-2-1 右下颌骨角部骨质密度欠均，未见明显骨质破坏，未见骨膜反应及软组织肿块（术前）

出现，反复发作。

【专科检查】

（1）急性炎症期：面部左右不对称，右下颌及面部肿胀，表面皮肤轻度发红，未及明显波动感，张口度约一横指，右下后牙区黏膜轻度肿胀，无明显破溃溢脓，无明显窦道瘘口。

（2）稳定期：右下颌角区未及明显肿物，皮肤无触痛。张口度约 3 指，口腔卫生状况良好。45～47 相对颊侧口腔前庭沟、牙龈未见明显红肿，触之无疼痛。

【辅助检查】

（1）曲面体层片：右下颌骨角部骨质密度欠均，未见明显骨质破坏，未见骨膜反应及软组织肿块（图 1-2-1）。

（2）颌面部 CT 平扫检查：右下颌骨角部见骨髓腔密度不均匀增高，颊舌侧见骨膜反应，骨皮质欠光整，周围软组织未见明显异常（图 1-2-2）。

（3）颌面部 MR 增强：右下颌骨体部至升支骨质髓腔信号不均匀，T2WI 呈稍高信号，T1WI 呈低信号，增强后轻度强化，周围翼内肌、咬肌略肿胀，局部脂肪间隙稍模糊，可见片状T2WI 高信号影，边界及范围欠清晰，增强后轻度强化。颅底骨质未见破坏。颈部未见肿大淋巴结影（图 1-2-3）。

【初步诊断】 右下颌骨骨髓炎。

【治疗】

（1）全麻下行"右下颌骨骨髓炎刮治术"：于右下颌骨相对 45～47 处颊侧口腔前庭沟处作切口，切开，翻瓣，术中见右下颌骨颊侧、舌侧表面欠光滑，刮匙搔刮，见大量死骨组织形成，送检常规病理。冲洗术创，止血，缝合关闭创口。

（2）结合患者影像学表现及既往应用抗生素对症治疗，症状缓解，考虑功能保存及减少创伤，征询患者意愿，建议急性炎症期予以抗生素联合激素对症治疗，密切观察随访，记录发作间期及用药情况，若急性发作频率明显增加或症状加重，则考虑手术治疗。

【病理检查】 送检为碎骨组织一堆，1.5 cm×2 cm×0.4 cm，灰黄色。镜下见增生小梁骨，骨周边围绕成骨细胞，小梁间为疏松纤维组织，血管丰富，炎症细胞浸润（图 1-2-4）。

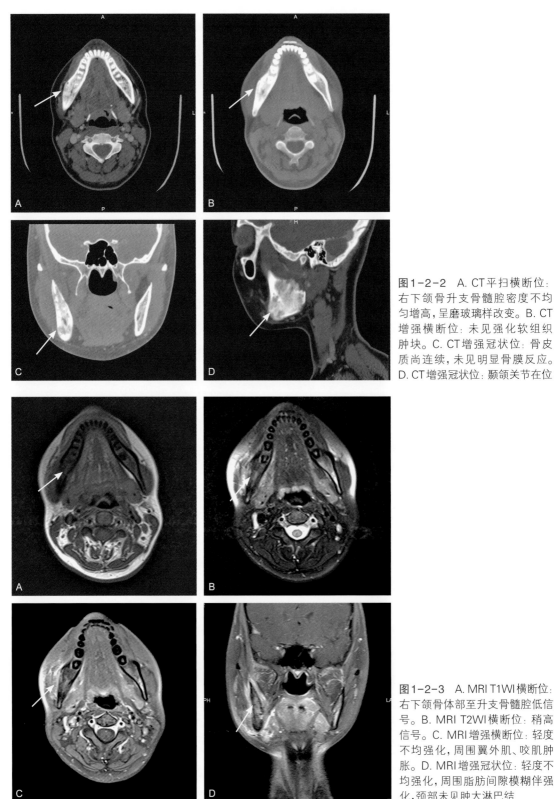

图1-2-2　A. CT平扫横断位：右下颌骨升支骨髓腔密度不均匀增高，呈磨玻璃样改变。B. CT增强横断位：未见强化软组织肿块。C. CT增强冠状位：骨皮质尚连续，未见明显骨膜反应。D. CT增强冠状位：颞颌关节在位

图1-2-3　A. MRI T1WI横断位：右下颌骨体部至升支骨髓腔低信号。B. MRI T2WI横断位：稍高信号。C. MRI增强横断位：轻度不均强化，周围翼外肌、咬肌肿胀。D. MRI增强冠状位：轻度不均强化，周围脂肪间隙模糊伴强化，颈部未见肿大淋巴结

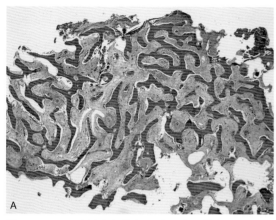
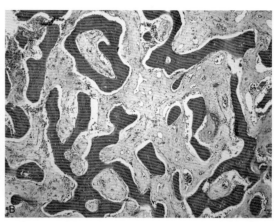

图1-2-4 A.疏松的纤维组织背景中见增生的小梁骨,小梁骨间为疏松纤维结缔组织,散在炎细胞浸润(40x)。B.骨小梁较纤细,周围无成骨细胞围绕,骨小梁间纤维组织增生,血管丰富(100x)

【病理诊断】 "右下颌骨"Garré骨髓炎,ICD编码:K10.202。

【随访】 随访期间患者1个月左右出现1次急性症状,肿胀伴张口受限,静脉抗生素联合激素药物治疗后症状缓解,随访至今急性发作频率无明显变化。

病例4

患者,男性,25岁。拔牙后出现左侧面部反复肿胀2年。

【现病史】 患者2年前因左下后牙疼痛伴左侧面部肿胀,于社区医院就诊,诊断为左下8阻生齿,抗感染后给予拔除。拔牙2个月后出现左侧面部肿胀,再次到社区医院就诊,诊断为腮腺炎,给予抗炎对症治疗(具体药物名称及剂量不详),肿胀消退,之后左侧面部反复肿胀,无发热不适,偶有张口困难,上级医院完善CT、曲面体层片等检查后诊断为下颌骨骨髓炎,建议患者高压氧治疗,半年后复诊。随后患者左侧面部反复肿胀,频次逐步增多。至医院完善曲面体层片检查后诊断为左下颌骨骨质异常:骨髓炎可能。建议患者住院手术治疗。

【专科检查】 面部左右不对称,上中下1/3比例协调,左侧咬肌区轻度肿胀,局部皮肤无红肿,无破溃,局部轻微压痛,未及明显波动感;张口度及张口型正常。口内恒牙列,左下后牙区局部牙龈无红肿,无明显隆起及溢浓,面部、唇部无麻木,面颈部淋巴结未及肿大。

【辅助检查】

(1)曲面体层片示:左下颌骨体及下颌支骨质密度较对侧不均匀增高(图1-2-5)。

(2)颌面部CT增强示:左下颌骨骨髓腔密度不均,呈磨玻璃样改变,局部骨皮质不连续,未见明显骨膜反应,增强后未见异常强化软组织肿块(图1-2-6)。

【初步诊断】 左下颌骨边缘性骨髓炎。

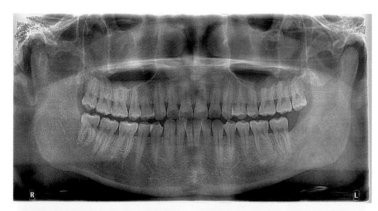

图1-2-5　左下颌骨体及下颌支骨质密度较对侧不均匀增高（术前）

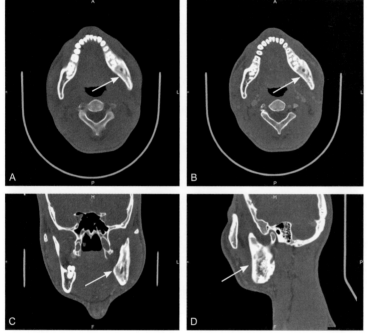

图1-2-6　A.CT平扫横断位：左下颌骨骨髓腔密度不均，呈磨玻璃样改变。B.CT增强横断位：未见异常强化软组织肿块。C.CT增强冠状位：骨皮质连续，未见明显骨膜反应。D.CT增强矢状位：颞下颌关节在位

　　【治疗】　全麻下行"左侧下颌骨骨髓炎病灶刮除术+左上8拔牙术"：于左侧磨牙后区设计一纵形切口，切开，翻瓣，暴露病灶骨，用动力磨除已被破坏变软的骨质，去除坏死组织、肉芽组织，磨除下颌升支外侧坏死骨质。快速冰冻结果，提示："左下颌骨"送检为纤维、肌肉及骨组织。彻底止血，冲洗，局部术区留置碘仿纱条1根，缝合，关闭创口。

　　【病理检查】　送检为碎组织，0.7 cm×0.7 cm×0.3 cm，灰黄色，质地硬。镜下见增生的编织状增生小梁骨，骨边缘成骨细胞围绕，小梁间血管、纤维组织增生，散在炎症细胞浸润（图1-2-7）。

　　【病理诊断】　"左下颌骨"Garré骨髓炎，ICD编码：K10.202。

　　【随访】　患者手术后恢复良好，无进展。

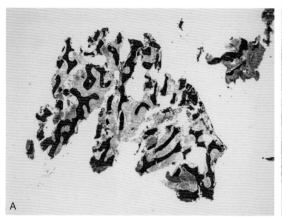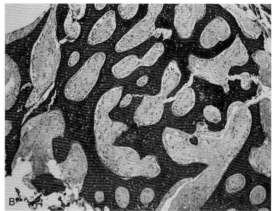

图1-2-7 A.编织状骨小梁之间纤维组织增生,散在炎症细胞浸润(4x)。B.骨边缘成骨细胞围绕,骨小梁间血管、纤维组织增生(200x)

诊疗要点

Garré骨髓炎最早被Garré定义为特殊的骨质紊乱性疾病,由低毒力的感染刺激引起,其特征是慢性非化脓性骨髓炎合并增生性骨膜炎。该病确切病因未明,可能与牙源性和非牙源性感染等相关。从解剖结构而言,牙与颌骨直接相连,牙源性病原菌通过牙髓及牙周感染可向根尖、牙槽突、颌骨扩散。有大量相关研究显示,下颌第一磨牙的根尖周炎是颌骨Garré骨髓炎最常见的病因,但阻生第三磨牙感染也可引起颌骨Garré骨髓炎。非牙源性因素涉及内分泌(雌激素及孕酮或可使牙周膜干细胞的成骨分化),外界刺激因素(力学刺激、外伤刺激)等。此外Claudia Elera-Fitzcarrald等学者证实了沙门菌组会引起颌骨Garré骨髓炎。由于颌骨Garré骨髓炎目前被认为是炎症性疾病之一,因此颌骨Garré骨髓炎在炎症活动期间可能有炎症标记物的表达,包括C反应蛋白、红细胞沉降率等标记物,但目前为止尚无有关颌骨Garré骨髓炎特异性标记物的表达。

■ **影像学和病理学特点** 颌骨Garré骨髓炎影像学特征为致密性骨硬化伴骨膜新骨形成,主要表现为骨密质外增生形成骨膜,骨质破坏罕见;密质骨外骨质呈薄层,薄层骨及密质骨质之间可见低密度影像的无骨小梁结构,炎症持续刺激使正常骨组织形成骨膜并分层,可见交替存在的阻射层与透射层,呈葱皮样改变。本病的病理变化是骨膜下成骨活跃,可见大量新生骨质及成骨细胞的沉积,纤维结缔组织被新生骨小梁包裹,其中有少量浆细胞和淋巴细胞浸润。

■ **鉴别诊断** 除了颌骨Garré骨髓炎外,在许多病理状况下也可能出现新的骨形成。因此,应区别于引起新骨形成的其他病理,临床上需与尤文肉瘤、骨肉瘤等鉴别。此外,颌骨Garré骨髓炎还须与放射性骨髓炎、药物相关性颌骨骨髓炎、化脓性颌骨骨髓炎、骨纤维异常增殖症、朗格汉斯组织细胞增生症、婴儿骨皮质增生症等相鉴别。

■ **治疗** 目前由于颌骨Garré骨髓炎的病因不详,其细菌培养阳性率低、病程长、内科治疗效果有限,因此其最终的治疗方法尚不明确。拔除病变区患牙、牙髓治疗、全身应用抗生素下进行外科手术被广泛用于治疗该疾病,对于局限的病变通常能获得良好的治疗效果及预后。有研究表明NSAID以及抗生素治疗对Garré骨髓炎是有效的;同时也有一些研究表明帕米膦酸可能有利于缓解Garré骨髓炎的疼痛的作用。

颌骨Garré骨髓炎是颌骨骨髓炎的一个亚类,目前手术辅助抗炎治疗对颌骨Garré骨髓炎疗效较好。目前针对颌骨Garré骨髓炎病因和病情反复的原因,以及对最终的治疗方法都尚不明确,这意味着颌骨Garré骨髓炎治疗方案有着巨大挑战性。颌骨Garré骨髓炎的最佳治疗方式及病因等尚需要我们进一步研究。

参考文献

[1] Suei Y, Taguchi A, Tanimoto K. Diagnosis and classification of mandibular osteomyelitis[J]. Oral Surg Oral Med Oral Pathol Oral Radiol Endod, 2005, 100(2): 207-214.

[2] 叶斯哈提·木合塔尔. Garré颌骨骨髓炎研究[D].新疆医科大学,2020.

[3] 叶斯哈提·木合塔尔,克热木·阿巴司,胡露露,等. 6例下颌骨Garré骨髓炎临床分析[J].口腔医学研究,2020,36(7): 678-682.

[4] Zaidman, Michael, Katzman, et al. New treatment option for sclerosing osteomyelitis of Garré[J]. J Pediatr Orthop B, 2013, 22(6): 577-582.

[5] 高攀,王晓毅,宣鸣,等.累及双侧下颌骨Garré骨髓炎1例[J].华西口腔医学杂志,2015,33(4): 436-438.

[6] Park J, Myoung H. Chronic suppurative osteomyelitis with proliferative periostitis related to a fully impacted third molar germ: a report of two cases[J]. J Korean Assoc Oral Maxillofac Surg, 2016, 42(4): 215-220.

[7] Elera-Fitzcarrald C, Alfaro-Lozano J L, Pastor-Asurza C A. Garré's sclerosing osteomyelitis caused by salmonella group D in a patient with systemic lupus erythematosus: an unusual complication[J]. Clin Rheumatol, 2015, 34(12): 2155-2158.

[8] Urade M, Noguchi K, Takaoka K, et al. Diffuse sclerosing osteomyelitis of the mandible successfully treated with pamidronate: a long-term follow-up report[J]. Oral Surg Oral Med Oral Pathol Oral Radiol, 2012, 114(4): E9-E12.

[9] Franco-Jimenez S, Romero-Aguilar JF, Bervel-Clemente S, et al. Garré's chronic sclerosing osteomyelitis with sacral involvement in a child[J]. Rev Esp Cir Ortop Traumatol, 2013, 57(2): 145-149.

[10] Schwartz AJ, Jones NF, Seeger LL, et al. Chronic sclerosing osteomyelitis treated with wide resection and vascularized fibular autograft: a case report[J]. Am J Orthop, 2010, 39(3): 28-32.

第三节　放射性颌骨坏死
Osteoradionecrosis of the Jaw

放射性颌骨坏死(osteoradionecrosis of the jaw, ORNJ)是口腔颌面头颈肿瘤放疗后发生的严重并发症,其发病率为5%~15%。ORNJ常以慢性坏死及感染为主要特征,临床常表现为局部红肿、疼痛、张口受限、吞咽困难、咀嚼语言障碍、面部软组织瘘管溢脓不愈、死骨暴露,严重者甚至出现病理性骨折。ORNJ的发病机制尚不明确,基于不同理论假说的基础研究及初步临床转化研究正处于起步阶段。抗纤维化治疗是否能够实现临床获益、在降低ORNJ进展率的同时提高患者的生存质量,仍有待于前瞻性临床研究结果的最终证实。ORNJ治疗方案应根据病变分类及分期、患者年龄及职业、依从性、医院综合条件、医师临床技能等因素全面考虑,进行个体化选择。由于上颌骨血供丰富,一般很少出现大范围坏死,因此其临床表现和处理方法较下颌骨骨坏死存在一定差异,一般采取保守治疗方法以及坏死颌骨刮除等相对保守的手术方法,对于死骨界限清楚的也可行血管化骨组织或软组织皮瓣修复。而对下颌骨放射性颌骨坏死,我们建议根据BS分类分期选择所对应的治疗方法。

一、上颌骨放射性骨坏死

病例5

患者,男性,51岁。左上颌窦癌复发放疗后面部流脓1年。

【现病史】 患者分别于2年半和1年半前两次行"左鼻肿物切除术"。术后病理:左鼻腔肿物,鳞癌伴局部内翻性乳头状瘤,术后PET-CT检查提示"左上窦肿物残留",行TPF化疗2个疗程。15个月前CT检查提示:左上颌窦恶性肿瘤侵犯颅底,行放化疗,放疗32次,具体剂量不详,1年前左面部反复肿胀流脓,抗感染治疗无明显好转,7个月前眶下区骨质暴露。

【专科检查】 患者左眶下区皮肤轻微红肿,左颞部膨隆,质硬,边界欠清,放疗后改变,眶下区死骨暴露,少量脓液,眼球暴露,牙关紧闭,口内情况未能查及(图1-3-1)。颈部未触及明显肿大淋巴结。

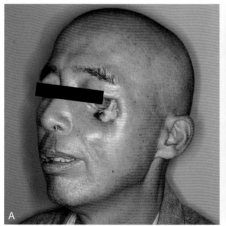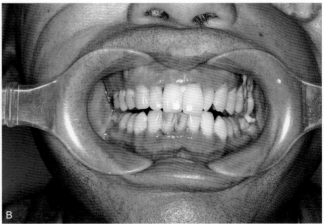

图1-3-1 A.左眶下区死骨暴露。B.牙关紧闭,左上牙龈见溢脓

【辅助检查】

（1）曲面体层片：左侧上颌、上颌窦骨壁骨质破坏，骨皮质不连续，未见明显骨膜反应，周围软组织肿胀（图1-3-2）。

（2）颌面部CT增强："左上颌窦癌术后复发化疗后"，左上颌骨、上颌窦骨壁，左眶底、外侧壁及颧骨骨质破坏，局部缺失，左上颌窦与体表相通。左上颌窦区周围可见不规则软组织密度增厚影，境界不清，增强后病变强化不明显，C-为49 Hu，C+为66～79 Hu。左侧额窦、筛窦及蝶窦内见密度增高影。左侧翼腭窝可见软组织增厚影。颅内未见明显异常强化灶。颈部未见明显肿大淋巴结影（图1-3-3）。

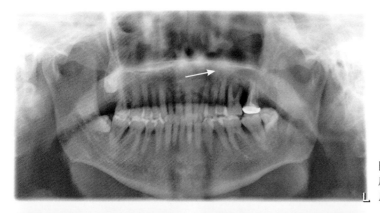

图1-3-2　左侧上颌、上颌窦骨壁骨质破坏，骨皮质不连续，未见明显骨膜反应，周围软组织肿胀

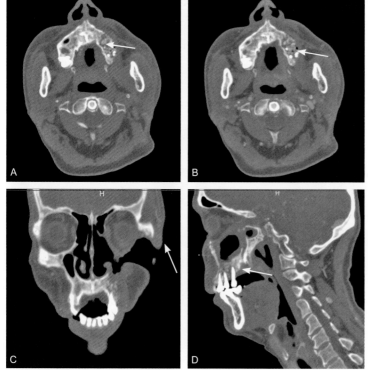

图1-3-3　A. CT平扫横断位：左上颌骨骨质破坏。B. CT增强横断位：未见异常强化软组织块。C. CT增强冠状位：骨皮质不连续，未见肿大淋巴结。D. CT增强矢状位：上牙槽骨受累

【初步诊断】　左上颌骨放射性骨坏死。

【治疗】　全麻下行"上颌骨扩大切除术+颧骨截断术+喙突截断术+肌肉松解术+股前外侧皮瓣修复术+气管切开术"：术中沿人中至鼻底绕鼻翼顺鼻旁作切口，并向眶下缺损处延长。去除病变区域上颌骨、颧骨及眶底，见病变区域与鼻腔相通，上颌窦内侧面大量炎性肉芽样物质，眶底眶尖处可见骨坏死物。以动力系统截断喙突后，用开口器撑开患者口腔，见张口度无明显改善，遂予以松解翼内肌、部分翼外肌及颞肌，并切取病变内相关组织送术中冰冻，病理检查示：未见明显恶性证据，切缘均阴性(−)。开口度可达2 cm左右。于左侧下颌骨下缘做长约2 cm的切口，制备受区血管。同时取右侧股前外侧皮瓣，将皮瓣转移至创面后，于下颌骨升支表面穿隧道后分别与面动、静脉相吻合，皮瓣修整、塑形，修复创面缺损。冲洗术创，严密止血，留置负压引流管，分层缝合，关闭创口(图1-3-4)。

【病理检查】　送检为骨组织一堆，7 cm×6 cm×2 cm，灰黄色，部分呈坏死样。镜下局部见死骨形成，死骨周边骨组织呈骨髓炎及骨质增生、吸收表现，小梁间纤维组织增生明显，部分区域炎细胞显著浸润(图1-3-5)。

【病理诊断】　"左上颌骨"放射性骨髓炎，ICD编码：K10.201，伴死骨形成。

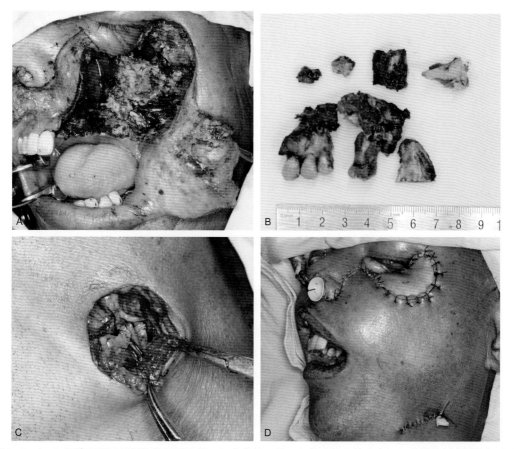

图1-3-4　A.切除死骨及周围软组织后缺损。B.离体的死骨。C.颌下区血管吻合。D.股前外侧皮瓣修复后观

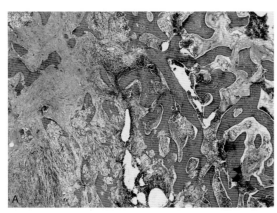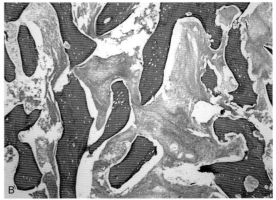

图1-3-5 A.骨小梁间纤维组织增生明显,局部炎性细胞显著浸润,骨组织吸收及增生并存。一侧见死骨形成(40x)。B.骨小梁边缘吸收、凹陷,骨陷窝空虚,骨小梁间组织变性、坏死,为死骨组织(100x)

【随访】 术后半年随访,术区皮瓣色形质良好,术区无明显渗出,左侧视力正常,眼球运动正常。

病例6

患者,男性,62岁。左面部反复肿胀疼痛6年。

【现病史】 患者46年前因"左上颌骨骨纤维异常增殖症"行放射治疗,具体剂量及位置不详,约6年前出现左侧面部反复肿胀,抗感染治疗有效,病情反复,3年前于医院行刮治手术治疗,术后病理提示炎症组织(自述),术后肿痛症状反复发作。

【专科检查】 面型不对称,左面部稍凹陷,表面皮肤色素沉着,无明显瘘管、瘘口及异常渗出。张口度及张口型正常,口内咬合关系可,恒牙列,左上前庭沟3 cm×1 cm瘘口,与上颌窦交通,局部可见脓性分泌物,死骨暴露,局部黏膜稍红。双侧颈部及颌下未触及明显肿大淋巴结。

【辅助检查】

颌面部CT增强示:上颌骨左侧骨质密度不均,局部骨质缺失,骨质边缘不规则,呈虫蚀状,左上颌窦前壁缺如,上颌窦内见软组织密度影及不规则云絮状骨质高密度,增强后软组织轻度强化。颈部未见明显肿大淋巴结(图1-3-6)。

【初步诊断】 左上颌骨放射性骨坏死。

【治疗】 全麻下行"左上颌骨次切除术+腓骨肌皮瓣转移修复术":采用Webern切口,切开,翻瓣,暴露上颌骨前外侧壁,保留眶下缘骨质,用动力系统离断上颌骨连接。内侧至鼻甲,上界至眶底下缘,离断上颌骨,保留腭部正常黏膜。术中黏膜组织送冰冻病理。提示:"左上颌"黏膜、软组织慢性炎,内见小片死骨。切取腓骨肌皮瓣,腓骨长度10 cm,腓骨塑形,分为两段,一段牙槽嵴至颧骨,一段横行固定于眶下缘,腓动静脉与面动静吻合。冲洗术创,严密止血,留置负压引流管,分层缝合,关闭创口(图1-3-7)。

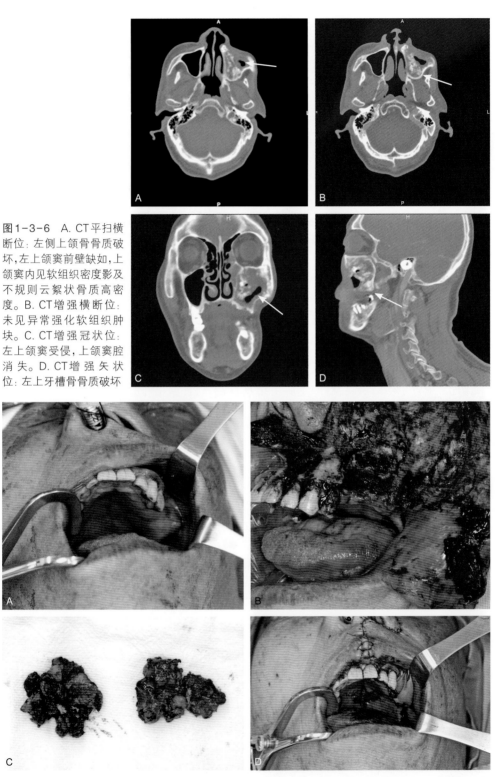

图1-3-6 A.CT平扫横断位：左侧上颌骨骨质破坏，左上颌窦前壁缺如，上颌窦内见软组织密度影及不规则云絮状骨质高密度。B.CT增强横断位：未见异常强化软组织肿块。C.CT增强冠状位：左上颌窦受侵，上颌窦腔消失。D.CT增强矢状位：左上牙槽骨骨质破坏

图1-3-7 A.左侧上颌牙龈红肿，溢脓，死骨暴露。B.摘除死骨，修整周围受累软组织。C.离体的死骨及炎性肉芽组织。D.腓骨肌皮瓣修复术后观

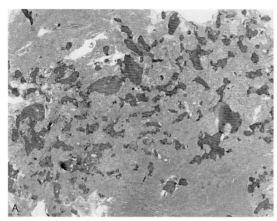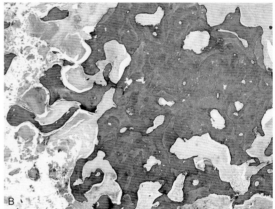

图1-3-8 A.小梁间纤维组织显著增生,玻璃样变,骨组织内骨陷窝消失,呈死骨状(40x)。B.死骨组织,骨陷窝空隙,骨小梁间组织变性、坏死(100x)

【病理检查】 送检为碎骨样组织,灰黄质硬。镜下见变性的骨组织,板层骨结构消失或断裂,部分骨细胞消失,骨陷窝空虚,死骨形成,边缘无骨母细胞被覆,呈虫蚀状凹陷,小梁间纤维组织增生显著、致密,少量炎症细胞浸润(图1-3-8)。

【病理诊断】 "左上颌骨"放射性骨坏死,ICD编码:K10.201。

【随访】 患者手术后恢复良好,术后半年复查,上颌骨重建外形满意,右侧咬合关系良好。

二、下颌骨放射性骨坏死

病例7

患者,女性,61岁。左下颌残根伴牙龈增生、溢脓半年。

【现病史】 患者14年前因"鼻咽癌"于外院行放射治疗,具体剂量不详,口内多处残根,半年前出现左侧下颌牙龈增生,咀嚼不适,伴龈缘少量溢脓,未予特殊处置。近期自觉牙龈红肿,伴疼痛感。

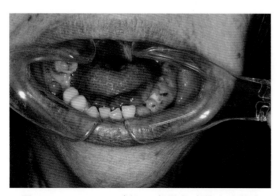

图1-3-9 33～37残根,牙龈增生,龈缘少量溢脓

【专科检查】 颌面部双侧基本对称,面上、中、下1/3比例协调。张口度及张口型正常,口内卫生状况较差,言语不清,舌运动障碍,伸舌受限,33～37残根,牙槽嵴增宽,牙龈黏膜增生、红肿,龈缘少量溢脓,未见明显死骨暴露(图1-3-9),16、17、43残根,上颌15～27固定义齿修复,龈缘轻度红肿,余黏膜未见明显异常,颌下及颈部未触及肿大淋巴结,双侧颞下颌关节动度一致。

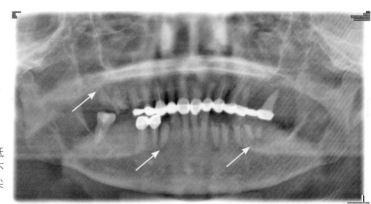

图1-3-10　33～37残根,根尖低密度影,36、37牙位骨髓腔内密度不均匀减低。16、17、43残根,43根尖低密度影(术前)

【辅助检查】

曲面体层片:33～37残根,根尖低密度影,36、37牙位骨髓腔内密度不均匀减低。16、17、43残根,43根尖低密度影(图1-3-10)。

【初步诊断】　左下颌骨放射性骨髓炎。

【治疗】　全麻下行"左下颌骨病灶清创刮治术+残根拔除术":拔除33～37残根,见牙槽骨无血供,去除死骨,动力系统将下颌骨磨圆钝至新鲜创面,修整牙龈黏膜,拔除16、17、43残根,去除死骨,修整锐利骨缘,冲洗创口,彻底止血,局部拉拢缝合。

【病理检查】　送检为骨组织一堆,1.7 cm× 1.5 cm × 0.5 cm,灰黄色。镜下见骨组织间纤维组织显著增生,炎症细胞浸润。局部骨组织变性,骨陷窝空虚,死骨形成(图1-3-11)。

【病理诊断】　"下颌骨"放射性骨髓炎, ICD编码:K10.201。

【随访】　患者手术后恢复良好,术后半年复查,术区黏膜完整,无明显破溃渗出。

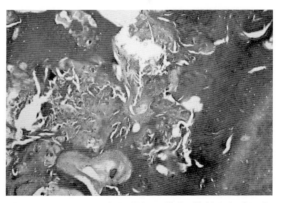

图1-3-11　骨小梁间纤维组织增生,灶性炎细胞浸润 (100×)

病例8

患者,男性,57岁。鼻咽癌放化疗后9年,右下颌肿痛流脓1年。

【现病史】　患者9年前因"鼻咽癌"于医院行放化疗治疗(放疗33次,化疗4次),1年前出现右下后牙疼痛,自行口服消炎药,症状改善不明显,数月后右下后牙区反复流脓,并出现张口受限,右侧面部明显肿胀,11个月前就诊口腔科医院,考虑"咬肌间隙感染,下颌骨骨髓炎",局麻下行"口外及口内切口切开引流术+右下7拔除术",并予以抗炎、冲洗等

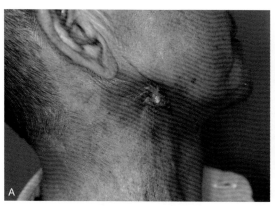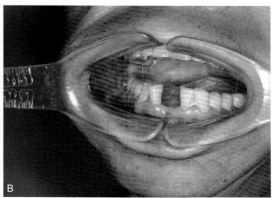

图1-3-12 A.右侧颌下颈部放疗后改变,皮肤挛缩,右侧颌下瘘口,周围皮肤红肿,脓性渗出。B.张口度约1.5 cm,右下后牙区黏膜红肿,溢脓

对症处理,并行高压氧治疗(30次)。颌下切口迁延不愈合,局部溢脓,半年前出现张口受限、下唇麻木。1个月前门诊行颌面部CT增强检查提示:右侧下颌骨放射性骨坏死伴病理性骨折。

【专科检查】 面型基本对称,右侧下颌角处可见长约5 cm的创口,创缘不整,周围皮肤红肿,局部脓液流出。张口度约1.5 cm,重度张口受限,47缺失,局部可见直径约0.5 cm的创口,脓血性分泌物,局部黏膜红肿,瘢痕形成,未及明显新生肿物(图1-3-12)。右下唇麻木。颌下及颈部未及明显异常肿大淋巴结。

【辅助检查】

(1)曲面体层片:右侧下颌骨体部、角部及升支部骨质破坏,骨髓腔内密度不均匀,骨皮质不连续,骨膜反应不明显(图1-3-13)。

(2)颌面部CT增强:示右侧下颌骨体部、角部及升支部骨质破坏,骨髓腔内密度不均匀,见软组织密度影,平扫CT值约61 Hu,增强后可见强化,C+为76 Hu,累及至皮下,病灶内见残留骨,境界不清,颊舌侧骨皮质可见中断,未见明显层状骨膜反应。周围软组织增厚。角部

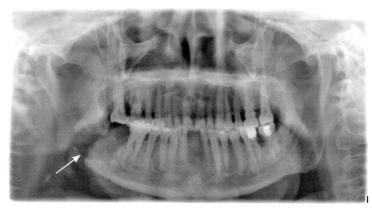

图1-3-13 右侧下颌骨体部、角部及升支部骨质破坏,骨髓腔内密度不均匀,骨皮质不连续,骨膜反应不明显

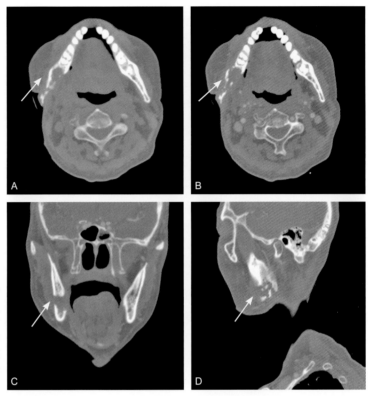

图1-3-14 A.CT平扫横断位：右侧下颌骨体部骨质破坏，骨皮质可见中断，未见明显层状骨膜反应。B.CT增强横断位：未见明显强化软组织肿块。C.CT增强冠状位：骨皮质不连续，骨膜反应不明显。D.CT增强矢状位：颞颌关节在位

骨质与表皮贴近。鼻咽顶壁软组织稍饱满，结构尚对称，密度均匀，平扫CT值约44 Hu，增强后轻度强化，C+为57 Hu。颅底骨质未见明显破坏。副鼻窦及鼻咽部黏膜稍增厚。双侧腮腺、颌下腺腺体萎缩。颈部未见肿大淋巴结影（图1-3-14）。

【初步诊断】 右下颌骨放射性骨坏死。

【治疗】 全麻下行"右下颌骨节段切除术+腓骨肌皮瓣转移修复术+气管切开术"：沿下颌骨下缘1～2 cm及瘘口周围设计切口，切开，翻瓣，分别于45远中及乙状切迹处将截断下颌骨，取病变周围组织送术中冰冻，病理示："右下颌骨1、2"皮肤软组织慢性炎，纤维组织增生。制备左侧带血管蒂游离腓骨肌皮瓣，切取长约13 cm腓骨，塑形，重建，恢复下颌骨连续性及咬合关系，腓骨动静脉血管分别与甲状腺上动脉、颈内静脉分支血管吻合，冲洗术创，严密止血，留置负压引流管，分层缝合，关闭创口（图1-3-15）。

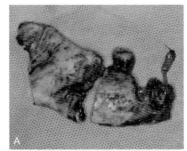

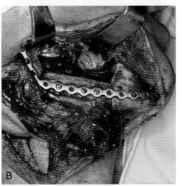

图1-3-15 A.离体的死骨。B.腓骨肌皮瓣重建恢复下颌骨连续性

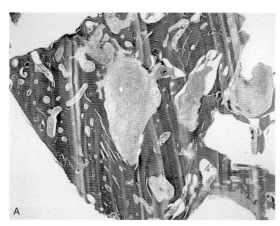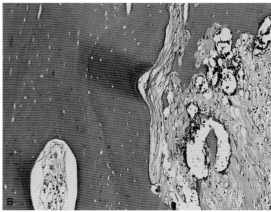

图1-3-16　A.骨髓腔内原本疏松的脂肪、血管组织由增生的纤维组织替代(20x)。B.骨组织间纤维组织增生,血管丰富,局部骨组织表面见骨吸收陷窝(200x)

【病理检查】　送检为颌骨组织3块,灰黄色,其中一块带皮肤,皮肤表面破溃。镜下见骨小梁间纤维组织及血管增生,炎症细胞浸润,局部骨组织表面见骨吸收陷窝(图1-3-16)。

【病理诊断】　"右下颌骨"放射性骨髓炎,ICD编码:K10.201。

【随访】　患者手术后恢复良好,术后半年复查,下颌骨重建外形满意,左侧咬合关系恢复良好。

病例9

患者,男性,53岁。鼻咽癌放疗后7年,左下颌肿痛流脓半年。

【现病史】　患者7年前因"鼻咽癌"行放射治疗(双侧),出现右侧后牙区流脓,伴张口受限,逐渐加重,4年前行"右侧下颌骨节段切除术+腓骨肌皮瓣重建修复术",术区恢复良好,定期随访。6个月前再次出现张口受限,伴左侧面部疼痛不适,2个月前左面部皮肤破溃流脓,于医院清创后皮肤瘘口基本愈合。门诊行CT检查提示:左下颌骨骨质破坏伴周围软组织肿胀强化。骨髓炎伴软组织感染可能,肿瘤性病变待排。

【专科检查】　颌面部发育对称,无明显畸形,右侧面部皮肤质地较硬,左颊部皮肤瘘口已愈合。张口受限,张口度约1.5 cm,36、37颊侧牙龈见瘘口,溢脓,余口内黏膜未见明显异常(图1-3-17)。双侧颌下及颈部未及明显肿大淋巴结。

【辅助检查】

(1)曲面体层片:双侧下颌骨角部骨质密度不均减低,骨皮质尚连续,未见明显骨膜反应及软组织肿块(第一次术前,图1-3-18 A)。右下颌骨内固定中,左下颌骨体部及角部骨质密度不均减低,边界模糊,骨皮质尚连续,未见明显骨膜反应,未见明显软组织肿块(本次术前,图1-3-18 B)。

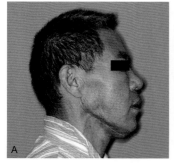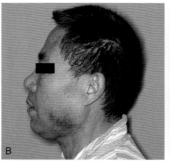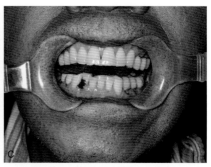

图1-3-17　A.右侧下颌骨腓骨重建术后观。B.左侧面部见一瘘口，基本愈合。C.张口重度受限

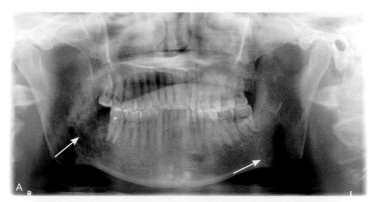

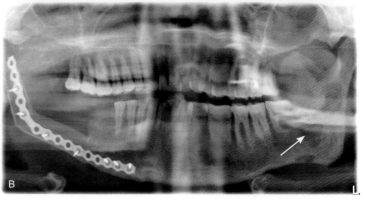

图1-3-18　A.双侧下颌骨角部骨质密度不均减低，骨皮质尚连续，未见明显骨膜反应及软组织肿块（第一次术前）。B.右下颌骨内固定中，左下颌骨体部及角部骨质密度不均减低，边界模糊，骨皮质尚连续，未见明显骨膜反应，未见明显软组织肿块（本次术前）

（2）颌面部CT增强示："右下颌骨术后"，可见移植骨及金属内固定影，未见明显异常强化影。左侧下颌骨体部、角部及升支部骨髓腔密度高低不均，骨皮质毛糙、欠连续，邻近左侧咬肌、颊部及翼颌间隙软组织肿胀，边界欠清，C-为67 Hu，C+为127 Hu，增强后边缘强化。左侧上颌骨骨髓密度稍高。双侧副鼻窦黏膜增厚强化。颏下见数枚10 mm×11mm淋巴结影，增强后明显强化（图1-3-19）。

【**初步诊断**】　左下颌骨放射性骨坏死。

【**治疗**】　全麻下行"左下颌骨节段切除术+腓骨肌皮瓣转移修复术+气管切开术"：沿下颌骨下缘1～2 cm及瘘口周围设计切口，切开，翻瓣，暴露下颌骨体部及升支，左下颌骨下颌

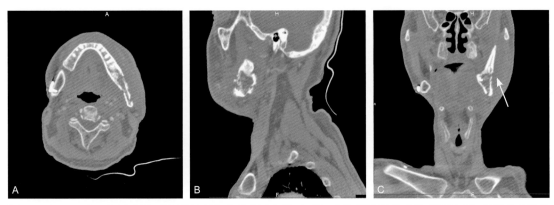

图1-3-19　A.右下颌骨术后,可见移植骨及金属内固定影,左侧下颌角可见骨质破坏,边界欠清,颊侧骨皮质毛糙,周围软组织稍肿胀。B,C.矢状位及冠状位:左侧下颌骨体部、角部及升支部骨髓腔密度高低不均,骨皮质毛糙、欠连续

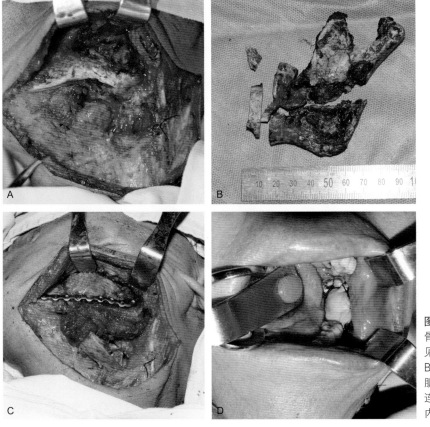

图1-3-20　A.显露下颌骨体部及升支,下颌角区见死骨形成,骨质破坏。B.离体的死骨。C.腓骨肌皮瓣重建,恢复下颌骨连续性。D.皮岛修复口内黏膜缺损

角至升支区骨质毛糙,骨质髓腔内见坏死骨及异常分泌物,周围组织水肿、粘连。自36远中截断下颌骨,将36远中部分下颌骨完整切除。取左侧腓骨肌皮瓣,腓动静脉分别与甲状腺上动脉和颈外静脉吻合,腓骨塑形、重建,恢复下颌骨连续性及前牙区咬合关系,冲洗术创,彻底止血,留置负压引流管,分层缝合,关闭创口(图1-3-20)。

【病理检查】 送检为骨组织一堆,部分骨组织灰黄、坏死样。镜下见死骨组织,骨细胞消失,骨陷窝空虚,死骨周围为炎性肉芽组织,炎症细胞浸润,血管增生、出血(图1-3-21)。

【病理诊断】 "下颌骨"放射性骨坏死,ICD编码: K10.201,伴感染。

【随访】 患者手术后恢复顺利,术后半年复查,下颌骨重建外形满意,张闭口功能正常。

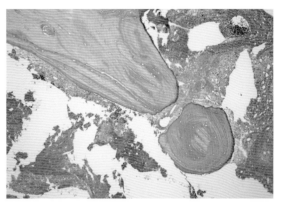

图1-3-21 骨组织板层结构尚存,但活力降低,骨陷窝空隙,骨组织周围见变性坏死物,炎症细胞浸润(100x)

诊疗要点

Regaud等在1922年首次提出ORNJ,他们定义ORNJ为一种慢性疾病,并认为ORNJ是放射导致颌骨组织活性丧失、血运障碍从而导致的一种慢性疾病。1970年,Meyer提出ORNJ是骨髓炎中的一种特殊类型。Titterington于1971年将ORNJ命名为"放射性骨髓炎"。Marx等于1983年将ORNJ定义为"在受辐射区域暴露的骨皮质直径>1 cm,其持续时间至少6个月以上,且没有任何愈合的倾向"。目前,虽然有关ORNJ的定义尚未统一,但是绝大多数学者认可的定义为,ORNJ为受辐射区域内颌骨组织以炎症和坏死为基础的骨质病变伴随软组织的损伤,病程达3个月以上且不能自行愈合,同时排除原发肿瘤复发,药物相关性骨病变以及放射线诱导的颌骨组织新生肿瘤。

■ **发病机制** 迄今为止,放射性颌骨坏死的发病机制仍未完全阐明。1970年,Meyers提出了"放疗、创伤、感染"三要素序列学说,假定放疗引起的软组织创伤为口腔内细菌进入颌骨创造了通道,由于辐射后的颌骨缺乏抵抗力最终导致骨感染发生,此学说是抗生素治疗放射性颌骨坏死的理论基础;1983年,Marx提出了"低氧-低细胞-低血管学说",认为放射性颌骨坏死的主要病理过程是骨组织代谢和骨再生障碍导致的颌骨病变,基于此理论的高压氧(high pressure oxygen, HBO)治疗长期被用作放射性颌骨坏死的保守治疗方式。但是,高压氧治疗对于ORNJ的临床疗效并未得到充分证实,仍然存在较多争议,在不同文献研究仍不能就其有效性达成共识。2004年,Delanian等提出了放射诱导组织纤维萎缩(radiation induced fibrosis, RIF)的新理论,认为放疗导致局部组织和内皮细胞损伤,释放大量的氧自由基,诱发血管内皮急性炎症性反应,成纤维细胞过度增殖与异常分化,并分泌大量细胞外基质成分,细胞外基质过度沉积吞噬周围组织,最终导致颌骨坏死的发生。基于该理论,Delanian等又提出了ORNJ的抗纤维化治疗方案,为其保守治疗提供了新的方向。

■ **诊断**　目前ORNJ的临床诊断主要依据以下几个方面：① 有放射治疗史；② 临床上存在骨质外露伴随黏膜或皮肤损伤；③ 或者虽无骨质外露但影像学（口腔全景片、CT或MRI）上存在骨质改变或破坏；④ 局部无肿瘤复发；⑤ 组织病理学发现放射性骨坏死的典型表现，例如骨破坏严重，层板骨结构模糊或断裂，骨细胞大部分消失，形成死骨。另外，诊断本病时还应与慢性化脓性骨髓炎、药物相关性颌骨坏死、癌瘤复发、放射性骨肉瘤、转移瘤、颌骨结核等相鉴别。

■ **治疗**　ORNJ的治疗方式主要包括保守治疗和手术治疗两部分。常用的保守治疗方法有：HBO治疗、药物治疗、超声治疗以及营养支持治疗等。既往研究表明，25%～44%的ORNJ患者保守治疗能获得一定疗效。但是，保守治疗方法效果不确切，对不同放疗总剂量及不同部位的ORNJ患者疗效也差异显著。当放疗总剂量达到60 Gy以上时，65%的ORNJ患者保守治疗疗效较差。但对于上颌骨的ORN，保守治疗具有较好的治疗效果。因此，对于严重的ORNJ患者，建议直接进行手术治疗，而不建议使用保守治疗方法。手术治疗针对保守治疗无效或张口重度受限、口腔皮肤瘘管、饱受疼痛折磨、影像学检查可以观察到颌骨骨质溶解、病理性骨折的患者。手术治疗的方法包括：局部组织瓣、游离组织皮瓣或骨瓣移植、重建钛板等，其中血管化的游离骨组织瓣移植为最有效的治疗方法，骨组织瓣的供区可来源于髂骨、腓骨、桡骨、肩胛骨等，其中又以腓骨肌皮瓣最为常用。而游离骨移植于术区其移植骨存活率非常低，尤其是ORN病变区域，软组织血供较差，游离骨通常无法存活，且并发症的发生率高达80%，因此不建议使用。对于软组织缺损较大不适宜应用骨组织瓣修复的患者，可行软组织瓣修复，首选胸大肌皮瓣、股前外侧穿支皮瓣，其次是腹直肌皮瓣、背阔肌皮瓣。

ORNJ的外科治疗近些年取得很大进展，《下颌骨放射性骨坏死临床诊疗专家共识》中根据"BS"分类分期制定了相应的治疗策略，由经验治疗进入标准规范治疗阶段。对于主要集中在牙槽突未累及到下颌骨下缘的早期ORNJ可考虑下颌骨骨髓炎刮治术、死骨摘除术或边缘性切除，更为严重的患者则建议病变颌骨节段性切除伴或不伴游离血管化骨移植修复；对于累及双侧的ORNJ，可选择同期单侧长段腓骨或分次双侧腓骨修复。对于局部放疗后的"Frozen Neck"，利用术前多普勒超声、CTA及MRA等数字化技术进行颈部血管评价，选择适宜的受区血管及匹配管径，减少血管危象，提高成功率。随着数字化外科的快速发展，计算机辅助设计与制造（computer aided design and manufacturing, CAD-CAM）、快速成型技术、导航技术以及3D打印等技术已逐步应用于ORNJ缺损的修复重建中，极大地提高了颌骨重建的精度、髁突位置的准确性，最大限度地恢复患者的咬合关系和口腔生理功能。

由于ORNJ患者局部软组织炎症和纤维化显著，且常伴感染，行血管化骨组织瓣或软组织瓣修复术后常会出现不同程度的感染、坏死、钛板外露，甚至皮瓣或骨瓣坏死，往往需要行局部换药、清创，去除钛板等措施来促进创面愈合。有研究报道，行游离组织瓣移植的失败率达到9.8%，术后出现并发症发生率达到39.7%，最常见的并发症为窦道形成（8.4%）、钛板外露（7.1%）、术区感染（6.5%）。另外，ORNJ术后常见并发症包括局部创口愈合不良、张口受限、咬合紊乱、术区动脉破裂、血管危象和组织瓣坏死、会厌关闭不全引起的肺部感染、心脑肺的栓塞、严重的心理创伤等，医护人员应有充分的认识，从而最大限度地预防和减少严重并发症的发生，保障患者生命安全，提高ORNJ临床治疗效果。

随着再生医学的不断发展，学者们普遍认为可以利用来自骨髓的成人骨髓间充质干细胞（bone marrow derived mesenchymal stem cells, BMSC）进行ORNJ的再生治疗。Jose等运用BMSC及羟基磷灰石/β-磷酸三钙复合体对3例下颌骨ORN进行了治疗，并取得了满意效果；JunjiXu等在构建的下颌骨ORN猪模型上进行的下颌骨放射性骨坏死组织工程修复的研究获得了显著效果，成功诱导骨和血管的再生；Park等利用扁桃体来源的间充质细胞在大鼠ORNJ模型上并观察到了颌骨组织的再生。尽管都是个案研究，但为ORNJ的治疗提供了一个新的思路和研究方向。

参考文献

[1] Chronopoulos A, Zarra T, Ehrenfeld M, et al. Osteoradionecrosis of the jaws：definition, epidemiology, staging and clinical and radiological findings. A concise review [J]. Int Dent J, 2018, 68(1)：22−30.

[2] 何悦, 李晓光. 放射性颌骨坏死的防治 [J]. 口腔疾病防治, 2019, 27（3）：143−152.

[3] Meyer I. Infectious diseases of the jaws [J]. Journal of oral surgery, 1970, 28(1)：17−26.

[4] Marx R E. A new concept in the treatment of osteoradionecrosis [J]. J Oral Maxillofac Surg, 1983, 41(6)：351−357.

[5] Ravi P, Vaishnavi D, Gnanam A, et al. The role of hyperbaric oxygen therapy in the prevention and management of radiation-induced complications of the head and neck — a systematic review of literature [J]. J Stomatol Oral Maxillofac Surg, oral and maxillofacial surgery, 2017, 118(6)：359−362.

[6] Delanian S, Lefaix J L. The radiation-induced fibroatrophic process：therapeutic perspective via the antioxidant pathway [J]. Radiother Oncol, 2004, 73(2)：119−131.

[7] 韩煜, 何悦. 放射性颌骨坏死的病因学研究进展 [J]. 口腔医学, 2020, 40（4）：362−365.

[8] Delanian S, Depondt J, Lefaix J L. Major healing of refractory mandible osteoradionecrosis after treatment combining pentoxifylline and tocopherol：a phase II trial [J]. Head Neck, 2005, 27(2)：114−123.

[9] C R. Sur la nécrose des osattente par unprocessuscancéreux et traits par les radiations [J]. Compt Rend Soc Biol, 1922, 87：427−429.

[10] Wong J K, Wood R E, Mclean M. Conservative management of osteoradionecrosis [J]. Oral Surg Oral Med Oral Pathol Oral Radiol Endod, 1997, 84(1)：16−21.

[11] Marx R E. Osteoradionecrosis：a new concept of its pathophysiology [J]. J Oral Maxillofac Surg, 1983, 41(5)：283−288.

[12] Cheriex K C, Nijhuis T H, Mureau M A. Osteoradionecrosis of the jaws：a review of conservative and surgical treatment options [J]. J Reconstr Microsurg, 2013, 29(2)：69−75.

[13] Kubota H, Miyawaki D, Mukumoto N, et al. Risk factors for osteoradionecrosis of the jaw in patients with head and neck squamous cell carcinoma [J]. Radiat Oncol, 2021, 16(1)：1.

[14] Lajolo C, Gioco G, Rupe C, et al. Tooth extraction before radiotherapy is a risk factor for developing osteoradionecrosis of the jaws：A systematic review [J]. Oral Dis, 2020.

［15］ Acharya S, Pai K M, Acharya S. Risk assessment for osteoradionecrosis of the jaws in patients with head and neck cancer [J]. Med Pharm Rep, 2020, 93(2)：195-199.

［16］ 何悦, 侯劲松, 李晓光, 等. 下颌骨放射性骨坏死临床诊疗专家共识［J］. 中国口腔颌面外科杂志, 2017, 15(5)：445-456.

［17］ Lyons A, Osher J, Warner E, et al. Osteoradionecrosis — a review of current concepts in defining the extent of the disease and a new classification proposal [J]. The Br J Oral Maxillofac Surg, 2014, 52(5)：392-395.

［18］ He Y, Liu Z, Tian Z, et al. Retrospective analysis of osteoradionecrosis of the mandible：proposing a novel clinical classification and staging system [J]. Int J Oral Maxillofac Surg, 2015, 44(12)：1547-1557.

［19］ Chiao T B, Lee A J. Role of pentoxifylline and vitamin E in attenuation of radiation-induced fibrosis [J]. Ann Pharmacother, 2005, 39(3)：516-522.

［20］ Lin M C, Shueng P W, Chang W K, et al. Consensus and clinical recommendations for nutritional intervention for head and neck cancer patients undergoing chemoradiotherapy in Taiwan [J]. Oral Oncol, 2018, 81：16-21.

［21］ Alhambra Expósito MR, Herrera-Martínez AD, Manzano García G, et al. Early nutrition support therapy in patients with head-neck cancer [J]. Nutr Hosp, 2018, 35(3)：505-510.

［22］ 何悦, 代天国, 孙坚, 等. 血管化骨组织瓣在下颌骨放射性骨坏死临床治疗中的应用研究［J］. 中国肿瘤临床, 2015, 42(16)：827-833.

［23］ 何悦, 刘忠龙, 代天国, 等. 放射性下颌骨坏死的BS临床分类及治疗策略［J］. 中国肿瘤临床, 2015, 42(16)：817-826.

［24］ Bender-Heine A, Petrisor D, Wax M K. Advances in oromandibular reconstruction with three-dimensional printing [J]. Facial Plast Surg, 2020, 36(6)：703-710.

［25］ Allen R J, Jr., Nelson J A, Polanco T O, et al. Short-term outcomes following virtual surgery-assisted immediate dental implant placement in free fibula flaps for oncologic mandibular reconstruction [J]. Plast Reconstr Surg, 2020, 146(6)：e768-e776.

［26］ Dahake S, Kuthe A, Mawale M, et al. Development of customized implant and customized surgical osteotomy guide in ablative tumor surgery for accurate mandibular reconstruction [J]. Int J Med Robot, 2020, 16(1)：e2046.

［27］ Wehrhan F, Weber M, Neukam F W, et al. Fluorescence-guided bone resection：A histological analysis in medication-related osteonecrosis of the jaw [J]. J Craniomaxillofac Surg, 2019, 47(10)：1600-1607.

［28］ Tomo S, Da Cruz T M, Figueira J A, et al. Fluorescence-guided surgical management of medication-related osteonecrosis of the jaws [J]. Photodiagnosis Photodyn Ther, 2020, 32：102003.

［29］ Lee M, Chin R Y, Eslick G D, et al. Outcomes of microvascular free flap reconstruction for mandibular osteoradionecrosis：A systematic review [J]. J Craniomaxillofac Surg, 2015, 43(10)：2026-2033.

［30］ 侯劲松, 张亚东. 放射性颌骨坏死手术难点与严重并发症的预防和处理［J］. 口腔疾病防治, 2019, 27(7)：409-416.

［31］ Gundestrup A K, Lynggaard C D, Forner L, et al. Mesenchymal Stem Cell Therapy for Osteoradionecrosis of the Mandible：a Systematic Review of Preclinical and Human Studies [J]. Stem Cell Rev Rep, 2020, 16(6)：1208-1221.

［32］ Mendonça J J, JUIZ-LOPEZ P. Regenerative facial reconstruction of terminal stage osteoradionecrosis and other advanced craniofacial diseases with adult cultured stem and progenitor cells [J]. Plast Reconstr Surg, 2010, 126(5)：1699-1709.

［33］ Xu J, Zheng Z, Fang D, et al. Mesenchymal stromal cell-based treatment of jaw osteoradionecrosis in swine [J]. Cell Transplant, 2012, 21(8)：1679-1686.

［34］ Park H S, Lee J, Kim J W, et al. Preventive effects of tonsil-derived mesenchymal stem cells on osteoradionecrosis in a rat model [J]. Head Neck, 2018, 40(3)：526-535.

第四节　药物相关性颌骨坏死
Medication-related Osteonecrosis of Jaws

药物相关性颌骨坏死（medication-related osteonecrosis of Jaws, MRONJ）是一类使用双膦酸盐药物、RANK-L抑制剂、抗血管生成类药物或某些激素类药物所致并区别于放射性颌骨坏死的骨组织病损，2003年首次以双膦酸盐相关性颌骨坏死（bisphosphonate-related osteonecrosis of jaws, BRONJ）报道，近来发现一些其他的抗血管新生、抗骨吸收药物也可造成颌骨坏死，因此2014年美国口腔颌面外科医师协会建议将其重新命名为"药物相关性颌骨坏死"并沿用至今。MRONJ本质上是一种颌骨代谢紊乱性疾病，其发病机制及治疗方法仍处于探索讨论阶段，无论保守或外科干预治疗的最终目的均在于稳定疾病，阻止其进展。

一、上颌骨药物相关性骨坏死

病例10

患者，男性，81岁。上前牙区肿痛流脓8个月，拔牙创不愈3个月余。

【现病史】　患者4年前因"前列腺癌"行手术治疗，术后开始应用应用双膦酸盐药物（具体不祥）及炔雌醇片（0.05 mg/次，3次/日）和螺同酯片（20 mg/d），8个月前出现上前牙反复肿疼流脓，牙周科给予牙周基础治疗，效果不佳，建议转口腔外科拔除患牙，拔牙后创口迁延不愈，疼痛症状无明显缓解，抗炎药物治疗，肿痛症状稍缓解，症状反复，拔牙创脓血性渗出。

【专科检查】　面部左右基本对称，面上、中、下1/3比例协调，张口度及张口型正常，牙列缺损，11～12、17、21、27、28、36～38、44～46缺失，上前牙区牙龈及前庭沟周围黏膜红肿，溃烂，12～21拔牙创未愈合，有脓性分泌物，触痛（+），创口内见坏死骨组织暴露（图1-4-1）。伸舌居中，舌活动自如，舌尖无明显麻木等感觉异常，双侧面部及颌下皮肤正常，颌下及颈部未及明显异常肿大淋巴结。

【辅助检查】

（1）曲面体层片：上颌骨骨质密度欠均，未见明显骨质破坏，未见骨膜反应及软组织肿块（图1-4-2）。

（2）颌面部CT增强：上颌骨骨质密度不

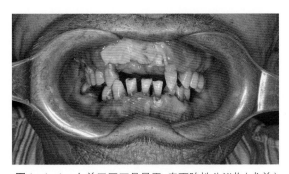

图1-4-1　上前牙区死骨暴露，表面脓性分泌物（术前）

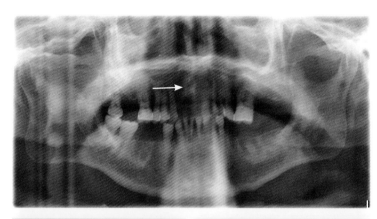

图1-4-2 上颌骨前牙区骨质密度欠均,未见明显骨质破坏,未见骨膜反应及软组织肿块(术前)

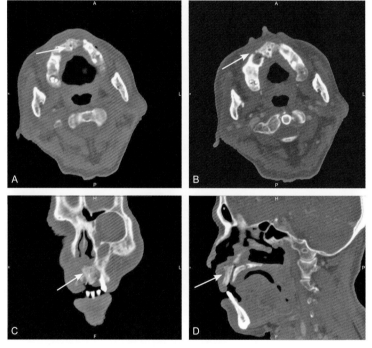

图1-4-3 A.CT平扫横断位:上颌骨骨质破坏,骨质密度不均。B.CT增强横断位:未见明显强化软组织肿块。C.CT增强冠状位:左上颌窦及眼眶未见受累。D.CT增强矢状位:上牙龈软组织肿胀增厚伴强化,颈部未见异常肿大淋巴结

均,可见斑片状低密度灶,局部骨质破坏,邻近鼻部及上牙龈软组织肿胀增厚、密度不均,增强后强化不均,颈部未见异常肿大淋巴结(图1-4-3)。

【初步诊断】 上颌骨药物相关性骨坏死。

【治疗】 全麻下行"上颌骨病灶刮治清创术":沿14～26远中龈缘切开牙龈,翻瓣,暴露病变范围,见骨质灰白,与正常骨质无明显界限,骨凿去除坏死骨质,磨头磨至新鲜创面,切除溢脓迁延未愈处黏膜。送术中冰冻病理检查提示:"上颌骨"送检大部分为坏死骨组织,局灶见黏膜及软组织慢性炎症。充分冲洗术创,彻底止血,创口区碘仿纱包打包缝合。

【病理检查】 送检为一灰黄色骨组织,表面附坏死物。镜下见死骨组织,表现为骨细胞消失,骨陷窝空虚,骨小梁间为无定形坏死物(图1-4-4)。

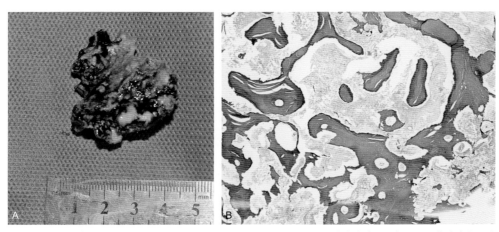

图1-4-4 A.离体的死骨。B.送检为死骨组织,骨组织坏死、断裂,骨陷窝空虚,骨表面见吸收陷窝(40x)

【病理诊断】 "上颌骨"药物相关性骨坏死。

【随访】 患者手术后恢复良好,术后半年复查,上颌前牙区恢复良好,黏膜无红肿渗出。

二、下颌骨药物相关性骨坏死

病例11

患者,女性,58岁。右下颌骨疼痛3个月。

【现病史】 患者3个月前自觉右下颌骨疼痛不适,于门诊就诊,行CT检查,提示:右下颌骨局部骨质欠连续伴密度异常,可能慢性骨髓炎可能。追问病史,患者2年前曾患肺癌,行VEGFR靶向治疗至今,因骨转移每月注射唑来膦酸,1年前停用。

【专科检查】 面型对称,双侧颞下颌关节无压痛无弹响。张口度及张口型正常。口内恒牙列,口腔卫生一般。46缺失,47舌侧黏膜缺损,死骨暴露,少量溢脓,触痛(+)(图1-4-5 A)。伸舌居中,运动自如,味觉正常。双侧颌下及颈部未及明显肿大淋巴结。

【辅助检查】

(1)曲面体层片:右侧下颌骨角部、升支及髁突髓腔密度欠均,局部骨皮质不连续,未见明显骨膜反应及软组织肿块(图1-4-5 B)。

(2)颌面部CT增强:右侧下颌骨角部、升支及髁突髓腔密度欠均,局部骨皮质不连续。右侧咬肌稍增厚。未见明显软组织肿块影。颈部未见明显肿大淋巴结影(图1-4-6)。

【初步诊断】 右下颌骨药物相关性颌骨坏死。

【治疗】 全麻下行"右侧上、下颌骨死骨摘除术+清创术":术中见47周围灰白色死骨暴露,黏膜轻度发红,拔除47,翻瓣,死骨与正常颌骨骨质可见清晰分界线,将游离死骨完整去除,创腔内见少许炎性增生样组织,完整刮除,送术中冰冻病理,结果提示:"右下颌骨"送检为

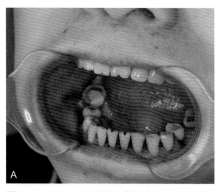
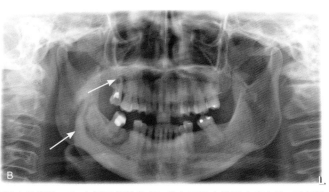

图1-4-5　A.47周围牙龈缺损,死骨暴露,表面少量溢脓。B.右侧下颌骨角部、升支及髁突髓腔密度欠均,局部骨皮质不连续,死骨分离

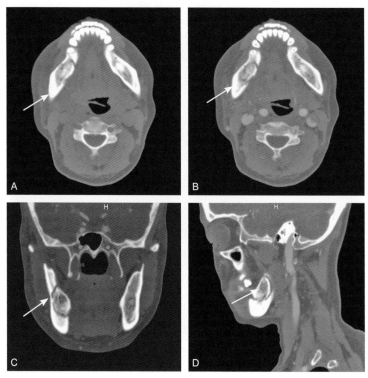

图1-4-6　A.CT平扫横断位:右下颌骨骨质破坏,骨质密度不均,呈磨玻璃样改变。B.CT增强横断位:未见明显强化软组织肿块。C.CT增强冠状位:骨皮质不连续。D.CT增强矢状位:死骨形成

炎性纤维组织及少量骨组织。去除部分下颌骨至新鲜创面;同理,拔除16、17,去除其根周死骨,动力系统磨至新鲜创面;充分冲洗术创,彻底止血,右下颌骨术创填塞碘仿纱条,黏膜对位缝合,关闭术创,右上颌骨术区缝合关闭术创(图1-4-7)。

【病理检查】　右上颌骨病变送检为骨组织一堆,1.5 cm×1 cm×0.8 cm,灰黄色。右下颌骨病变送检为一骨组织,4 cm×2.5 cm×2 cm,部分呈坏死状,灰黄色。镜下见骨边缘不规则,呈虫蚀状凹陷,骨陷窝空虚,内无骨细胞,骨小梁间血管、纤维组织增生,炎症细胞浸润(图1-4-8)。

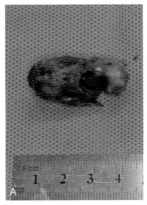
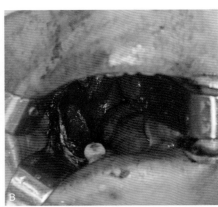

图1-4-7　A.离体的死骨。B.术中见死骨分离,边界清晰,摘除死骨后,动力系统修整骨面见新鲜血性渗出

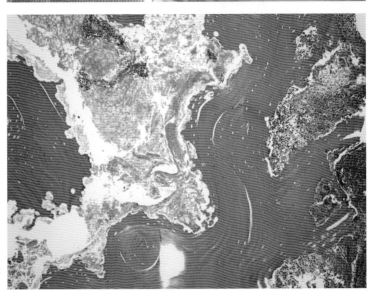

图1-4-8　送检为大块的死骨组织,骨边缘呈虫蚀状凹陷,骨髓腔内慢性化脓性炎(100x)

【病理诊断】　"右侧上、下颌骨"药物相关性骨坏死。

【随访】　患者手术后恢复良好,术后半年复查,术区恢复良好,黏膜无红肿渗出。

病例12

患者,女性,68岁。左下后牙区疼痛流脓4个月。

【现病史】　患者4个月前无明显诱因下出现左下后牙区自发性疼痛,无冷热刺激痛、夜间痛等症状,于当地口腔诊所拔除左下残冠,症状无明显改善。半月前于上级医院就诊,行颌骨CT检查,提示:左侧下颌骨异常信号,转移瘤可能。后局部穿刺活检提示炎性组织,未见癌细胞(未见病理报告)。穿刺后左侧颌下出现窦道,反复流脓,遂局部放射治疗13次,局部疼痛及流脓症状未见明显改善。门诊追问病史,患者4年前因"右上肺癌",服用吉非替尼[1片/(次·日)],共服用11个月,后自行更改为奥西替尼[1片/(次·日)]至今,并且4年前开始唑

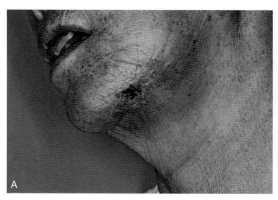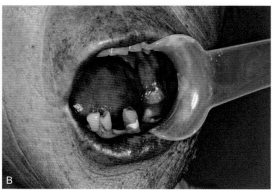

图1-4-9 A.左侧颌下瘘口,结痂。B.张口度正常,左下后牙区死骨暴露

来膦酸注射,每月1次,4个月前停药。

【专科检查】 面部外形对称,左侧下颌骨体部可见一面积约1.0 cm²大小的窦道,局部皮肤结痂,触痛(+),轻度红肿,按压时少许炎性分泌物流出。左侧下唇面颊部麻木。张口度正常,左下后牙区牙槽骨暴露,牙槽窝内大量坏死性物质,口腔异味严重,局部压痛(+)(图1-4-9)。口内多处残根、残冠,牙裂缺损。伸舌运动正常,无明显麻木症状。左侧颌下可触及肿大淋巴结,活动度良好,与周围组织无明显粘连,触痛(−)。

【辅助检查】

(1)曲面体层片:左侧下颌骨体部骨质密度不均匀增高,骨皮质欠连续,未见明显骨膜反应及软组织肿块(图1-4-10)。

(2)颌面部CT平扫:左侧下颌骨体见局限性骨质膨胀改变,密度不均匀,局部可见骨膜反应,周围软组织增厚,相应牙列可见缺失;颈部未见异常肿大淋巴结(图1-4-11)。

【初步诊断】 左侧下颌骨药物相关性骨坏死。

【治疗】 全麻下行“左侧下颌骨节段切除术”:沿下颌骨下缘1～2 cm设计切口,切开,翻瓣,于下颌骨正中至左下颌角处节段切除下颌骨,切除坏死牙龈、皮肤组织。送冰冻病理。

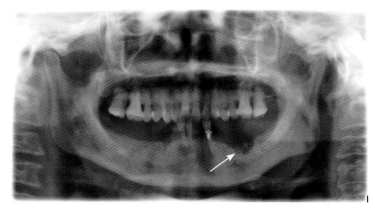

图1-4-10 左侧下颌骨体部骨质密度不均匀增高,骨皮质欠连续,未见明显骨膜反应及软组织肿块(术前)

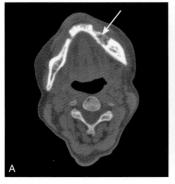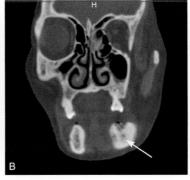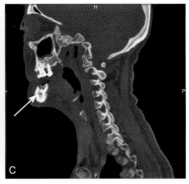

图1-4-11 A. CT平扫横断位：左侧下颌骨体见局限性骨质膨胀改变，密度不均匀，呈磨玻璃样改变。B. CT平扫冠状位：局部可见骨膜反应。C. CT平扫矢状位：骨皮质不连续，颈部未见异常肿大淋巴结

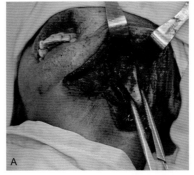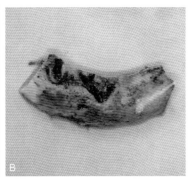

图1-4-12 A.截断下颌骨，断端新鲜血性渗出。B.离体的坏死下颌骨

提示："左颌下"皮肤慢性炎，局部表面溃疡形成。冲洗术创，彻底止血，将颏舌肌、二腹肌前腹悬吊于下颌骨断端，分层关闭创区（图1-4-12）。

【病理检查】 送检为骨组织一块，7 cm×3 cm×2 cm，灰黄色。镜下见骨髓腔内纤维组织增生，炎症细胞浸润，骨陷窝空虚，周围缺乏成骨细胞围绕，骨边缘不规则（图1-4-13）。

【病理诊断】 "左下颌骨"慢性骨髓炎，伴死骨形成，结合病史，符合药物相关性颌骨坏死。

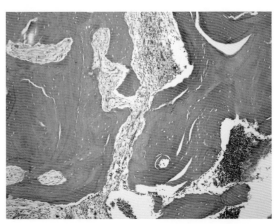

图1-4-13 骨组织板层结构不清晰，空虚的骨陷窝内无骨细胞，为死骨组织，骨髓腔内纤维组织增生，局部呈慢性化脓性炎（100x）

【随访】 患者手术后恢复良好，术后半年复查，术区恢复良好，黏膜无红肿渗出。下颌稍左偏，右侧后牙咬合关系可。

病例13

患者,女性,62岁。右下颌疼痛、流脓1年余。

【现病史】 患者6年前因"肺腺癌伴骨转移"于外院行化疗,后行"腰椎骨水泥手术",每月注射一次唑来膦酸钠至4个月前停药,于5年前至今持续口服易瑞沙,每日1粒,1年多前出现右下后牙区疼痛不适、流脓,予以抗炎对症治疗,无明显效果,8个月前行"左下后牙拔除+死骨清除术",创口迁延不愈,反复流脓,面部皮肤出现瘘口。

【既往史】 糖尿病病史10余年。

【专科检查】 颌面部发育对称,无明显畸形。右侧颊部皮肤局部红肿,破溃伴流脓,触诊轻度疼痛。张口度约2指,口腔卫生较差,12～16烤瓷连冠,25残冠,44缺失。44缺失区域牙龈红肿、破溃流脓,局部疼痛明显,颊舌侧牙槽骨破坏,颊侧黏膜与口外形成瘘口,局部渗出液较多(图1-4-14)。口内三大唾液腺分泌正常,无异常红肿。

【辅助检查】

(1)曲面体层片:右下颌骨颏部、体部骨髓密度不均匀增高,局部骨皮质连续欠佳,骨膜反应不明显,周围软组织肿胀(图1-4-15)。

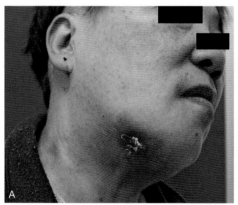
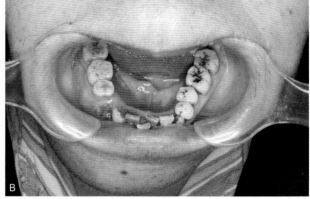

图1-4-14 A.右颌下皮肤瘘口。B.张口度及张口型正常,右下前磨牙区牙龈炎性肉芽增生,溢脓

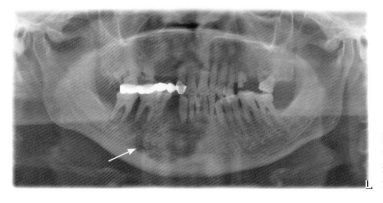

图1-4-15 右下颌骨颏部、体部骨髓密度不均匀增高,局部骨皮质连续欠佳,骨膜反应不明显,周围软组织肿胀

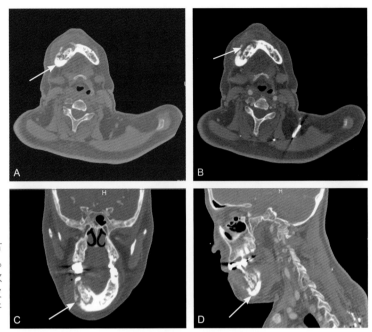

图1-4-16　A. CT平扫横断位：右下颌骨体部骨质破坏，骨质密度不均。B. CT增强横断位：未见明显强化软组织肿块。C. CT增强冠状位：骨皮质欠连续。D. CT增强矢状位：下牙槽骨受累

（2）颌面部CT增强：右下颌骨颏部、体部骨髓密度不均匀增高，唇侧骨皮质连续中断，可见骨膜反应，周围软组织肿胀，增强后轻度强化，右颈Ⅰb、Ⅱ区可见短径1.0～1.1 cm淋巴结影，淋巴门结构可见（图1-4-16）。

【初步诊断】　右侧下颌骨药物相关性骨坏死。

【治疗】　全麻下行"下颌骨节段性切除术＋游离腓骨肌皮瓣重建修复术＋气管切开术"：完整切除右侧颌下区破溃皮肤。送检冰冻。病理提示："右面部"皮下局部多灶性组织细胞浸润，黄瘤待排，伴皮肤慢性化脓性炎，局部肉芽组织形成，目前转移性恶性肿瘤证据不足（－）。设计颌下切口，切开，翻瓣，动力系统节段切除34～47病变下颌骨，观察到双侧断端均有明显出血，血供良好。取左侧腓骨肌皮瓣，腓骨长约10 cm，塑形，恢复下颌骨连续性，左侧后牙咬合关系恢复良好，血管分别与面动静脉吻合。冲洗创口，彻底止血，留置负压引流管，分层缝合，关闭创口（图1-4-17）。

【病理检查】　送检为部分下颌骨组织，表面呈坏死状，灰黄、灰黑。镜下见骨髓腔内纤维组织增生，成纤维细胞和毛细血管增生，伴不同程度的淋巴细胞、浆细胞和中性粒细胞浸润。局部见死骨组织，骨细胞消失，骨陷窝空虚，骨小梁周围缺乏成骨细胞，死骨周围炎症性肉芽组织形成（图1-4-18）。

【病理诊断】　"下颌骨"药物相关性骨坏死。

【随访】　患者手术后恢复良好，术后半年复查，术区恢复良好，黏膜无红肿渗出。下颌外形恢复良好，左侧后牙咬合关系良好。

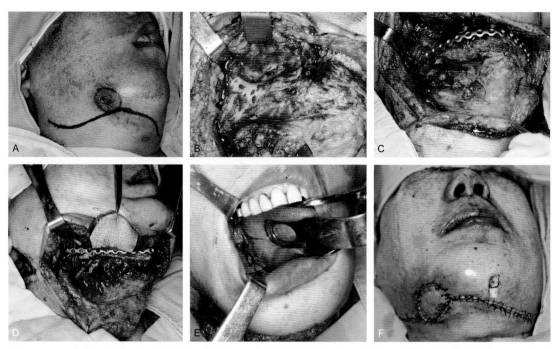

图1-4-17　A.切口设计。B.显露病变下颌骨。C.重建钛板预弯成型。D.腓骨重建恢复下颌骨连续性。E.口内黏膜对位严密缝合。F.皮岛修复颌下皮肤缺损

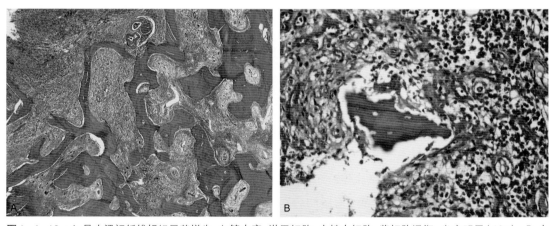

图1-4-18　A.骨小梁间纤维组织显著增生,血管丰富,淋巴细胞、中性白细胞、浆细胞浸润,炎症明显(40x)。B.小片死骨组织,周围为炎性肉芽组织(400x)

诊疗要点

　　MRONJ的发生与双膦酸盐药物、RANK-L抑制剂、抗血管生成类药物或某些激素类药物的使用密切相关,本质上是颌骨代谢紊乱性疾病。2003年,Marx首次报道了36例因服用双膦酸盐类药物所致并区别于放射性颌骨坏死的骨组织病损,将其定义为"双膦酸盐相关颌骨坏死"(bisphosphonate related osteonecrosis of the jaws, BRONJ)。随后,越来越多的临

床报道表明，一些非双膦酸盐类药物，如酪氨酸激酶抑制剂、VEGF单抗、mTOR抑制剂，以及一些激素类药物的使用也能引起同样的颌骨病损；鉴于这一重要发现，美国口腔颌面外科医师协会于2014年将其重新命名为"药物相关性颌骨坏死"并沿用至今。

■ **发病机制** MRONJ发病机制尚不明确，可能与破骨细胞活性抑制、血管再生抑制、炎症与感染等细胞生理学改变相关；不同药物作用的靶细胞、细胞生理学、信号通路及关键因子均不相同，使发病机制的研究仍处于探索阶段，有待于大量基础与临床转化研究的进一步揭示。

■ **诊断** 2014年美国口腔颌面外科医师协会对MRONJ制定的意见书推荐了诊断MRONJ的三个条件：① 正在接受或已经接受过抗骨吸收和抗血管生成治疗；② 颌面部死骨暴露，或能通过口内或口外瘘道探查到死骨，持续8周无好转；③ 颌骨未经过放射治疗且无明确的颌骨转移性疾病。患者需同时满足以上三点才能被诊断为MRONJ。

■ **鉴别诊断** MRONJ在临床上常需和放射性颌骨坏死（osteoradionecrosis of the jaw, ORNJ）、化脓性颌骨骨髓炎以及一些特发性的颌骨骨髓炎病变相鉴别。MRONJ病理学特征为骨陷窝空虚、成骨环消失、哈弗系统及Volkmann Canals缺失；骨髓腔内缺乏血管及炎性细胞，呈现少细胞及胶原缺乏状态；骨坏死的表面存在少量的细菌；骨膜的活力尚存。ORNJ的病理则表现为骨陷窝空虚，成骨环、哈弗系统及Volkmann Canals消失；骨髓腔的细胞、组织及结构消失，代之为少细胞的胶原纤维；同样的微生物仅存于坏死骨质的表面。化脓性骨髓炎在骨质破坏的基础上，以骨髓腔的炎性改变为主，中性粒细胞及淋巴细胞浸润，破骨细胞的活性明显增强，部分生物样本中可见微生物浸入。MRONJ有特殊的药物使用史，且未接受过放疗，诱因主要为口内患牙拔除后拔牙创感染未愈，表现为灰褐色的死骨暴露、局部流脓。ORNJ有明确的放疗史，口内残留牙的炎症可诱发及促进颌骨的炎症及坏死，常可见骨质暴露、皮肤瘘管形成、口内放射性龋、面部及颈部皮肤放疗后改变。化脓性骨髓炎与口内患者的炎症密切相关，根据病变位置可分为中央型和边缘型骨髓炎。

■ **治疗** 目前，尚无基于病因学研究的对症治疗。高压氧（hyperbaric oxygen, HBO）可促进毛细血管的增殖，增加组织的有效含氧量，改善缺氧微环境，提高免疫细胞及骨细胞的活力。有研究报道HBO治疗可使早期MRONJ完全愈合，在加速愈合的同时，还可减轻患者疼痛，改善患者的生活质量。己酮可可碱联合维生素E的抗纤维化方案被用于ORNJ的保守性治疗，已获得较好的疗效。有学者尝试应用该方案治疗MRONJ，发现破溃的黏膜重新愈合，影像学上表现为新骨生成。然而这一临床疗效存在一定的偶然性，仍需前瞻性试验的验证。此外，也有利用臭氧、甲状旁腺激素类似物-特立帕肽、血小板浓缩制品等治疗MRONJ的成功案例。总的来说，对MRONJ的保守治疗仍处于探索阶段。

根据病变不同的严重程度，可将MRONJ进行临床分类分期，指导临床诊疗的选择。何悦团队对患者口腔全景片及CT影像资料进行归纳总结，结合术中经验，将下牙槽神经管及双侧颏孔连线水平作为划分MRONJ严重程度的纵向标志；同时，根据颌骨病损有无明确边界进一步设置亚分类。相对应地，提出了MRONJ循序渐进的治疗方案，包括保守观察（抗生素、口腔卫生、患牙拔除等）、清创术（死骨摘除＋炎症组织清除）、下颌骨边缘性切除术、下颌骨节段切除伴或不伴修复重建、下颌骨半侧切除术、上颌骨部分切伴或不伴上颌窦根治术、上颌骨扩大切除术等（表1-4-1）。MRONJ是颌骨组织代谢失衡性疾病，药物对颌骨微环境的影响呈持续性及弥漫性，无论保守或外科干预治疗的最终目的在于稳定疾病，阻止其进展。

表1-4-1　MRONJ新临床分期及治疗策略

分类分期	具 体 释 义	治 疗 策 略
0期	影像学无明显骨质异常，但临床表现为拔牙创未愈甚至溢脓、牙松动或骨质暴露等症状（排除牙周疾病）	保守治疗或局部清创处理
Ⅰ期	影像学下颌骨骨质改变位于神经管或双侧颏孔连线以上区域 上颌骨骨质改变未突破上颌窦底或鼻底	
Ⅰa期	死骨与正常骨质间存在一定界线（局限型）	Ⅰa期　清创术
Ⅰb期	死骨与正常骨质间无明显界线（弥散型）	Ⅰb期　下颌骨边缘切除；上颌骨部分切除
Ⅱ期	影像学下颌骨骨质改变波及神经管或双侧颏孔连线以下区域，未累及下颌骨下缘；上颌骨骨质改变突破上颌窦或鼻底，未达到眶下孔	
Ⅱa期	上、下颌骨局限型死骨；上颌骨病变不伴上颌窦炎症	Ⅱa　可考虑局部清创处理
Ⅱb期	上、下颌骨弥散型死骨；上颌骨病变伴明显上颌窦炎症	Ⅱb期　节段切除＋钛板重建或骨组织/软组织瓣修复；上颌骨部分切除＋上颌窦根治术
Ⅲ期	影像学下颌骨骨质改变累及下颌骨下缘；上颌骨骨质改变突破眶下孔累或不累及眶底或颅底等区域，伴或不伴上颌窦炎症	Ⅲ期　下颌骨节段切或半侧切除＋钛板重建或骨/软组织瓣修复；上颌骨部分、次全或全切除＋上颌窦根治术

参考文献

［1］Marx RE. Pamidronate (Aredia) and zoledronate (Zometa) induced avascular necrosis of the jaws: a growing epidemic[J]. J Oral Maxillofac Surg, 2003, 61(9): 1115-1117.

［2］Ruggiero SL, Dodson TB, Fantasia J, et al. American Association of Oral and Maxillofacial Surgeons position paper on medication-related osteonecrosis of the jaw — 2014 update[J]. J Oral Maxillofac Surg, 2014, 72(10): 1938-1956.

［3］Marx RE, Tursun R. Suppurative osteomyelitis, bisphosphonate induced osteonecrosis, osteoradionecrosis: a blinded histopathologic comparison and its implications for the mechanism of each disease[J]. Int J Oral Maxillofac Surg, 2012 Mar, 41(3): 283-289.

［4］Freiberger J J, Padilla-Burgos R, McGraw T, et al. What is the role of hyperbaric oxygen in the management of bisphosphonate-related osteonecrosis of the jaw: a randomized controlled trial of hyperbaric oxygen as an adjunct to surgery and antibiotics[J]. J Oral Maxillofac Surg, 2012, 70(7): 1573-1583.

［5］Owosho A A, Estilo C L, Huryn J M, et al. Pentoxifylline and tocopherol in the management of cancer patients with medication-related osteonecrosis of the jaw: an observational retrospective study of initial case series[J]. Oral Surg Oral Med Oral Pathol Oral Radiol, 2016, 122(4): 455-459.

[6] Agrillo A, Filiaci F, Ramieri V, et al. Bisphosphonate-related osteonecrosis of the jaw (BRONJ): 5 year experience in the treatment of 131 cases with ozone therapy[J]. Eur Rev Med Pharmacol Sci, 2012, 16(12): 1741-1747.

[7] Kim K M, Park W, Oh S Y, et al. Distinctive role of 6-month teriparatide treatment on intractable bisphosphonate-related osteonecrosis of the jaw[J]. Osteoporos Int, 2014, 25(5): 1625-1632.

[8] Adornato M C, Morcos I, Rozanski J. The treatment of bisphosphonateassociated osteonecrosis of the jaws with bone resection and autologous plateletderived growth factors[J]. J Am Dent Assoc, 2007, 138(7): 971-977.

[9] 刘忠龙,姜钧健,李晓光,等.一种新的药物性颌骨坏死临床分期及治疗策略[J].中国口腔颌面外科杂志,2020,18(6):501-507.

（何　悦　田　臻　朱　凌）

第二章
牙源性与非牙源性发育囊肿
Odontogenic and Non-odontogenic Developmental Cysts

第一节 含牙囊肿
Dentigerous Cyst

含牙囊肿（dentigerous cyst）是一种常见的发育性牙源性囊肿，占牙源性囊肿的20%左右，世界卫生组织又将其称为滤泡囊肿（follicular cyst），患病率仅次于根尖囊肿，其中大约60%为替牙期含牙囊肿，好发年龄为10～39岁，男性多于女性，好发部位依次为：下颌第三磨牙区、上颌尖牙区、上颌第三磨牙区和下颌前磨牙区。

病例14

患者，女性，38岁。发现左下颌骨占位2周。

【现病史】 患者2周前于外院摄口腔X线片发现左侧下颌骨低密度占位影，否认肿痛史，否认出血史，否认外伤史，否认张口受限史。门诊行颌面部CT检查提示：左下颌8埋伏伴囊性占位。

【专科检查】 口外：患者双侧颌面部基本对称，左下颌骨连续性良好，未触及明显骨皮质膨隆；张口度三横指，张口型竖直向下，双侧颞下颌关节无弹响，无压痛。双侧颌下区及颈部未及明显肿大淋巴结。

口内：口内见26、27缺失，36、37牙冠伸长，45牙体缺损至龈上1 mm，38、48口内未及。

【辅助检查】

（1）曲面体层片：左侧下颌骨角部见一囊样低密度灶，形态欠规则，边界尚清，其内见一牙冠被包绕（图2-1-1）。

（2）颌面部CT增强：左下8区牙槽骨内见类圆形低密度影，骨质膨隆，边界清，大小约21 mm×16 mm，C−为10 Hu，C+为11 Hu，无明显强化，牙槽侧及舌侧骨皮质欠连续。周围软组织未见异常。左下8埋伏阻生，牙冠位于病变内。颈部未见明显肿大淋巴结影（图2-1-2）。

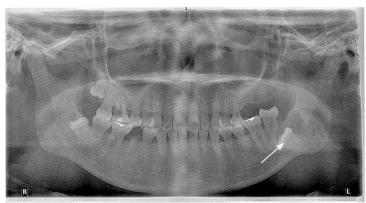

图2-1-1 左侧下颌骨角部见一囊样低密度灶,形态欠规则,边界尚清,其内见一牙冠被包绕

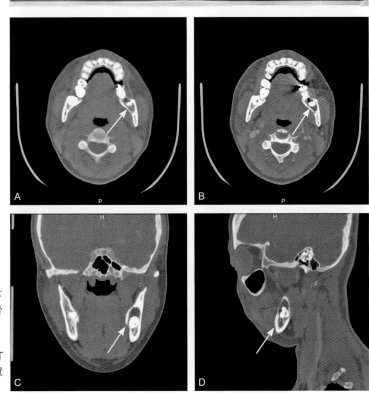

图2-1-2 A. CT平扫横断位:左下8区牙槽骨内见类圆形低密度影,骨质膨隆,边界清。B. CT增强横断位:未见明显强化。C. CT增强冠状位:牙槽侧及舌侧骨皮质欠连续。D. CT增强矢状位:左下8埋伏阻生,牙冠位于病变内

【初步诊断】 左下颌骨含牙囊肿。

【治疗】 全麻下行"左下颌骨囊肿摘除术+左下阻生齿拔除术":自36远中切开牙龈,翻瓣,拔除37,磨除部分骨质暴露囊壁组织及埋伏38;拔除38,紧贴骨面将囊壁组织完整刮除,术中送冰冻病理检查。提示:"左下颌骨"纤维囊壁样组织及薄层衬里上皮,含个别黏液细胞,结合影像学表现,符合含牙囊肿,囊腔填塞碘仿纱条。

【病理检查】 送检为磨牙一枚,牙颈部附囊壁样组织,大小约1.8 cm×1.2 cm×0.3 cm,灰红色。镜下见纤维囊壁样组织,少量炎症细胞浸润,衬里上皮较薄,类似于缩余釉上皮,由2~4层立方状或扁平状的非角化细胞组成,上皮无钉突,与结缔组织交界处平坦(图2-1-3)。

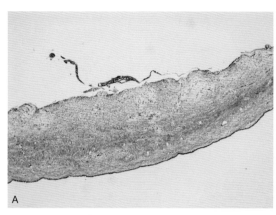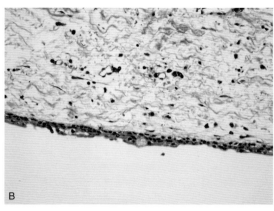

图2-1-3　A.疏松的纤维结缔组织囊壁内衬覆类似缩余釉上皮的薄层上皮,炎症不明显(40x)。B.衬里上皮较薄,含少量黏液细胞,无角化,无上皮钉突,与囊壁交界处平坦。囊壁较疏松,内见少量炎症细胞浸润(400x)

【病理诊断】　"左下颌骨"含牙囊肿,ICD编码:K09.001。

【随访资料】　患者手术后恢复良好,术后半年复查,囊肿无复发。

诊疗要点

口腔疾病中最常见的牙源性囊肿是根尖囊肿和含牙囊肿,1908年,Paget首次提出了"含牙囊肿"这一术语,含牙囊肿的患病群体中,男性占多数,男女比例约为1.84:1.2,含牙囊肿约占颌骨囊肿疾病的24%。含牙囊肿是在牙萌出过程中,液体蓄积在缩余釉上皮与牙冠表面之间而导致牙萌出障碍,正常的滤泡间隙约为3~4 mm,而当间隙大于5 mm时可怀疑为含牙囊肿,囊肿内可包含一个或多个牙齿的牙冠部。

■ **临床表现**　与其他颌骨囊肿相同,含牙囊肿早期呈无症状,缓慢生长,当囊肿较大时可出现颌骨膨隆,骨质变薄,扪诊乒乓球感,大多伴随相应牙位的缺失,草黄或绿色囊液继发感染后变成黄色囊液,并出现疼痛不适症状。含牙囊肿通常是在做口腔检查时偶然发现的,多因牙齿迟萌、恒牙缺失、颌面部畸形等就诊,拍摄影像学检查时发现。

■ **影像学特征**　其影像学表现为一清晰圆形或卵圆形的低密度影,边缘整齐清晰,周围有白色骨白线,囊腔内包含牙冠,牙冠朝向囊腔里。由于牙齿发育阶段的不同,所包含的牙冠形态也不同,可为各个阶段的牙。含牙囊肿多为单房影像,有时也可见多房影像。含牙囊肿根据未萌出牙牙冠周围的透光部位可分为三种类型,分别为中央型、侧向型和环状型。

■ **病理学特征**　含牙囊肿的组织学表现为:肉眼观可见囊肿内包含牙冠,囊壁较薄,附着于釉牙骨质界。镜下可见复层鳞状上皮衬里,上皮层较薄,无角化,无上皮钉突,由2~4层扁平细胞或矮立方状细胞组成;纤维囊壁内含丰富的糖蛋白和黏多糖;上皮结缔组织界面平坦。囊肿继发感染或炎症时,上皮增生,钉突明显。纤维囊壁内有时可见牙源性上皮岛、皮脂腺细胞以及淋巴滤泡。黏液细胞或纤毛柱状细胞有时可在某些含牙囊肿内出现。根据临床表现,穿刺囊液检查见胆固醇结晶,以及X线片示圆形或椭圆形透射区、边缘清晰整齐、囊腔内含有牙冠,再结合其病理检查可诊断含牙囊肿。

■ **鉴别诊断**　含牙囊肿的鉴别诊断包括成釉细胞瘤、牙源性角化囊肿、牙源性纤维瘤、牙源性黏液瘤、牙骨质瘤和Pindborg瘤等,早期诊断和切除是必要的,因为含牙囊肿还是有一定的概率发展成牙源性肿瘤,如成釉细胞瘤,以及恶性,如鳞状细胞癌和黏液表皮样癌。

■ **治疗**　对于含牙囊肿的治疗,目前主要是以手术的方法为主,为了减少复发的概率一般都建议将囊肿整个摘除并且把阻生牙拔除,但这会导致牙齿的缺失,影响患者的生活质量。近年来,减压术越来越多地被应用于含牙囊肿的治疗。减压术最早于1892年由Partsch提出,这个术式可最大限度地保存受累牙,促进颌骨的自我修复,对于患者的预后有更好的改观,袋形术已经被广泛应用于各种颌骨囊肿的治疗中。

参考文献

[1] Meningaud J, Oprean N, Pitak-Arnnop P, et al. Odontogenic cysts: a clinical study of 695 cases[J]. Journal of Oral Science, 2006, 48(2): 59-62.

[2] Shear Mervyn, Speight Paul. Cysts of the Oral and Maxillofacial Regions[M].Blackwell Munksgaard: 2007-06-04.

[3] Wardbooth P. Cysts of the Oral Regions[M]. Cambridge University Press, 1992.

[4] Kasat VO, Karjodkar FR, Laddha RS. Dentigerous cyst associated with an ectopic third molar in the maxillary sinus: A case report and review of literature[J]. Contemporary Clinical Dentistry, 2012, 3(3): 373-376.

[5] Sannomiya E, Nogueira MQ, Diniz MC, et al. Trauma-induced dentigerous cyst involving the anterior maxilla[J]. Journal of Dentistry for Children (Chicago, Ill.), 2007, 74(2): 161-164.

[6] Li N, Gao X, Xu Z, et al. Prevalence of developmental odontogenic cysts in children and adolescents with emphasis on dentigerous cyst and odontogenic keratocyst (keratocystic odontogenic tumor)[J]. Acta Odontologica Scandinavica, 2014, 72(8): 795-800.

[7] Patil A, Jathar P, Panse A, et al. Infected dentigerous cyst and its conservative management: a report of two cases[J]. International Journal of Clinical Pediatric Dentistry, 2019, 12(1): 68-72.

[8] 沙继春. 含牙囊肿临床及病理[J]. 口腔医学纵横, 1986, 2(1): 11-12.

[9] Ramakrishna A, Lambade P. Dentigerous cyst associated with ectopic canine and a supernumerary tooth: a rare occurrence[J]. Journal of Surgical Technique and Case Report, 2013, 5(2): 85-88.

[10] 郭珍珍, 王智军, 杨学文. 袋形术与正畸治疗促进含牙囊肿内阻生牙萌出[J]. 中国实用口腔科杂志, 2020, 13(10): 582-585.

[11] 赵怡芳, 刘冰, 蒋自强. 袋形术或减压术治疗颌骨囊性病变[J]. 上海口腔医学, 2005(4): 325-329.

第二节　牙源性角化囊肿
Odontogenic Keratocyst

牙源性角化囊肿(odontogenic keratocyst, OKC)来源于上下颌牙板或原始牙胚残留物,是一种牙源性颌骨良性病变,是最常见的四大牙源性囊肿之一,约占颌骨囊肿的10%,具有较高复发率及临床侵袭性强的特点,可发生于任何年龄段,中青年男性好发,下颌骨为最易受累的部位。

病例15

患者,男性,14岁。右下颌肿胀伴疼痛6个月。

【现病史】 患者6个月前无明显诱因出现右下颌肿胀,偶伴疼痛,行曲面体层片检查,发现右下颌骨低密度影。无牙龈区肿胀溢脓和出血,无明显下唇麻木和张口受限,未作进一步治疗,近3个月来患者感觉肿胀不适症状明显加重。

【专科检查】 颌面部对称,张口度及张口型正常。口腔内舌侧颌骨未见明显突出,右下颌后牙区升支前缘颊侧颌骨略膨隆,触诊明显乒乓球样感,无明显疼痛。全口牙未见明显松动。

【辅助检查】

曲面体层片:右侧下颌骨角部及升支骨质密度减低,形态不规则,境界清晰,骨皮质连续,未见明显骨膜反应,软组织未见异常肿胀(图2-2-1A)。

【初步诊断】 右下颌骨囊肿。

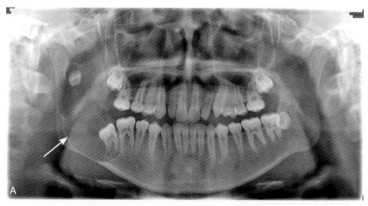

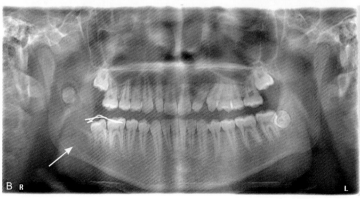

图2-2-1 A.右侧下颌骨角部及升支骨质密度减低,形态不规则,境界清晰,骨皮质连续,未见明显骨膜反应,软组织未见异常肿胀(开窗术前)。B.右侧下颌骨开窗术后,见线样致密影,低密度区范围减小,密度较前略高,骨皮质连续

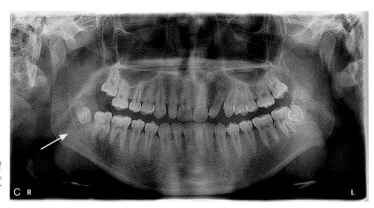

图2-2-1(续) C.右侧下颌骨开窗术后,低密度区范围进一步减小,密度较前略高

【治疗】 全麻下行"右侧下颌骨囊肿开窗术":于46牙根方设计约直径1.5 cm大小圆形切口,切除黏膜,显露肿物,呈囊性,切除部分囊壁,送术中快速冰冻病理。提示:"右下颌骨"病变倾向牙源性角化囊肿。囊液为淡黄色清亮液体,吸净囊液,冲洗囊腔,创口用碘仿纱包打包固定。术后制作塞治器,局部冲洗,定期随访。

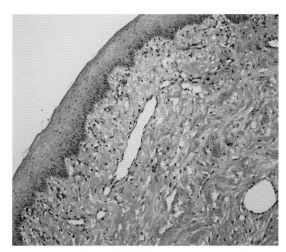

图2-2-2 增生的纤维结缔组织上衬覆角化的复层鳞状上皮,基底层细胞呈栅栏状整齐排列,上皮增生形成小的上皮钉突,上皮表层不全角化(200x)

【病理检查】 送检为少量开窗术活检组织,0.8 cm×0.6 cm×0.3 cm,灰白色。镜下见增生的纤维囊壁样组织,上衬复层鳞状上皮,表面过度不全角化,基底层细胞排列整齐,呈栅栏状,上皮钉突增生(图2-2-2)。

【病理诊断】 "右下颌骨"牙源性角化囊肿,ICD编码:K09.002,衬里上皮轻度异常增生。

【随访】 保持口窗口引流通畅,加强局部冲洗,定期随访全景片,病变范围逐渐缩小,开窗后3年,囊肿明显缩小(图2-2-1 B,C),再次全麻下行"右下颌骨囊肿摘除术+48拔除术",术后恢复良好。

病例16

患者,女性,23岁。右上后牙区牙龈肿胀2个月余。

【现病史】 患者2个月前无明显诱因发现右上后牙区牙龈肿胀,无明显自发或激发痛,于医院就诊,考虑"右上颌骨囊肿"可能,期间肿胀渐进性加重,无明显消长史;否认外伤,牙痛病史,否认麻木症状。门诊行CT检查提示:右上颌骨囊性占位。

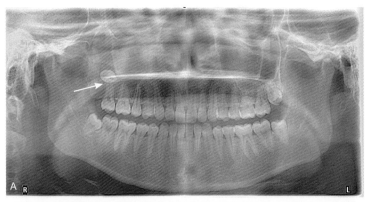

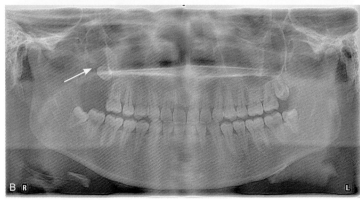

图2-2-3　A.右侧上颌骨见一囊样密度减低区,形态欠规则,境界尚清,骨皮质连续,未见明显骨膜反应及软组织肿块,其内见一埋伏牙(开窗术前)。B. 右侧上颌骨开窗术后,可见一囊样密度减低区,范围较前片略缩小

【专科检查】　面部左右对称,面上、中、下1/3比例协调,张口度及张口型正常。于15～17颊侧触及牙龈膨隆,上近龈颊沟,波动感明显,其下骨质缺失,连续性中断,无破溃及渗出,腭侧无明显膨隆,18口内未见,17松动Ⅱ度。双侧颌下及颈部未及明显肿大淋巴结。

【辅助检查】

(1)曲面体层片:右侧上颌骨见一囊样密度减低区,形态欠规则,境界尚清,骨皮质连续,未见明显骨膜反应及软组织肿块,其内见一埋伏牙(图2-2-3 A)。

(2)颌面部CT增强示:右上7根方见一埋伏牙,牙冠朝颊侧,其牙冠侧见类圆形低密度影包绕牙颈部,C－为32 Hu,C+为38 Hu,增强后无明显强化,病变大小约34 mm×28 mm,向颊侧及上颌窦腔内膨胀,颊侧骨皮质变薄、中断,周围软组织未见明显异常(图2-2-4)。

【初步诊断】　右上颌骨囊肿。

【治疗】　全麻下行"右侧上颌骨囊肿开窗术+17拔除术":于17远中切开牙龈,翻瓣,去除部分骨质,见其下囊性占位,大量呈黄褐色豆腐渣样分泌物流出,去除部分上颌骨骨质,切取部分囊壁组织,送冰冻。提示:"右上颌骨"牙源性角化囊肿。严密止血,冲洗,碘仿纱条打包缝合。术后制作塞治器,局部冲洗,定期随访。

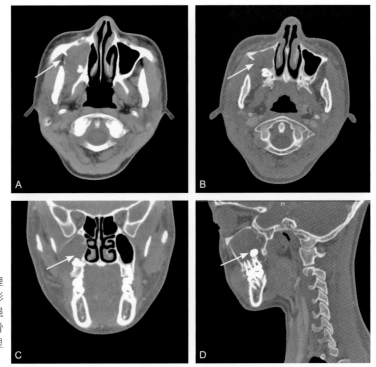

图2-2-4 A,B.右上7根方见一埋伏牙,牙冠朝颊侧,其牙冠侧见类圆形低密度影包绕牙颈部增强后无明显强化。C,D.向上颌窦腔内膨胀,颊侧骨皮质变薄、中断,周围软组织未见明显异常

【病理检查】 送检为囊壁样组织,1 cm×1.5 cm×0.2 cm,灰黄色。镜下见纤维囊壁样组织,上衬复层鳞状上皮,衬里上皮较薄,表面过度不全角化,呈波浪状,基底层细胞呈栅栏状整齐排列。上皮无钉突,与纤维结缔组织交界处平坦,局部衬里上皮与下方结缔组织囊壁分离(图2-2-5)。

【病理诊断】 "右上颌骨"牙源性角化囊肿,ICD编码:K09.002。

【随访】 保持开窗口引流通畅,加强局部冲洗,定期随访曲面体层片,病变范围逐渐缩小(图2-2-3 B)。

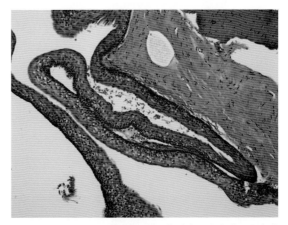

图2-2-5 衬里上皮较薄,表面为过度不全角化,呈波浪状,基底层细胞排列整齐,核极性倒置,无上皮钉突,局部上皮与纤维囊壁分离,囊壁内炎症不明显(200x)

病例17

患者,男性,24岁。发现左侧下颌骨占位1年余。

【现病史】 患者1年前因拔阻生牙摄片时发现左侧下颌骨占位,无明显自发或激发痛,

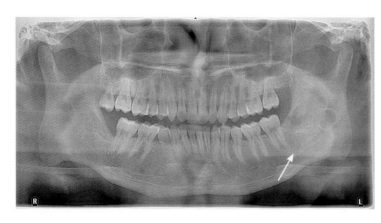

图2-2-6 左侧下颌骨体部及角部交界处见一囊样低密度灶,形态不规则,边界欠清,骨皮质连续,未见骨膜反应及软组织肿块(术前)

期间未接受进一步检查及治疗,病变区域无特殊改变。1周前出现左侧下颌角区疼痛,进食或触碰时更为明显,抗炎治疗后明显好转。门诊行CT检查。提示:左下颌骨良性囊性占位可能。

【专科检查】 双侧颜面部尚对称,左侧下颌骨体部、角部、升支部未及明显骨质膨隆,张口度及张口型正常。口内检查:38未见,磨牙后垫区域略肿胀,黏膜红肿,无瘘口,压痛(+),下颌骨角部及升支部颊侧骨质无明显膨隆。双侧颌下及颈部未及明显肿大淋巴结。

【辅助检查】

(1)曲面体层片:左侧下颌骨体部及角部交界处见一囊样低密度灶,形态不规则,边界欠清,骨皮质连续,未见骨膜反应及软组织肿块(图2-2-6)。

(2)颌面部CT增强:左下颌骨见囊状低密度影,31 mm×14 mm,边界清,膨胀不明显,周围未见明显骨膜反应,未见软组织肿块(图2-2-7)。

【初步诊断】 右上颌骨囊肿。

【治疗】 全麻下行"左下颌骨囊肿摘除术":于37至磨牙后垫区域颊侧切开牙龈,翻瓣,动力系统磨除部分骨质,深达1 cm,可见位于其内囊性占位组织,见子囊突向后上方。完整摘除后送术中冰冻病理。提示:"左下颌骨"牙源性角化囊肿,伴继发感染。严密止血,冲洗,缝合。

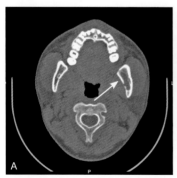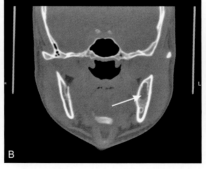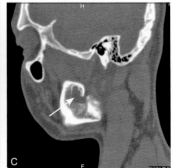

图2-2-7 A.CT平扫横断位:左侧下颌骨体部及角部交界处见一囊样低密度灶,形态不规则。B.CT平扫冠状位:骨皮质连续。C.CT平扫矢状位:未见骨膜反应及软组织肿块(术前)

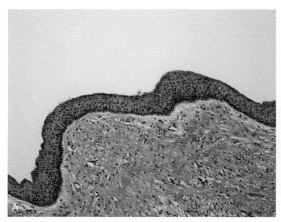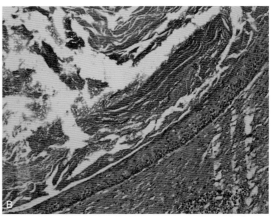

图2-2-8 A.衬里上皮为不全角化的鳞状上皮,表面波浪状,基底层细胞栅栏状排列(200x)。B.囊腔内见大量环层状角化物,囊壁局灶炎细胞浸润(200x)

【病理检查】 送检为囊壁样组织,2.5 cm×2 cm×0.3 cm,灰红色。镜下见纤维囊壁样组织,炎症细胞浸润,上衬均匀的复层鳞状上皮。衬里上皮较薄,表层不全角化,表面呈波浪状,囊腔内为大量环层状角化物。基底层细胞排列较整齐,上皮钉突不明显,与结缔组织交界处平坦(图2-2-8)。

【病理诊断】 "左下颌骨"牙源性角化囊肿,ICD编码:K09.002,伴继发感染。

【随访】 术区恢复良好,术后3个月复查,术区无明显异常。

病例18

患者,男性,43岁。右下颌骨囊肿多次术后复发10年。

【现病史】 患者10年前因"右下颌骨囊肿",行"右下颌骨囊肿开窗术",术后仍有反复肿胀流脓,分别于8年及6年前于全麻下行"右下颌骨病损刮治术",术后病理。提示:"符合牙源性角化囊肿"。3年半前因囊肿复发,于全麻下行"右侧喙突截除术+右下颌骨囊肿刮治术+右侧喙突复位内固定术",病理示右下颌骨牙源性角化囊性瘤,伴感染。今年复查,门诊行曲面体层片检查,提示右下颌升支囊性占位。

【专科检查】 面部基本对称,右下颌骨未见明显膨隆,右耳前区局部皮肤可见一长约3 cm陈旧瘢痕。面神经功能正常,下唇无麻木,舌活动可,张口型正常,张口度约三横指,咬合关系可,右下7、8缺如。牙龈无红肿,口内右侧磨牙后区至翼下颌韧带外侧黏膜可见手术瘢痕,无异常渗出(图2-2-9 A,B)。

【辅助检查】

(1)曲面体层片:右侧下颌骨升支见类圆形低密度影,病灶境界清晰,呈膨胀性改变,颊侧骨皮质变薄,未见明显骨膜反应(图2-2-9 C)。

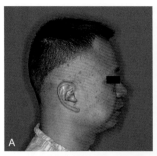
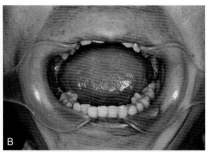
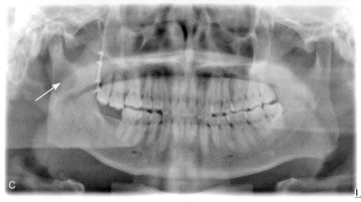

图2-2-9　A.右侧面部、颌下术后观,无明显膨隆。B.张口度及张口型正常。C.右侧下颌骨升支见类圆形低密度影,病灶境界清晰,呈膨胀性改变,颊侧骨皮质变薄,未见明显骨膜反应(本次术前)

（2）颌面部CT平扫：右侧下颌骨升支见类圆形低密度影,密度均匀,大小1.2 cm×0.6 cm,病灶境界清晰,呈膨胀性改变,颊侧骨皮质变薄,未见明显骨膜反应及软组织肿块影（图2-2-10）。

【初步诊断】　右下颌骨牙源性角化囊肿多次术后复发。

【治疗】　全麻下行"右下颌骨节段切除术+冷冻回植术"：沿下颌骨下缘1～2 cm设计切口,切开,翻瓣,充分暴露右下颌角至髁突。截断右下颌角及下牙槽神经血管束。见右下颌升支囊肿,突破颊侧骨皮质至软组织内,周围大量瘢痕组织。离断周围软组织。取出下颌升支以上部分,液氮冷冻后回植,坚强内固定。术中冰冻病理。提示："右下颌骨"送检为肌肉、神

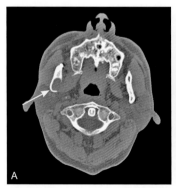
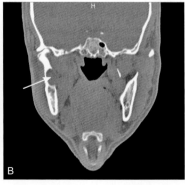
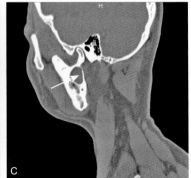

图2-2-10　A.CT平扫横断位：右侧下颌骨升支见类圆形低密度影,边界清。B.CT平扫冠状位：骨皮质不连续,颊侧骨皮质变薄。C.CT平扫矢状位：未见骨膜反应及软组织肿块(本次术前)

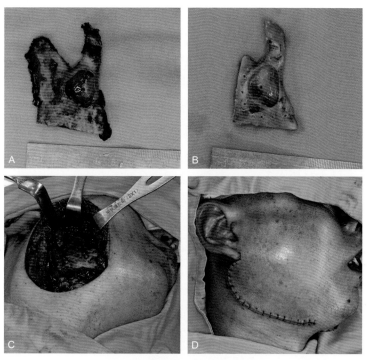

图2-2-11 A.暂时节段切除下颌升支,见骨性破坏,累及周围软组织。B.液氮冷冻后的下颌骨。C.回植下颌骨,固定。D.下颌骨回植术后观

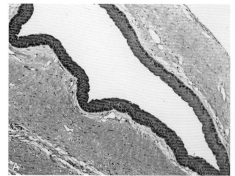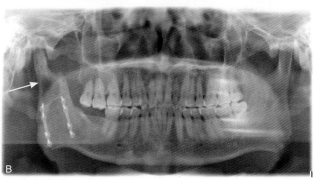

图2-2-12 A.纤维结缔组织囊壁上衬覆不全角化的复层鳞状上皮,基底层细胞胞核深染,远离基底膜,即所谓的极性倒置,囊壁内炎症不明显(200x)。B.右下颌骨升支术后内固定中,见金属高密度影

经及瘤样增生纤维组织,伴玻璃样变;送检切缘均阴性(-)。冲洗术创,严密止血,留置负压引流管,分层缝合,关闭创口(图2-2-11)。

【病理检查】 送检为一组织:4 cm×2 cm×0.5 cm,暗红色。镜下见长条状纤维性囊壁样组织,少量炎症细胞浸润,衬里上皮为较薄的、厚度较一致的复层鳞状上皮,无上皮钉突,上皮表层不全角化,呈波浪状,基底层细胞极性倒置,呈栅栏状排列(图2-2-12 A)。

【病理诊断】 "右下颌骨"牙源性角化囊肿,ICD编码:K09.002。

【随访】 患者手术后恢复良好,术后半年复查,囊肿无复发,下颌骨外形恢复良好,咬合关系正常(图2-2-12 B)。

病例19

患者,男性,35岁。左下颌肿胀半月余。

【现病史】 患者大约半月前出现左侧下颌区肿胀疼痛,至医院就诊,穿刺有脓液抽出,曲面体层片示:左侧下颌骨升支部,多房隔低密度影,下颌骨边缘膨隆,CT检查示左下颌骨升支部低密度灶,诊断为左下颌骨肿瘤伴感染,抗炎对症治疗(具体用药不详),1周前全麻下行"口内脓肿切开引流+38牙拔除术",术后继续抗炎治疗,肿痛消退。

【专科检查】 面部左右不对称,左侧下颌骨升支部膨隆,表面皮肤完整,颜色、皮温正常,触之无明显的乒乓球样感,无触痛。张口受限,张口度约2.0 cm,口内咬合关系正常,牙齿无松动,下颌磨牙区颊侧触及骨质膨隆,无明显乒乓球样感,无触痛,舌侧骨质未触及明显隆起,下唇无麻木(图2-2-13)。双侧颌下及颈部未及明显异常肿大淋巴结。

【辅助检查】

(1)曲面体层片:左下颌骨体部、角部及升支见囊样密度减低区,形态不规则,境界尚清,其内见骨脊,骨皮质连续,未见明显骨膜反应,未见异常软组织肿块(图2-2-14 A)。

(2)颌面部CT平扫:左下颌骨升支部低密度灶,局部骨皮质不连续,周围软组织肿胀(图2-2-14 B,C)。

【初步诊断】 左下颌骨肿物。

【治疗】 全麻下行"左下颌骨节段切除术+血管化髂骨肌瓣转移修复术":沿下颌骨下缘1~2 cm设计切口,切开,翻瓣,显露下颌骨体部及升支,见肿物主要位于下颌支,骨质破坏,于35远中节段切除包括髁突在内的下颌骨,将肿物完整切除,送术中冰冻检查。提示:"左下颌骨"牙源性角化囊肿。常规制取左侧血管化髂骨肌瓣,塑形,重建恢复下颌骨连续性及咬合关系,血管分别与面动静脉吻合。冲洗术创,严密止血,留置负压引流管,分层缝合,关闭创口(图2-2-15)。

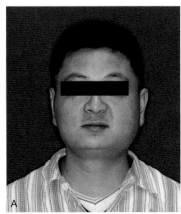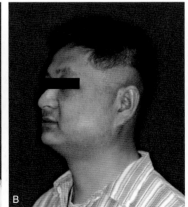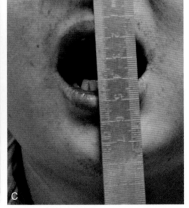

图2-2-13　A,B.面型不对称,左侧面部轻度肿胀膨隆。C.张口受限,张口度约2.0 cm

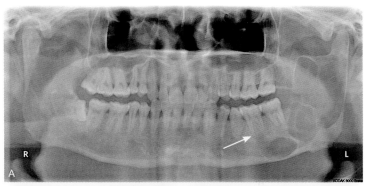

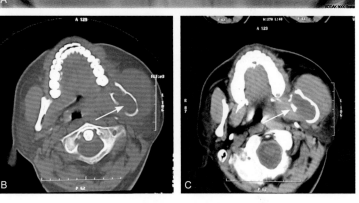

图2-2-14 A.左下颌骨体部、角部及升支见囊样密度减低区,形态不规则,境界尚清,呈多房状,其内见骨脊,骨皮质连续,未见明显骨膜反应,未见异常软组织肿块。B,C.左下颌骨升支部低密度灶,局部骨皮质不连续,周围软组织肿胀

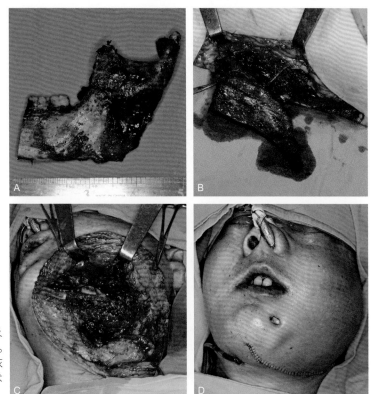

图2-2-15 A.节段切除病变累及下颌骨,见骨质破坏,突破骨皮质。B.制备血管化髂骨肌瓣。C.重建恢复下颌骨连续性。D.下颌骨重建术后观

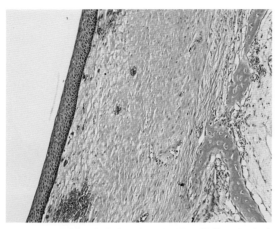

图2-2-16　衬里上皮为不全角化的复层鳞状上皮,囊壁为纤维结缔组织,血管较丰富,炎症不明显,下方为反应性增生的骨组织(200x)

【病理检查】　部分左下颌骨组织,9.5 cm×3.7 cm×1.9 cm,上附牙齿两枚,下颌角及升支呈膨胀性改变,范围约3.4 cm×2.6 cm×1.7 cm,局部骨质不连续。镜下见增生的纤维囊壁样组织,少量炎症细胞浸润,内衬不全角化的复层鳞状上皮,衬里上皮较薄,厚度较一致,无上皮钉突。基底层细胞界限清楚,由柱状或立方状细胞组成,胞核深染且远离基底膜,呈栅栏状排列(图2-2-16)。

【病理诊断】　"左下颌骨"牙源性角化囊肿,ICD编码: K09.002,局部伴继发感染。

【随访】　患者手术后恢复良好,术后半年复查,囊肿无复发,下颌骨重建外形满意,咬合关系恢复良好。

病例20

患者,女性,42岁。拍片发现上下颌骨多发低密度影占位半月余。

【现病史】　患者半月前无明显原因出现牙齿疼痛,在当地口腔诊所拍片后发现双侧上下颌骨多发低密度影占位,建议上级医院进一步检查及治疗。一周前于门诊行CT检查示: 双侧上下颌骨多发占位。牙源性角化囊肿,伴颅底内钙化,符合痣样基底细胞癌综合征。

【专科检查】　面部比例协调,左右基本对称。口唇无畸形,张口度三指。恒牙列,17、27缺失,16残根,31残冠,37牙残根。左侧下颌骨稍有膨隆,可触及"乒乓感",无按压不适。舌体居中,活动自如。口腔黏膜完整无破溃。

【辅助检查】

(1)曲面体层片: 双侧上下颌骨多发低密度影占位,边界清晰,见骨白线(图2-2-17)。

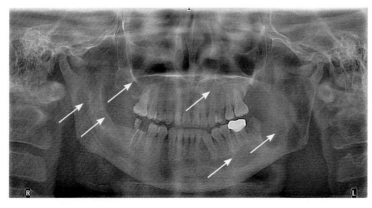

图2-2-17　双侧上下颌骨多发低密度影占位,边界清晰,见骨白线(术前)

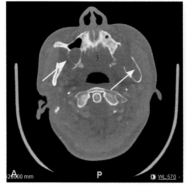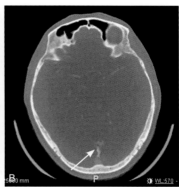

图 2-2-18 A.CT增强横断位（骨窗）：双侧上、下颌骨多发囊样低密度灶，左侧明显，形态欠规则，境界清晰，未见明显骨膜反应及软组织肿块。B.颅内小脑镰见钙化灶

（2）颌面部CT增强示：双侧上下颌骨多发占位。牙源性角化囊肿，伴颅底内钙化，符合痣样基底细胞瘤综合征（图2-2-18）。

【初步诊断】 双侧上下颌骨多发囊肿。

【治疗】 全麻下行"颌骨囊肿开窗术（双侧上颌、左下颌）+刮除术（右下颌）"：取32～33根方约1.0 cm大小圆形切口，切开黏膜，见肿物呈囊性，切取部分囊壁送病理检查，囊腔中淡黄色液体，吸净囊液，冲洗囊腔，创口用碘仿纱包打包固定；拔除37，修整牙槽骨，切除黏膜及部分囊壁，送病理检查；拔除46，修整牙槽骨，刮除右下颌骨磨牙区囊肿，止血后对位缝合切口；同法处理双侧上颌骨囊性肿物，取病变组织送病理检查，结果提示：符合牙源性角化囊肿。依次将各创口用碘仿油纱打包缝合固定。术后制作塞治器，局部冲洗，定期随访。

【病理检查】 送检为取自上下颌骨5个部位的碎组织，大小0.6 cm×0.3 cm×0.3 cm至1.5 cm×1 cm×0.5 cm不等。镜下见增生的纤维囊壁样组织，内衬角化的复层鳞状上皮，表面波浪状、过角化，基底层细胞栅栏状排列，核极性倒置。衬里上皮与纤维囊壁交界处平坦（图2-2-19）。

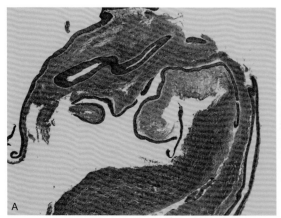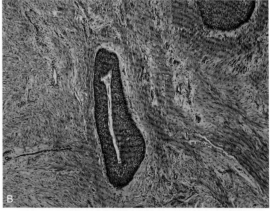

图 2-2-19 A.衬里上皮为角化的复层鳞状上皮，较薄，无上皮钉突，局部与纤维囊壁脱离（40x）。B.部分区域的送检组织为显著增生的纤维组织，内见少量角化的鳞状上皮团，具牙源性角化囊肿衬里上皮特点（100x）

【病理诊断】 "双侧上、下颌骨"牙源性角化囊肿,结合临床及影像学表现,可符合痣样基底细胞癌综合征(naevoid basal cell carcinoma syndrome)。

【随访】 保持开窗口引流通畅,加强局部冲洗,定期随访曲面体层片,病变范围逐渐缩小。

病例21

患者,男性,57岁。右下颌骨角化囊肿4年,多次术后复发伴癌变3年。

【现病史】 患者4年前因"右下颌骨囊性占位"于医院手术治疗,病理提示牙源性角化囊肿。术后面部肿胀,创口迁延不愈,持续流脓,多次清创、刮治手术治疗,无明显好转,2年多前于上级医院做第4次手术治疗,行"右下颌骨扩大切除+右腓骨肌皮瓣修复+颈淋巴结清扫术",术后病理提示:"右下颌骨"角化囊肿伴局部癌变(鳞癌)。术后持续口外引流,口外伤口迁延不愈,2年内多次手术探查、清创,面部反复流脓。2个月前自觉右侧口腔内有新生肿物,无明显不适症状,外院行瘘口分泌物涂片提示:鳞癌,PET/CT提示:右侧颅底骨质破坏,右侧颌下肿块浸润周围结构,考虑恶性肿瘤复发,双侧颈深间隙、颈后间隙、颌下及双侧锁骨上多发淋巴结,转移可能性大。颌面部CT增强提示:"右下颌骨术后"改变,皮瓣周围、右侧下颌区、颌下、咀嚼肌间隙、右侧颞骨、外耳道、中耳恶性占位侵犯颅底伴双侧颈深淋巴结转移可能,建议MRI增强排除颅内侵犯。口内肿物活检提示:黏膜鳞状上皮中-重度异常增生,局部瘤样增生,考虑为癌变。

【专科检查】 面形不对称,面部比例不协调,右下唇歪斜,右颌颊部见术后瘢痕,右下颌骨升支、下颌角缺如,面部塌陷,右面部见一肿物,约4 cm×4 cm,不规则,表面皮肤溃烂溢脓,伴恶臭,有浸润感。张口度约1.5 cm,右侧后颊黏膜见一4 cm×4 cm肿物,质中,表面菜花状,活检术后改变,累及翼颌韧带、软腭、下牙龈,有浸润感,触痛。伸舌居中,运动自如。右侧颌下、颈部、左侧颌下可及多发肿大淋巴结,较大者直径约1.5 cm,质硬,与周围组织无明显粘连,活动度可,触痛(-)(图2-2-20 A~D)。

【辅助检查】

(1)曲面体层片:右侧下颌骨体部部分骨质及升支缺如,骨质破坏,左侧下颌骨重建术后改变(图2-2-20 E)。

(2)颌面部CT增强:"右下颌骨角化囊肿术后",术区部分组织缺如,皮瓣周围、右侧下颌区、颌下、咀嚼肌间隙、右侧外耳道、中耳见软组织增厚影,右侧颈静脉孔区似见受累,病变边界不清楚,平扫CT值约49 Hu,增强CT值约78 Hu,边界不清,形态不规则,内见点状气体影,邻近皮肤增厚,皮下脂肪间隙模糊。右下颌骨残端骨质破坏、骨皮质不连续。右侧颞骨见多发溶骨性骨质破坏,其内及周围可见软组织密度影,上缘骨皮质变薄、不连续,向颞叶底部顶起,相邻脑膜增厚。病变向内累及右咽旁间隙。下颌骨颏部见直径约9 mm结节状影,边界清楚,平扫CT值约60 Hu,增强CT值约64 Hu。右侧颈深上、中、右侧颈后和左侧颌下见多发不均匀强化淋巴结影,最大者位于左侧颌下,直径约11 mm(图2-2-21)。

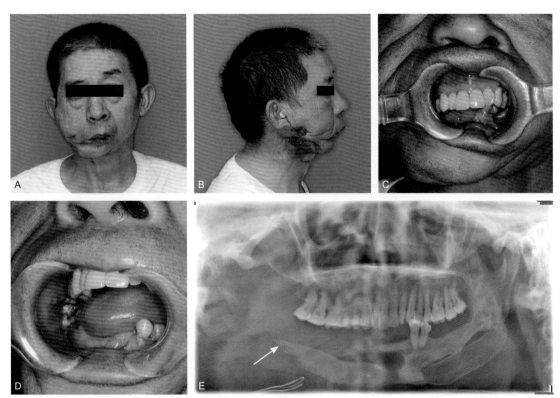

图2-2-20 A,B.面型不对称,面部比例不协调,右侧面部塌陷,面部及颌下区见多处菜花样肿物,累及约4 cm×4 cm范围,不规则,表面皮肤溃烂溢脓。C,D.咬合紊乱,张口受限,右侧下颌后牙区及颊部黏膜见菜花样肿物。E.右侧下颌骨体部部分骨质及升支缺如,骨质破坏,左侧下颌骨重建术后改变

（3）PET/CT示：右侧颅底骨质破坏,右侧颌下肿块浸润周围结构,考虑恶性肿瘤复发,双侧颈深间隙、颈后间隙、颏下及双侧锁骨上多发淋巴结,转移可能性大。

【初步诊断】 右下颌骨牙源性角化囊肿恶变伴颈淋巴结转移可能。

【治疗】

（1）进一步完善MR检查,经全院MDT讨论评估,患者符合手术指征,全麻下行"右侧颅底颌颈联合根治术＋股前外侧皮瓣修复术＋气管切开术"：沿右下颌下缘下3 cm设计切口,颈部设计"T"形切口,切开,翻瓣,行右侧改良根治性颈淋巴结清扫,左侧肩胛舌骨上淋巴结清扫。于正中截段下颌骨,切除包括肿物在内右侧下颌骨、咬肌、腮腺、翼内肌、右面部皮肤组织（保留右侧耳垂）,送术中冰冻病理。提示：送检切缘均阴性（－）。动力系统修整颅底骨质,制备股前外侧皮瓣,大小约30 cm×7 cm,血管分别与甲状腺上动脉及颈内静脉分支吻合,将皮瓣修整、塑形,修复下颌骨、牙龈、口底、面部皮肤组织缺损。冲洗术创,彻底止血,留置负压引流管,分层缝合,关闭创口（图2-2-22）。

（2）术后放疗：① 调强放疗：颅底DT 66 Gy/30 Fx；② 术区＋右全颈淋巴引流区DT 60 Gy/30 Fx。

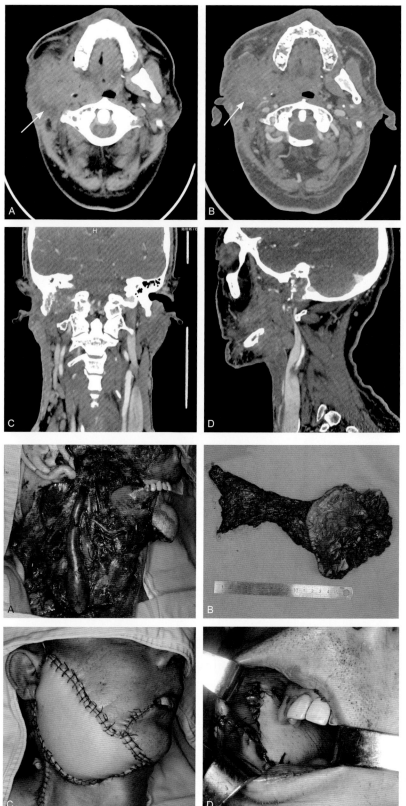

图2-2-21　A. CT平扫横断位:"右下颌骨角化囊肿术后",术区部分组织缺如,皮瓣周围、右侧下颌区、颌下、咀嚼肌间隙、右侧外耳道、中耳见软组织增厚影,病变边界不清楚,形态不规则,内见点状气体影,平扫CT值约49 Hu。B. CT增强横断位:病灶不均强化,CT值78 Hu。C, D. CT增强冠状位及矢状位:右下颌骨残端骨质破坏。右侧颞骨见多发溶骨性骨质破坏,其内及周围可见软组织密度影,上缘骨皮质变薄、不连续,向颞叶底部顶起,相邻脑膜增厚。病变向内累及右咽旁间隙

图2-2-22　A.彻底切除肿物,术区创面巨大缺损。B.离体的右下颌肿物及周围受累组织整体观。C, D.制备约30 cm×8 cm大小股前外侧皮瓣,制备皮岛,分别修复口内、外组织缺损

【病理检查】 送检为部分下颌骨及周围组织，13 cm×11 cm×6 cm，表面覆皮肤，切面见一灰白色肿块，7 cm×5 cm×4.5 cm，界限不清。镜下见纤维组织背景中见瘤样增生的鳞状细胞团，细胞胞浆丰富，嗜伊红，可见细胞间桥，细胞核呈空泡状，核仁明显，核分裂象可见。肿瘤巢中央角化珠形成（图2-2-23）。

【病理诊断】 结合病史，"右下颌骨"病变，考虑为牙源性角化囊肿复发、恶变，为鳞状细胞癌Ⅰ级，ICD编码：C41.101。

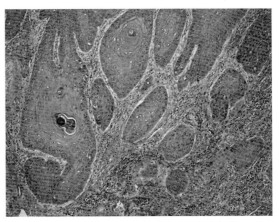

图2-2-23 鳞状细胞巢侵袭性生长，内见角化珠形成（100×）

【随访】 患者手术后恢复良好，术后半年复查，肿瘤无复发，局部无破溃流脓。

诊疗要点

Philipsen于1956年首次对OKC进行描述，属好发于下颌骨内的牙源性良性病变，有丝分裂活性高于其他牙源性囊肿，曾被世界卫生组织归类于始基囊肿。由于其组织学特性以及临床侵袭性，加上当时许多病例与第3版WHO头颈部肿瘤分类中肿瘤抑制基因［也称为蛋白补丁同源基因（PTCH）］的突变或失活有关，故被归类于牙源性肿瘤组并命名为牙源性角化囊性瘤（KCOT）。在2017年1月最新（第4版）WHO头颈部肿瘤分类中，因为没有足够的证据支持其肿瘤起源，OKC被重新归类为牙源性囊肿类别。

■ **临床表现** OKC生长缓慢，一般无自觉症状，常沿颌骨长轴生长，有时可呈颊舌向生长引起面部畸形，有的可继发感染出现皮肤或黏膜破溃，出现疼痛、麻木或组织肿胀等症状，后期囊肿过大可出现扪诊羊皮纸样脆裂声并可能发生病理性骨折。

■ **病理学特点** OKC组织病理学上有特征性的较薄复层鳞状上皮衬里，由5～10层细胞层组成，厚度均匀一致，无上皮钉突；基底细胞层界限清晰，呈立方状或柱状，细胞核着色深呈栅栏状排列；棘层较薄，细胞呈胞内水肿样；角化层常为不全角化，有时不同部位层不同角化；纤维囊壁较薄，一般无炎症浸润，囊壁内可见上皮岛，其内含微小子囊。

■ **影像学特点** OKC的影像学特征是边界清晰的单房性或多房性放射状暗影，周围骨白线，可见牙根移位，邻牙牙根吸收少见。OKC的诊断需要根据病史及临床表现，结合放射学和组织病理学检查进行诊断，应注意与含牙囊肿、根端囊肿等其他牙源性囊肿以及成釉细胞瘤等进行鉴别诊断。

■ **治疗** 需要根据囊肿的大小、周围骨质状况、有无继发感染以及邻近组织结构等来选择合适的治疗方法。主要的治疗有刮除术、袋形术或开窗减压术以及骨切除术等，近年来开始广泛应用的袋形术或开窗减压术是创伤较小的治疗术式。病变小者首选刮除术,病变较大者可考虑一期开窗减压,择期行刮除术。OKC的复发率范围广,可达0～62%左右,大多数复发发生于术后5年内,故应仔细完整切除囊肿并定期随访检查。

参考文献

[1] Borghesi A, Nardi C, Giannitto C, et al. Odontogenic keratocyst:imaging features of a benign lesion with an aggressive behaviour[J]. Insights into Imaging, 2018, 9(5):883-897.

[2] Aragaki T, Michi Y, Katsube K, et al. Comprehensive keratin profiling reveals different histopathogenesis of keratocystic odontogenic tumor and orthokeratinized odontogenic cyst[J]. Human pathology, 2010, 41(12):1718-1725.

[3] Antonoglou G, Sándor G, Koidou V, et al. Non-syndromic and syndromic keratocystic odontogenic tumors:systematic review and meta-analysis of recurrences[J]. Journal of Cranio-maxillo-facial Surgery:Official Publication of the European Association for Cranio-Maxillo-Facial Surgery, 2014, 42(7):e364-371.

[4] Kinard B, Hansen G, Newman M, et al. How well do we manage the odontogenic keratocyst? A multicenter study[J]. Oral Surgery, Oral medicine, Oral Pathology and Oral Radiology, 2019, 127(4):282-288.

[5] Bilodeau E, Collins B. Odontogenic cysts and neoplasms[J]. Surgical Pathology Clinics, 2017, 10(1):177-222.

[6] Rajendra Santosh A. Odontogenic cysts[J]. Dental Clinics of North America, 2020, 64(1):105-119.

[7] 赵熠, 刘冰. 颌骨牙源性囊肿袋形术/减压术引流装置的设计与临床应用[J]. 中国实用口腔科杂志, 2020, 13(10):577-581.

第三节　腺牙源性囊肿
Glandular Odontogenic Cyst

　　腺牙源性囊肿(glandular odontogenic cyst, GOC)是一种比较罕见的牙源性囊肿,多累及下颌骨,可表现为生长缓慢、无痛、透光的囊性占位。影像学通常表现为单房性或多房性放射状透亮影,可有侵袭性。腺牙源性囊肿的发病年龄较为分散,无好发性别,平均发病年龄为50岁,复发率约为30%。

病例22

　　患者,男性,37岁。拍片发现左下颌骨低密度影占位半个月。

　　【现病史】 患者半个月前于外院补牙时拍片,发现左下颌骨低密度影占位,内有牙样影一枚,无明显疼痛不适。

　　【专科检查】 患者颜面部基本对称,张口度及张口型正常。口内恒牙列,上颌7-7,其中25残根,下颌7-7,其中46残根,牙龈及黏膜未见明显红肿,左下颌磨牙后区未触及明显异常。

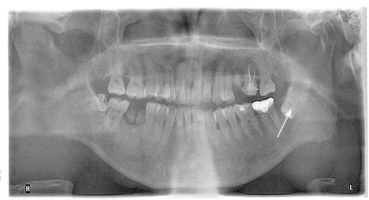

图2-3-1 左下颌骨见密度减低区，边界模糊，骨皮质连续，未见明显骨膜反应

【辅助检查】

曲面体层片：左下颌骨见密度减低区，边界模糊，骨皮质连续，未见明显骨膜反应（图2-3-1）。

【初步诊断】 ① 左下颌骨含牙囊肿；② 38、48阻生齿；③ 25、46残根。

【治疗】 全麻下行"左下颌骨囊肿刮除术+38、48、25、46牙拔除术"：37远中作切口，翻瓣，暴露肿物，呈囊性，囊壁包绕38牙冠，38水平阻生，经少量去骨，拔除38，并完整剥离囊壁，送病理活检。同法拔除48；拔除25、46残根；充分止血，冲洗，缝合关创。

【病理检查】 送检为一囊壁样组织，1.5 cm×1 cm×0.7 cm，灰黄色。镜下见纤维囊壁样组织，内衬复层鳞状上皮及纤毛柱状上皮，衬里上皮厚薄不均，上皮钉突不明显。表层细胞为立方细胞或柱状细胞，表面不平坦，呈乳头状。衬里上皮局部斑片状增厚，见腺管样结构，含少量黏液细胞。纤维囊壁组织内见增生的牙源性上皮团，少量炎症细胞浸润（图2-3-2）。

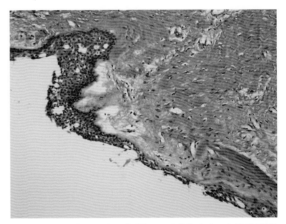

图2-3-2 衬里上皮局部增厚，形成上皮斑，内见腺管样结构，上皮钉突不明显（200x）

【病理诊断】 "左下颌骨"腺牙源性囊肿，ICD编码：K09.203。

【随访】 术区恢复良好，术后3个月复查，术区无明显异常。

诊疗要点

GOC在1987年，由Paday Achee和van Wy最早将腺源性牙源性囊肿描述为"涎源性牙源性囊肿"，后来Gardner等将其重新命名为"腺性牙源性囊肿（GOC）"，这一命名被世界卫生组织接受并沿用至今。腺牙源性囊肿是一种比较罕见的牙源性囊肿，具有高复发性及潜在的侵袭性,其高复发性与子囊及微囊以及治疗方法相关。

■ **临床特点**　病变位于颌骨内,好发于下颌骨前部,发病无明显性别差异,多表现为生长缓慢的无痛性肿块,少数伴有疼痛、感觉异常等症状。无特征性影像学表现,多为单房或多房透射影,有时可见骨质破坏。组织病理学表现与颌骨其他囊肿不同,其内衬为厚度不一的复层鳞状上皮,与深层结缔组织呈一扁平界面,结缔组织中无炎性浸润,并以嗜酸性立方细胞组成上皮浅层及上皮内存在黏液胺阳性物质池为特征。

■ **诊断**　GOC的发病率低,且临床和X线表现无明显的特征性,故最终诊断依赖于组织学检查。Fowler等人认为当病检镜下观符合以下10条特征中7条或以上者,有助于其诊断:嗜酸性“鞋钉”细胞、大汗腺化生、上皮内微囊肿、上皮衬里厚度可变、基底层透明细胞、乳头突起、纤毛、多个囊性间隔、上皮斑块样增厚和黏液细胞。根据其临床和影像学的表现,GOC应注意与成釉细胞瘤、牙源性黏液瘤、中央型巨细胞肉芽肿、牙源性角化囊肿及动脉瘤性骨囊肿、转移性颌骨肿瘤等鉴别诊断。GOC的组织病理学特点与其他牙源性囊肿如牙旁囊肿、含牙囊肿等,和中央性黏液表皮样癌的组织病理学特征有一定相似性,临床上容易误诊。关于有多少组织病理学特征才能诊断腺牙源性囊肿尚无共识。为了帮助诊断,明确的标准定义以及寻找支持诊断的特定标记物是必要的。

■ **治疗**　目前临床上GOC的主要治疗方式包括摘除、Carnoy液化学烧灼、边缘或节段性切除等,对于患者的随访观察至少3年。GOC是一种罕见的牙源性囊肿,临床表现侵袭性强,复发率高,临床表现无典型特异性,容易误诊,故在临床工作中精确的组织病理学检查评估对于最终诊断以及长期随访以排除复发是必要的。

参考文献

[1] Jones A, Craig G, Franklin C. Range and demographics of odontogenic cysts diagnosed in a UK population over a 30-year period[J]. Journal of Oral Pathology & Medicine: Official Publication of the International Association of Oral Pathologists and the American Academy of Oral Pathology, 2006, 35(8): 500-507.

[2] Fowler C, Brannon R, Kessler H, et al. Glandular odontogenic cyst: analysis of 46 cases with special emphasis on microscopic criteria for diagnosis[J]. Head and Neck Pathology, 2011, 5(4): 364-375.

[3] Kaplan I, Anavi Y, Hirshberg A. Glandular odontogenic cyst: a challenge in diagnosis and treatment[J]. Oral Diseases, 2008, 14(7): 575-581.

[4] Padayachee A, Van Wyk C. Two cystic lesions with features of both the botryoid odontogenic cyst and the central mucoepidermoid tumour: sialo-odontogenic cyst?[J]. Journal of Oral Pathology, 1987, 16(10): 499-504.

[5] Gardner D, Kessler H, Morency R, et al. The glandular odontogenic cyst: an apparent entity[J]. Journal of Oral Pathology, 1988, 17(8): 359-366.

[6] Chrcanovic B, Gomez R. Glandular odontogenic cyst: An updated analysis of 169 cases reported in the literature[J]. Oral Diseases, 2018, 24(5): 717-724.

[7] Martins-Chaves R, Granucci M, Gomez R, et al. Glandular odontogenic cyst-A case series[J]. Journal of Oral and Maxillofacial Surgery: Official Journal of the American Association of Oral and Maxillofacial Surgeons, 2020.

［8］ Poudel P, Srii R, Chaurasia N, et al. Glandular odontogenic cyst-Report of a rare case[J]. Clinical Case Reports, 2020, 8(2): 351-354.

第四节 牙源性钙化囊肿
Calcifying Odontogenic Cyst

牙源性钙化囊肿（calcifying odontogenic cyst, COC）是一种牙源性良性病损,在1962年由Gorlin将其作为一种独立的颌骨囊肿首次提出,发生率在总的牙源性囊肿和肿瘤中所占比例不到2%,关于其组织来源尚存争议:缩余釉上皮、牙板上皮剩余等。在以往的WHO分类中,曾将其命名为"牙源性钙化囊性瘤",WHO在2017年的头颈实体瘤新分类中将其恢复原名为牙源性钙化囊肿。患者年龄高峰为10～19岁,无明显的性别差异。好发部位为上颌前磨牙区,大多发生于骨内,偶可见于骨外的软组织内,主要见于承牙区域的软组织内。最常见的临床症状是渐进性、无痛性、面部不对称肿胀,可表现为舌隆起,牙齿移位、牙根吸收、皮质骨吸收,影像学表现为边界清楚的单房性放射透光影,偶可呈多房表现,囊壁包绕阻生尖牙、磨牙的牙颈部的病例也偶有报道。典型的组织学表现为:类似成釉细胞瘤的上皮结构和影细胞构成的上皮衬里(有钙化倾向)。可伴随其他牙源性肿瘤,如:成釉细胞瘤、成釉细胞纤维瘤、牙源性腺样瘤、牙源性角化囊肿,最常见的是牙瘤。大部分病变为囊性改变,部分病例表现为实性病损,少数病例有恶变倾向。目前COC尚无明确的治疗指南,治疗首选囊肿摘除术联合刮治术。术后较少复发,外周型未见复发报道。

病例23

患者,女性,8岁。发现左下颌骨无痛性肿物5天。

【现病史】 患者5天前于医院拍摄副鼻窦CT,发现左下颌骨有一囊性低密度影,后拍摄颌面部CBCT,可见左下颌有一囊性病变,与磨牙邻近,自诉无特殊疼痛、下唇麻木等明显不适症状,未予处置。

【专科检查】 颌面部左右不对称,左下颌隆起,可触及轻度骨质膨隆,直径约2 cm,皮肤感觉正常,无自觉疼痛及麻木。张口度及张口型正常,口内混合牙列,75远中颊侧骨质轻度膨隆,黏膜完整,无明显异常红肿渗出,按压无疼痛。颈部柔软,未触及肿大淋巴结。

【辅助检查】

颌骨CBCT:36根方颊侧下颌骨内可见约1.5 cm×1.0 cm×1.7 cm大小囊性骨质密度减低区,边界清晰但无骨白线,颊向稍膨隆;84残根,44牙囊欠连续,余未见明显异常。

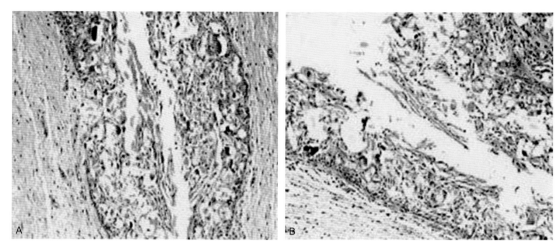

图2-4-1 镜下可见纤维囊壁样组织衬牙源性复层上皮,上皮内可见圆形钙化物和影细胞团

【初步诊断】 左侧下颌骨囊性病变。

【治疗】 全麻下行"左下颌骨囊性病变刮治术+牙拔除术":沿左下颌龈缘设计切口,切开,翻瓣。拔除75,见病变位于75、36根方,呈囊性,完整刮除囊壁。送术中冰冻病理。提示:"左下颌骨"病变符合牙源性钙化囊肿。冲洗术创,止血,缝合关闭创口。

【病理检查】 送检物为磨牙一枚,根部附着囊性肿物,囊壁较厚。镜下可见纤维囊壁样组织衬牙源性复层上皮,上皮内可见圆形钙化物和影细胞团(图2-4-1)。

【病理诊断】 "左下颌骨"牙源性钙化囊肿,ICD-O编码:9301/0。

诊疗要点

COC自1962年由Gorlin首次报道以来,其生物学行为一直是个备受争议的话题,究其原因是其本质并未得到人们清晰的认识与理解,病因学方面认识的不足可能会影响临床医生对COC的诊断与合理治疗。关于其发病机制,有学者猜想可能与Wnt/β-catenin信号通路的下调有关。β-catenin/TGF介导的转录在人类癌症发生过程中发挥了重要作用,也可能参与了COC的发生。

根据WHO关于牙源性肿瘤的最新分类,COC曾经被称为牙源性钙化囊性瘤,又重新被归为牙源性囊肿一类。虽然COC属于良性病损,但由于其高发人群多为青年,诊治的延迟可导致大的颌骨缺损,影响面部美观,少数病例具有恶变倾向,表现为快速生长,可导致皮质骨吸收。因此,临床医生对其的正确认识将有利于早期诊断、早期治疗。

■ 诊断 COC表现为缓慢生长的无痛性面部肿胀,常造成面部不对称,在此之前并无明显自觉症状,故难以实现早期诊断、及早治疗。临床上具有诊断意义的检查主要是X线片,最常见的影像学表现为:边界清楚的单房性(偶见多房性)放射透光影,极少部分呈现不透光影像，还可见混合影像。有关于CBCT检查的报道，显示右侧下颌智齿阻生，下牙槽神经周围有钙化小点。病变大体观表现：囊腔内可见软组织及矿化的白色结构。HE染色可见：囊壁由厚度不等的柱状基底层细胞组成，上覆星网状细胞和钙化的影细胞。与牙瘤伴发的COC囊内可见牙本质、髓腔样结构、牙骨质和牙周膜；与成釉细胞瘤伴发的病例可见典型的细胞增殖样表现。

■ **鉴别诊断**

由其临床及病理学表现，需与以下疾病相鉴别：

（1）牙囊：包绕在阻生齿冠周的囊性组织。有学者指出，所有的阻生齿均应拔除，不论有无疾病症状，且冠周的牙囊应常规做组织病理学检查。作者报道了两个病例，影像学检查示：左侧下颌阻生智齿的冠周有厚度不及2.5 mm的放射透光影像。组织病理学检查提示：上皮内有典型的影细胞存在，与COC表现一致。另有学者提出，冠周组织厚度与阻生齿近远中宽度比值不能作为诊断标准，应检测Bcl-2和Ki-67对正常组织与增殖细胞进行鉴别。

（2）牙源性角化囊肿（OKC）：① X线片上：如COC类似，OKC多表现为单房影像，也可为多房表现，边界清，外形可不规则，好发于下颌第三磨牙区和下颌支，生长缓慢，初期无自觉症状；② 组织学表现：OKC囊壁被覆薄的纤维被膜，上皮内层有不角质化的波纹表面和栅栏内的圆柱细胞基底层，有学者提出，个别病例中，COC可表现为不全角化的囊壁上皮，成为OKC型COC。③ 鉴别要点：OKC大多发生于下颌角和下颌支，沿颌骨长轴发展，多发型属于伴发基底细胞痣综合征。

（3）成釉细胞瘤（AM）：① 组织学上：部分COC病例的囊壁上皮组成为柱状的基地细胞和成釉细胞样上皮细胞，类似成釉细胞瘤表现。但成釉细胞瘤的临床特点为好发于下颌骨，以下颌体和下颌角最常见，大多为实性病变。② AM的典型影像学表现为：早期病变呈蜂房状，以后形成多房性囊肿样阴影，单房比较少，成釉细胞瘤因为多房性及有一定程度的局部浸润性，故周围囊壁边缘常不整齐，呈半月形切迹，囊内的根尖可呈锯齿状吸收。根据成釉细胞瘤典型的临床特点可与COC进行鉴别。

■ **治疗**　关于COC的治疗方法，目前尚无国际统一标准，传统的治疗方法分两阶段：减压术＋囊肿完全摘除术。这种方法可以有效地促进病灶体积的缩小，骨质修复，而且，应用此种方法可以有效地降低复发率和治疗费用，由于二次手术前病灶体积有所缩小，故一般不需要进行修复重建，综合效果良好，5～10年术后随访未见复发报道。但也有学者指出，对于确诊的COC患者，以最佳预后为目的，应采用的标准治疗策略是：囊肿摘除术联合刮治术，并进行长期的术后随访。近来，Castro-Núñez引进了一种新的治疗策略：ADDS（active decompression and distraction sugosteogenesis），即应用一种新的设备Evacuator，一种吸尘器样的装置，提供负压，来诱导成骨，观察结果显示：应用ADDS可以实现在术后11天就可使病损体积缩小到50%，病损区上皮的重新排列、实现病灶区的加速成骨。然而，在病例报道中作者提到，ADDS术后，上皮内有慢性炎症细胞浸润，但确切机制未知。

综上所述，牙源性钙化囊肿主要诊断方法依赖于X线片，常规治疗方法是减压术＋囊肿摘除术，总体效果良好，术后复发罕见，但关于其发病机制的研究还需要学者们的共同努力，以实现对于COC的透彻的认识，做到早期诊断、早期治疗。

参考文献

[1] Mahdavi N, Kardooni Khoozestani N, Hasheminasab M, et al. Hybrid odontogenic tumor of calcifying odontogenic cyst and ameloblastic fibroma：a case report and review of literature[J]. Journal of Dentistry (Shiraz, Iran), 2020, 21(2)：153−157.

[2] Sarode G, Sarode S, Prajapati G, et al. Calcifying cystic odontogenic tumor in radiologically normal dental follicular space of mandibular third molars：report of two cases[J]. Clinics and Practice, 2017, 7(1)：933.

[3] Irani S, Foroughi F. Histologic variants of calcifying odontogenic cyst: a study of 52 cases[J]. The Journal of Contemporary Dental Practice, 2017, 18(8)：688−694.

[4] Speight P, Takata T. New tumour entities in the 4th edition of the World Health Organization Classification of Head and Neck tumours：odontogenic and maxillofacial bone tumours[J]. Virchows Archiv：An International Journal of Pathology, 2018, 472(3)：331−339.

[5] Uzun T, Çinpolat E. Calcifying odontogenic cyst associated with the impacted third molar: a case report[J]. The Pan African Medical Journal, 2019, 33：151.

[6] Costa L, Neto J, de-Assis E, et al. Peripheral calcifying odontogenic cyst: a rare case report[J]. Journal of Clinical and Experimental Dentistry. 2018, 10(11)：e1140−e1144.

[7] Santos H, de Morais E, Moreira D, et al. Calcifying odontogenic cyst with extensive areas of dentinoid: uncommon case report and update of main findings[J]. Case Reports in Pathology, 2018, 2018：8323215.

[8] Ide F, Muramatsu T, Miyazaki Y, et al. Calcifying odontogenic cyst showing a varied epithelial lining: an additional case with implications for the divergent differentiation capacity of the cyst epithelium[J]. Head and Neck Pathology, 2019, 13(2)：251−254.

[9] de Moraes A, Soares H, Viana Pinheiro J, et al. Marsupialization before enucleation as a treatment strategy for a large calcifying odontogenic cyst: case report[J]. International Journal of Surgery Case Reports, 2020, 67：239−244.

[10] Ahn S, Kim S, Kim S, et al. Beta-catenin gene alterations in a variety of so-called calcifying odontogenic cysts[J]. APMIS：Acta Pathologica, Microbiologica, et Immunologica Scandinavica, 2008, 116(3)：206−211.

[11] Sekine S, Sato S, Takata T, et al. Beta-catenin mutations are frequent in calcifying odontogenic cysts, but rare in ameloblastomas[J]. The American Journal of Pathology, 2003, 163(5)：1707−1712.

[12] Polakis P. Wnt signaling in cancer[J]. Cold Spring Harbor Perspectives in Biology, 2012, 4(5).

[13] Basile J, Klene C and Lin Y. Calcifying odontogenic cyst with odontogenic keratocyst: a case report and review of the literature[J]. Oral Surgery, Oral Medicine, Oral Pathology, Oral Radiology, and Endodontics, 2010, 109(4)：e40−45.

[14] Haghanifar S, Moudi E, Seyedmajidi M, et al. Can the follicle-crown ratio of the impacted third molars be a reliable indicator of pathologic problem?[J]. Journal of Dentistry (Shiraz, Iran), 2014, 15(4)：187−191.

[15] Jiang W, Yang G, Chen F, et al. Disruption of Smad4 in odontoblasts and dental epithelial cells influences the phenotype of multiple keratocystic odontogenic tumors[J]. Biochemical and Biophysical Research Communications, 2015, 463(3)：280−284.

[16] Bilodeau E, Collins B. Odontogenic cysts and neoplasms[J]. Surgical Pathology Clinics, 2017, 10(1)：177−222.

[17] Moreno-Rodríguez P, Guerrero L, Gómez-Delgado A, et al. Active decompression and distraction sugosteogenesis for the treatment of calcifying odontogenic cyst[J]. Oral and Maxillofacial Surgery, 2021, 25(1): 89-97.

[18] 张志愿,俞光岩.口腔颌面外科学[M].北京：人民卫生出版社,2012.6.

第五节 正角化牙源性囊肿
Orthokeratinized Odontogenic Cyst

正角化牙源性囊肿（orthokeratinized odontogenic cyst，OOC）是一种相对罕见的牙源性发育性囊肿,在所有的牙源性囊肿中约占1%。好发于下颌骨后部,有文献报道,OOC主要发病人群是21～40岁的白人。男性多发,男女发病率之比为（2～2.59）∶1。影像学上通常表现为孤立的、境界清楚的单房透射影,约一半的病例表现出与未萌牙相邻。组织学表现为囊壁完全或大部分由正角化复层鳞状上皮组成,伴有明显的颗粒细胞层。未见有OOC与痣样基底细胞癌综合征相关的报道。虽然OOC与牙源性角化囊肿（OKC）在临床和影像学表现上有很大的相似性,但组织学特点与生物学行为的不同可将两者区分。文献报道,OCC复发率不到2%。但术后仍需进行密切随访。

病例24

患者,女性,36岁。上颌骨囊肿刮治术后6年,发现复发4年。

【现病史】 患者6年前行"上颌骨前牙区囊肿刮治",术后恢复可,病理诊断不详。4年前至医院复查,提示局部复发可能,建议手术,患者要求观察,近1年来,自觉病变区域肿痛感明显。门诊行CT检查提示：上颌骨术后,囊性占位。

【专科检查】 双侧颌面部基本对称,张口度及张口型正常。口内恒牙列,13～23缺失,对应区域颊侧牙根位置可及明显骨质膨隆,向上累及鼻底部,局部骨质连续性中断,腭侧未及明显膨隆,黏膜完整,无明显溢脓渗出。

【辅助检查】

（1）曲面体层片：上颌骨前牙区密度减低区,形态不规则,边界尚清,骨皮质欠连续,未见明显骨膜反应（图2-5-1 A）。

（2）颌面部CT平扫：上颌骨术后,上颌骨中部见类圆形骨质破坏区,范围约1.8 cm×1.3 cm,C-为23 Hu,周围软组织未见明显异常（图2-5-1 B,C）。

【初步诊断】 上颌骨囊肿术后复发。

【治疗】 全麻下行"上颌骨囊肿摘除"：于13～23近中切开牙龈,翻瓣,暴露骨面,可见

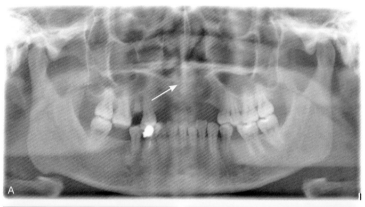

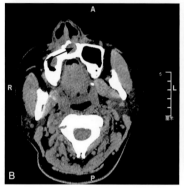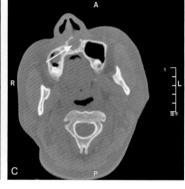

图2-5-1 A.上颌骨前牙区密度减低区,形态不规则,边界尚清,骨皮质欠连续,未见明显骨膜反应。B,C.上颌骨前牙区见一囊样低密度灶,呈膨胀性改变,形态规则,边界尚清,骨皮质欠连续,未见明显骨膜反应及软组织肿块(术前)

囊肿突出于骨面之外,局部骨质缺失,咬除局部骨质,完整刮除肿物,切开见其内充满角化物质,送冰冻提示:"上颌骨"良性囊性病变,内衬角化复层鳞状上皮,考虑为正角化牙源性囊肿或牙源性角化囊肿,具体待石蜡病理。冲洗术创,止血,留置碘仿纱条,牙龈对位缝合。

【病理检查】 送检为一囊肿样组织,2.7 cm×1.9 cm×0.5 cm,内容物呈豆渣样,灰白色。镜下见增生的纤维囊壁样组织,上衬复层鳞状上皮。衬里上皮较薄,表层正角化,呈葱皮样,上皮内见颗粒层,上皮与结缔组织交界处平坦,基底层细胞无极性倒置、栅栏状排列特点。囊腔内为大量环层状角化物。囊壁组织内无炎症细胞浸润(图2-5-2 A)。

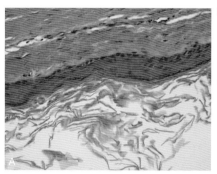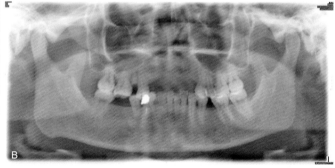

图2-5-2 A.衬里上皮为过度正角化的复层鳞状上皮,颗粒层明显,基底层细胞无极性倒置、栅栏状排列特点,上皮与结缔组织交界处平坦,无上皮钉(400x)。B.上颌前牙区术后改变,骨密度增加

【病理诊断】 "上颌骨"正角化牙源性囊肿,ICD编码:K09.005。

【随访】 患者手术后恢复良好,术后半年复查,囊肿无复发(图2-5-2 B)。

诊疗要点

OOC在1927年作为皮样囊肿由Schultz首次提出,1981年被作为OKC的变异类型加以描述,在2017年的第四版头颈肿瘤新分类中才被WHO第一次纳入,其分类及命名的多样性反映了其发病机制尚不明确。

■ **发病机制** 自OOC进入人们的视野以来,学者们从未停止对其发病机制探索的脚步,汇总现行的研究成果如下:

(1)OOC衬里上皮细胞的增殖潜能和自我更新能力不及OKC,且两者在纤维囊壁的纤维成分上存在很大差异,这可能是两者生物学行为不同的原因。

(2)PTCH是一个肿瘤抑制基因,与SHH信号通路紧密相关,后者在胚胎发育过程中发挥至关重要的作用。在以往的研究中,PTCH的杂合性缺失(LOH)在牙源性囊肿和肿瘤中频繁发生,如牙源性钙化囊肿、牙源性角化囊肿、成釉细胞瘤、含牙囊肿、根尖周囊肿。

(3)OOC中偶见BRAFV600E突变。

(4)P73和TRAIL表达下调。

■ **诊断** OOC多发生于下颌骨体部,但有文献报道,OOC发生于一41岁男性下颌骨髁突,鉴于其临床症状,最初的诊断是颞下颌关节紊乱综合征(TMD),但影像学检查发现髁突头部右侧骨质溶解,对病变实行髁突摘除术后,标本组织学检查提示OOC。影像学表现通常为孤立性、单房的放射透光影,边界清楚,偶可见多发。有文献报道,OOC与阻生牙相伴发生。典型的组织学表现为洋葱皮样的角化层,角化层下明显的颗粒细胞层,低立方状细胞排列成平直的基底细胞层。

■ **鉴别诊断** OOC主要与OKC鉴别,要点如下:OKC由均一的波纹状的不全角化的上皮衬里组成,OOC的基底层细胞由低立方状细胞排列而成,较平直。在OKC中,Ki-67、Bcl-2、P63高表达,而在OOC中其表达水平较低,这表明其增殖潜能较低,凋亡指数较高。没有证据表明多发性OOC与痣样基底细胞癌综合征相关。此外,还应与含牙囊肿鉴别。

■ **治疗** OOC现行的治疗方法主要是囊肿摘除术+周围骨切除术。治疗策略应根据囊肿大小、感染情况等综合评估选择不同的治疗方法,如囊肿摘除术、囊肿摘除术+刮治术、袋形术+囊肿摘除术、囊肿摘除术+外周骨切除术,术后应长期密切随访,定期进行影像学和临床检查。

参考文献

[1] Jain K, Bodhankar K, Desai R, et al. Absence of BRAFV600E immunohistochemical expression in sporadic

odontogenic keratocyst, syndromic odontogenic keratocyst and orthokeratinized odontogenic cyst[J]. Journal of Oral Pathology & Medicine：Official Publication of the International Association of Oral Pathologists and the American Academy of Oral Pathology, 2020, 49(10)：1061－1067.

［2］ Chien C, Wu Y, Kuo Y, et al. Orthokeratinized odontogenic cyst in the right maxilla[J]. Journal of the Formosan Medical Association, 2019, 118(9)：1375－1377.

［3］ Carvalho C, Aquino A, Nonaka C, et al. Infected orthokeratinized odontogenic cyst：a rare cause of facial cellulitis[J]. Brazilian Dental Journal, 2012, 23(5)：612－616.

［4］ Li T, Kitano M, Chen X, et al. Orthokeratinized odontogenic cyst：a clinicopathological and immunocytochemical study of 15 cases[J]. Histopathology, 1998, 32(3)：242－251.

［5］ Dong Q, Pan S, Sun L, et al. Orthokeratinized odontogenic cyst：a clinicopathologic study of 61 cases[J]. Archives of Pathology & Laboratory Medicine, 2010, 134(2)：271－275.

［6］ Speight P, Takata T. New tumour entities in the 4th edition of the World Health Organization Classification of Head and Neck tumours：odontogenic and maxillofacial bone tumours[J]. Virchows Archiv：An International Journal of Pathology, 2018, 472(3)：331－339.

［7］ Managutti A, Managutti S, Patel H, et al. Orthokeratinized odontogenic cyst (OOC) of condylar head：a rare entity[J]. Journal of Maxillofacial and Oral Surgery, 2016, 15：315－319.

［8］ Crane H, Da Forno P, Kyriakidou E, et al. Multiple orthokeratinized odontogenic cysts：a report of two cases and review of the literature[J]. Head and Neck Pathology, 2020, 14(2)：381－385.

［9］ Diniz M, Galvão C, Macedo P, et al. Evidence of loss of heterozygosity of the PTCH gene in orthokeratinized odontogenic cyst[J]. Journal of Oral Pathology & Medicine：Official Publication of the International Association of Oral Pathologists and the American Academy of Oral Pathology, 2011, 40(3)：277－280.

［10］ Peacock Z, Cox D, Schmidt B. Involvement of PTCH1 mutations in the calcifying epithelial odontogenic tumor[J]. Oral Oncology, 2010, 46(5)：387－392.

［11］ Vered M, Peleg O, Taicher S, et al. The immunoprofile of odontogenic keratocyst (keratocystic odontogenic tumor) that includes expression of PTCH, SMO, GLI－1 and bcl－2 is similar to ameloblastoma but different from odontogenic cysts[J]. Journal of Oral Pathology & Medicine：Official Publication of the International Association of Oral Pathologists and the American Academy of Oral Pathology, 2009, 38(7)：597－604.

［12］ Mascitti M, Santarelli A, Zizzi A, et al. Expression of p73 and TRAIL in odontogenic cysts and tumors[J]. Journal of Oral Science, 2016, 58(4)：459－464.

［13］ Rangiani A, Motahhary P. Evaluation of bax and bcl－2 expression in odontogenic keratocysts and orthokeratinized odontogenic cysts：a comparison of two cysts[J]. Oral Oncology, 2009, 45(7)：e41－e44.

第六节　鼻腭囊肿
Nasopalatine Duct Cyst

　　鼻腭囊肿（nasopalatine duct cyst, NPDC），又称切牙管囊肿，是上颌骨最常见的非牙源性发育性囊肿，起源于鼻腭管上皮残留，这些细胞可能在生命周期中自发激活，也可能最终被各种因素（如感染）的作用所刺激。NPDC大多数病例发生在4～60岁之间，男性略多于女性。大多发生在上颌前牙切孔附近的中线，这些囊肿通常是无症状的，明确诊断应以临床、影像学和组织病理学检查为基础。基本的治疗方法是摘除囊性组织。

病例25

患者，男性，31岁。上颌前牙区肿胀1个月余。

【现病史】 患者1个多月前无明显诱因出现上前牙疼痛，冷刺激痛明显，2天后发现肿胀，疼痛明显好转，伴有前牙松动，否认其他不适，就诊于外院，诊断为囊肿（待查），行抗炎治疗后未见明显好转，现肿胀略有增大。追问病史，患者2年前开始偶发上前牙疼痛，抗炎治疗未有明显好转，后自行缓解，否认肿胀史。

【专科检查】 颌面部左右基本对称，面上、中、下1/3比例协调。可见上唇微隆起，张口度及张口型正常，口内上前牙区13～22可及一隆起肿物，质地软，可及波动感，颊侧以及腭侧均可及膨隆，上前牙未及明显松动，叩痛（-），黏膜无明显破溃、溢脓。颌下及颈部未及明显肿大淋巴结。

【辅助检查】

曲面体层片：硬腭见一囊样密度减低区，形态规则，境界清晰，骨皮质连续，未见骨膜反应（图2-6-1 A）。

【初步诊断】 上颌骨前牙区肿物（囊肿可能）。

【治疗】 全麻下行"上颌骨前牙区囊肿摘除术"：于15～24近中切开牙龈，作梯形组织瓣，暴露骨面，见肿物呈囊性，局部骨质缺失，囊壁凸出骨面之外，去除局部骨质，完整刮除肿

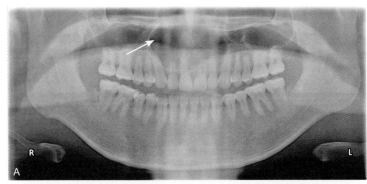

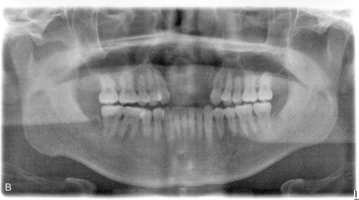

图2-6-1 A.硬腭见一囊样密度减低区，形态规则，境界清晰，骨皮质连续，未见骨膜反应（术前）。B.硬腭术后，部分骨质缺损，内见多发小点状高密度影

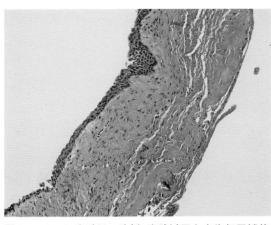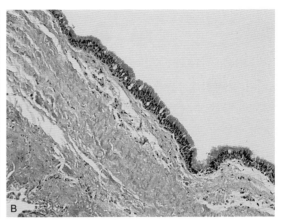

图2-6-2　A.囊肿近口腔侧,囊壁衬里上皮为复层鳞状上皮。囊壁内炎症轻(200x)。B.囊肿近鼻腔侧,囊壁上衬假复层纤毛柱状上皮,含杯状细胞。囊壁内炎症轻(200x)

物。送术中冰冻病理。提示:"上颌骨"病变符合鼻腭囊肿。冲洗术创,止血,留置碘仿纱条,牙龈对位缝合。

【病理检查】 送检为碎囊壁样组织,镜下见纤维性囊壁上衬复层鳞状上皮及纤毛柱状上皮,含杯状细胞,囊壁内少量炎症细胞浸润(图2-6-2)。

【病理诊断】 "上颌骨"结合影像学表现,符合鼻腭囊肿,ICD编码: K09.202。

【随访】 患者手术后恢复良好,术后半年复查,囊肿无复发(图2-6-1 B)。

诊疗要点

鼻腭囊肿(NPDC)于1914年由Meyer首次描述,是最常见的发育性、非肿瘤性、非牙源性口腔囊肿,发病率约1%。它们被认为是从成对的胚胎鼻腭管的残留物发展而来的。它可发生在任何年龄,但多见于30～60岁的患者。其发病通常经历渐进性的退化,然而,残留的上皮细胞可能导致NPDC,或上皮细胞自发增殖,也可以是创伤后的增殖(例如可摘义齿)或是细菌感染,遗传因素也被提出。

■ 诊断　这些囊肿通常是无症状的,在常规X线片上可以发现。最常见的症状是前腭部肿胀、引流和疼痛。很少有大的囊肿会产生"穿透性"波动扩张,累及前腭部和唇部黏膜。如果囊肿靠近表面,肿胀会呈蓝色波动。深层囊肿被正常黏膜覆盖,除非出现溃疡面。由于压迫鼻腭神经,可能会有灼热和麻木感。偶尔会有间歇性液体排出,带有一种咸的味道。牙齿移位罕见。

X线表现为中切牙根部之间呈圆形或卵圆形放射状透亮。由于鼻棘的重叠,可以看到心形的外观。大多数病变都有清晰的硬化边界。

组织学上,NPDC仅有复层鳞状上皮或与假复层柱状上皮(有或无纤毛和/或杯状细胞)、单纯柱状上皮和单纯立方上皮结合。囊壁通常包含神经、动脉和静脉。此外,还可见唾液腺实质和小的软骨岛。经常可以观察到轻到重度炎症反应。

■ **鉴别诊断**　鉴别诊断包括牙源性囊肿(如根侧囊肿、牙源性角化囊肿)、牙源性肿瘤(如成釉细胞瘤、牙源性黏液瘤)、非牙源性肿瘤(如中心性巨瘤、中心性血管瘤)。

■ **治疗**　起源于上颌骨的鳞状细胞癌主要是由于囊肿上皮壁化生或参与牙齿形成的上皮残留物的化生所致,因此上颌骨有NPDC引起鳞状细胞癌的病例。常规的手术方法选择完整摘除囊肿,复发率一般较低。

参考文献

[1] Elliott K, Franzese C, Pitman K. Diagnosis and surgical management of nasopalatine duct cysts[J]. The Laryngoscope, 2004, 114(8): 1336−1340.

[2] Escoda Francolí J, Almendros Marqués N, Berini Aytés L, et al. Nasopalatine duct cyst: report of 22 cases and review of the literature[J]. Medicina Oral, Patologia Oral y Cirugia Bucal, 2008, 13(7): E438−E443.

[3] Gnanasekhar J, Walvekar S, al-Kandari A, et al. Misdiagnosis and mismanagement of a nasopalatine duct cyst and its corrective therapy. a case report[J]. Oral Surgery, Oral Medicine, Oral Pathology, Oral Radiology, and Endodontics, 1995, 80(4): 465−470.

[4] Takagi R, Ohashi Y, Suzuki M. Squamous cell carcinoma in the maxilla probably originating from a nasopalatine duct cyst: report of case[J]. Journal of Oral and Maxillofacial Surgery: Official Journal of the American Association of Oral and Maxillofacial Surgeons, 1996, 54(1): 112−115.

(刘　冰　田　臻　朱　凌)

第三章
炎症性牙源性囊肿
Odontogenic Cysts of Inflammatory Origin

第一节　根尖囊肿
Radicular Cyst

　　根尖囊肿(radicular cyst)是颌骨最常见的囊肿,占所有恒牙期囊肿的7%～54%。大多数根尖囊肿并无明显临床症状,多出于其他原因进行放射检查时被意外发现。根尖囊肿起源于Hertwig上皮根鞘(又称Malassez-ERM上皮细胞)的增生。多有炎症细胞如白细胞和单核细胞的炎症、迁移和浸润,因此提示龋病也许是本病最重要的病因。在乳牙牙髓出现症状性炎症的情况下,尽可能采用牙髓疗法来保存牙齿,最好是直到它被恒牙自然替换为止。这种治疗的并发症可能包括囊肿形成、延迟的乳牙吸收或永久性牙釉质缺损。发育中的囊肿可导致永久牙胚移位、萌出障碍,甚至部分破坏。而发展中的囊肿不易被察觉,并可达到相当大的尺寸。手术的一般方式选择完整的囊壁摘除术。

病例26

　　患者,女性,68岁。右上后牙区肿痛2个月余。

　　【现病史】　患者2个多月前无明显诱因出现右上后牙区肿痛不适,于外院就诊摄X线片发现右上颌骨囊性占位影。

　　【专科检查】　双侧颌面部基本对称,张口度及张口型正常。口内恒牙列,14根管治疗后改变,探(－)叩(＋)松(－),局部未及瘘口,右侧上颌骨未及明显骨膨隆,14根方颊侧轻压痛。双侧颌下颈部未及明显肿大淋巴结。

　　【辅助检查】

　　曲面体层片:右上颌骨可疑密度减低区,边界模糊,骨皮质连续性尚可,未见骨膜反应;上下颌牙槽骨吸收明显,局部骨质吸收超根2/3(图3-1-1)。

　　【初步诊断】　① 右上颌骨根尖囊肿;② 慢性牙周炎。

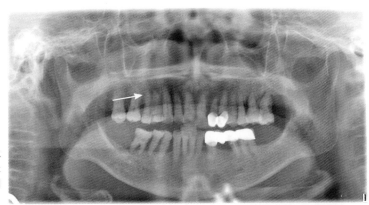

图3-1-1　右上颌骨可疑密度减低区，边界模糊，骨皮质连续性尚可，未见骨膜反应；上下颌牙槽骨吸收明显，局部骨质吸收超根2/3

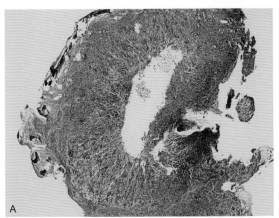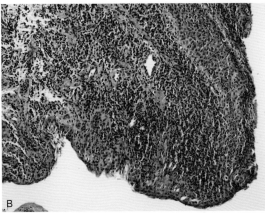

图3-1-2　A.低倍镜下见由炎性肉芽组织围成的囊腔样结构，囊壁较厚，外围纤维组织包绕（40x）。B.囊壁内衬增生的复层鳞状上皮，囊壁内大量淋巴细胞、中性粒细胞、浆细胞浸润，小血管增生，炎症较重（200x）

【治疗】　全麻下行"右上颌骨囊肿摘除术＋牙拔除术"：动力系统磨除14局部骨质，完整摘除14根方囊肿。送术中冰冻。提示："右上颌骨"炎性纤维囊壁样组织，一侧附复层鳞状上皮，组织细胞浸润。彻底止血后、黏膜对位缝合。

【病理检查】　送检为碎组织两块，0.5 cm×0.5 cm×0.5 cm，灰黄色。镜下见肉芽组织增生呈囊壁样，囊壁内大量组织细胞及炎症细胞浸润，囊壁内衬增生的复层鳞状上皮（图3-1-2）。

【病理诊断】　"右上颌骨"根尖囊肿，ICD编码：K04.802。

【随访】　患者手术后恢复良好，术后半年复查无特殊，囊肿无复发。

诊疗要点

根尖囊肿通常与龋齿、无生命力或折断的牙齿有关。一般说来，根尖囊肿的发展是渐进的、无症状的，最终表现为邻近牙齿的移位和错𬌗或骨质破坏。早期诊断此类病理损害，以确保适当的治疗,对于保护颌骨和牙齿的正常生长是极其重要的。根尖囊肿是一种炎症性牙源性囊肿,X线表现为牙根尖部呈圆形或椭圆形单房透射线影,硬化区边缘呈不透射线,在高生长动态的囊肿中可见模糊的硬化灶。根尖囊肿呈圆形或椭圆形,边缘呈硬化性,在高生长动力学状态的囊肿中可见模糊的边缘,呈圆形或椭圆形的单房透影。根尖囊肿的鉴别诊断应包括成釉细胞瘤、牙源性角化囊肿、牙源性纤维瘤、牙源性黏液瘤等。根尖囊肿组织学上,呈层状鳞状上皮衬里。囊壁由致密的纤维结缔组织组成,炎性浸润中含有淋巴细胞、中性粒细胞、浆细胞和组织细胞。虽然根尖囊肿较为常见,但多房型根尖囊肿并不常见,有牙齿结构成分的根尖囊肿也未见报道。它有时也会在乳牙区域发育。乳牙期根尖囊肿的发生率很低（0.5%～3.3%）,这是由于乳牙脱落的自然过程所致。若早期发现病变可以使用偏保守的治疗方法,这对年轻患者至关重要。为此,定期拍摄根尖片,早期诊断该疾病,可以避免对恒牙的不利影响。

参考文献

[1] Mahesh B, P Shastry S, S Murthy P, et al. Role of cone beam computed tomography in evaluation of radicular cyst mimicking dentigerous cyst in a 7-year-old child: a case report and literature review[J]. International Journal of Clinical Pediatric Dentistry, 2017, 10(2): 213-216.

[2] Toomarian L, Moshref M, Mirkarimi M, et al. Radicular cyst associated with a primary first molar: a case report[J]. Journal of Dentistry (Tehran, Iran), 2011, 8(4): 213-217.

[3] Spin-Neto R, Wenzel A. Patient movement and motion artefacts in cone beam computed tomography of the dentomaxillofacial region: a systematic literature review[J]. Oral Surgery, Oral Medicine, Oral Pathology and Oral Radiology, 2016, 121(4): 425-433.

[4] Johnson N, Gannon O, Savage N, et al. Frequency of odontogenic cysts and tumors: a systematic review[J]. Journal of Investigative and Clinical Dentistry, 2014, 5(1): 9-14.

[5] Joshi N, Sujan S, Rachappa M. An unusual case report of bilateral mandibular radicular cysts[J]. Contemporary Clinical Dentistry, 2011, 2(1): 59-62.

第二节　炎症性根侧囊肿
Inflammatory Collateral Cysts

炎性根侧囊肿(inflammatory collateral cysts)是指发生在牙根侧面(通常是下颌磨牙)与炎症反应相关的炎症性牙源性囊肿,比同为炎症性牙源性囊肿的根尖周囊肿少见,有的学者将这类囊肿称为牙旁囊肿、下颌感染囊肿、炎性附壁囊肿及炎性假性囊肿等。

病例27

患者,男性,20岁。拍片发现左下颌骨低密度影占位2周。

【现病史】　患者2周前行牙体治疗时摄曲面体层片发现左侧下颌骨低密度占位影，否认肿痛史，否认出血史，否认外伤史，转诊至我科，行CBCT检查提示：35、36根侧低密度影占位。

【专科检查】　双侧颌面部基本对称，张口度及张口型正常。口内恒牙列，口腔卫生可，46牙体缺损，35、36牙体完整，松动（－），35叩诊不适，36叩（－），牙龈黏膜无明显红肿渗出，未及明显膨隆。

【辅助检查】

（1）曲面体层片：35、36牙根旁囊样低密度灶，类圆形，境界清，骨皮质连续（图3-2-1）。

（2）CBCT：35、36牙根旁见一囊样低密度灶，形态类圆形，境界清，骨皮质连续，未见骨膜反应及软组织肿块（图3-2-2）。

【初步诊断】　左下颌骨囊肿。

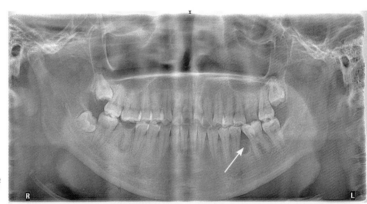

图3-2-1　35、36牙根旁囊样低密度灶，类圆形，境界清，骨皮质连续

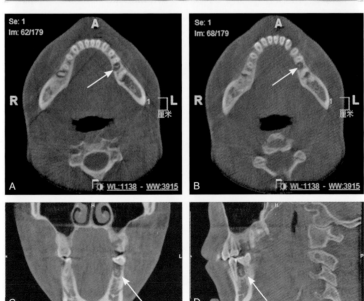

图3-2-2　A，B. CBCT横断位：35、36牙根旁见一囊样低密度灶，形态类圆形，境界清。C. CBCT冠状位：骨皮质变薄，未见骨膜反应及软组织肿块。D. CBCT矢状位：病灶位于牙根尖旁，未见包绕根尖

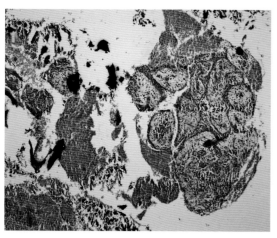

图3-2-3 送检为纤维囊壁样组织,上衬网状增生的复层鳞状上皮,囊壁内炎细胞浸润,见碎骨组织及出血(100x)

【治疗】 局麻下行"左下颌骨囊肿摘除术":结合CBCT,病变累及35牙根远中面,拔除35,完整刮除囊壁,送病理检查。修整牙槽骨,止血,缝合。

【病理检查】 送检为囊壁样碎组织一堆,0.5 cm×0.5 cm×0.5 cm,灰黄色。镜下见炎性纤维组织及碎骨组织,上衬网状增生的复层鳞状上皮,伴出血(图3-2-3)。

【病理诊断】 "左下颌骨"炎症性根侧囊肿,ICD编码:K09.005。

【随访】 患者手术后恢复良好,复查无特殊。

诊疗要点

炎症性根侧囊肿是一种独特的附着性囊肿,于1970年8月首次报道。 Craig在1976年首次提出了"牙旁囊肿"这一术语,用于对与磨牙冠周炎相关的囊肿进行分类。Stoneman和Worth首次描述了一种当时名为下颌感染性颊囊肿或下颌感染性颊骨囊肿的临床和影像学实体。根据世界卫生组织(WHO)的定义,牙旁囊肿是指由于牙周袋中的炎症而发生于牙根侧面颈部附近的囊肿,通常发生于下颌磨牙颊侧。炎性根侧囊肿与根尖周囊肿的显微特征相似,故均被世界卫生组织归类为炎症性囊肿。

炎性根侧囊肿常见的类型为牙旁囊肿,好发于20～40岁,累及下颌第三磨牙的颊侧或远中颊侧;另一型为下颌颊侧根分叉囊肿,好发于20岁前,累及下颌第一或第二磨牙颊侧。炎性根侧囊肿很少影响牙髓活力,多呈无症状发展,多因感染而引起肿胀和疼痛,或者常规检查时偶然发现。影像学上多表现为颊侧根分叉区或牙根旁低密度影,牙周膜间隙多为正常,根侧存在骨膜反应,暗影不同程度地覆盖根管系统,有时可见牙根不同程度的吸收。病理表现不具特异性,与根尖囊肿相似,内衬上皮为增生无角化的复层鳞状上皮。结缔组织壁内可见大量单核细胞和多形核细胞等炎性浸润,有时可见泡沫细胞和含铁血黄素。上皮衬里可与牙周袋上皮连续,也可以附着于根面,形成空腔。由于其临床与病理表现并无特征性,在诊疗过程中我们需要注意与根尖囊肿、牙源性角化囊肿、牙龈囊肿、牙囊和含牙囊肿等进行鉴别诊断,以便采取正确的治疗策略。

参考文献

[1] Silva T, Batista A, Camarini E, et al. Paradental cyst mimicking a radicular cyst on the adjacent tooth: case

report and review of terminology[J]. Journal of Endodontics, 2003, 29(1): 73-76.

[2] Stanback J. The management of bilateral cysts of the mandible[J]. Oral Surgery, Oral Medicine and Oral Pathology, 1970, 30(5): 587-591.

[3] Craig G. The paradental cyst. a specific inflammatory odontogenic cyst[J]. British Dental Journal, 1976, 141(1): 9-14.

[4] Stoneman D, Worth H. The mandibular infected buccal cyst — molar area[J]. Dental Radiography and Photography, 1983, 56(1): 1-14.

[5] Chrcanovic B, Gomez R. Gingival cyst of the adult, lateral periodontal cyst and botryoid odontogenic cyst: An updated systematic review[J]. Oral Diseases, 2019, 25(1): 26-33.

[6] 张永红.根侧囊肿鉴别诊断的临床分析[J].中国医师进修杂志,2007(30): 29.

（刘 冰 田 臻 朱 凌）

第四章
假性囊肿
Pseudocyst

第一节 单纯性骨囊肿
Simple Bone Cyst

单纯性骨囊肿（simple bone cyst, SBC）是无内衬上皮的骨囊肿，由Lucas于1929年首先报道。其有不同的命名，包括外伤性骨囊肿（traumatic bone cyst）、孤立性骨囊肿（solitary bone cyst）、出血性骨囊肿（hemorrhagic bone cyst）、外渗性骨囊肿、特发性骨囊肿（idiopathic bone cyst）、特发性骨腔（idiopathic bone cavity）、渐进性骨腔（progressive bone cavity），命名术语的多样性反映了发病机制的不确定性。SBC好发于长骨，颌骨少见，其发生率约占颌骨囊肿的1%，多发生于青年人，75%的患者在10～20岁之间，男性多见。颌面部好发部位是下颌骨的体部，主要累及双尖牙和磨牙区，上颌骨极为少见。大多数囊肿为单发，也可发生于颌骨双侧。临床上多无症状，常在X线检查时偶然发现，有时可表现颌骨膨胀及疼痛，邻近牙是活髓牙，当侵犯下牙槽神经时，可引起感觉异常。X线表现为境界清楚的单房性透射区，边缘较薄的硬化带。牙根吸收和牙移位少见，病变区牙周膜和硬骨板完整。

病例28

患者，女性，11岁。发现左下颌骨占位1个月余。

【现病史】 患者1个月前于外院检查牙齿，拍片发现左下颌骨低密度影占位，左下颌牙齿无明显疼痛、松动。门诊颌面部CT检查提示：左下颌骨囊肿可能。

【专科检查】 面部外形基本对称。张口度及开口型正常，混合牙列，口腔卫生一般。左下颌牙龈无明显红肿、破溃渗出，未及明显膨隆、压痛。35残根在位，无明显松动、疼痛。36在位，无明显松动，叩痛。

【辅助检查】

（1）曲面体层片：未见35牙胚，35根方囊性暗影，36近中根尖位于囊内，周边可见骨白线（图4-1-1）。

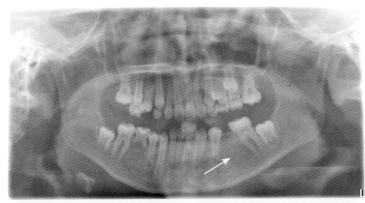

图4-1-1　未见35牙胚,35根方囊性暗影,36近中根尖位于囊内,周边可见骨白线

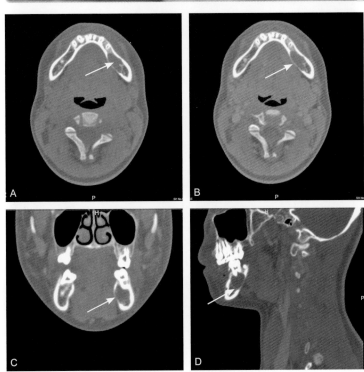

图4-1-2　A. CT平扫横断位:左侧下颌骨体部见一囊样低密度灶,形态尚规则,边界清晰。B. CT增强横断位:未见明显强化。C. CT增强冠状位:骨皮质变薄、骨皮质未见中断。D. CT增强矢状位:左侧下牙槽神经管尚完整

（2）颌面部CT增强:左侧下颌骨体部见一囊样低密度灶,形态尚规则,边界清晰,骨皮质连续,未见明显骨膜反应,周围未见软组织肿块(图4-1-2)。

【初步诊断】　左下颌骨囊肿。

【治疗】　全麻下行"左下颌骨囊肿摘除术+牙拔除术":切开牙龈,翻瓣,去除部分牙槽骨,显露囊肿,完整刮除囊壁,送病理检查。冲洗创面,止血,修整创面,严密缝合。

【病理检查】　送检为长条状组织,0.5 cm×0.2 cm×0.2 cm,灰黄。镜下见长条状骨壁组织,一侧衬薄层纤维结缔组织,血管丰富,无衬里上皮(图4-1-3)。

【病理诊断】　"左下颌骨"单纯性骨囊肿,ICD编码:K09.203。

【随访】　患者手术后恢复良好,术后半年复查无特殊,囊肿无复发。

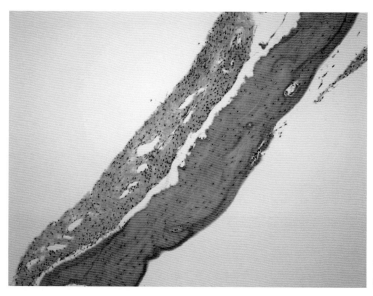

图4-1-3 薄层富于血管的纤维结缔组织,无衬里上皮(100x)

诊疗要点

Lucas和Blum在1929年首次将单纯性骨囊肿(SBC)作为一种孤立性骨囊肿进行报道。但在一定程度上,这是一个用词不当的说法,因为SBC缺乏上皮衬里,因此并非真正的囊肿。

■ **发病机制** SBC的发病机制目前仍不明确。Harnet等总结了3种流行的理论:① 颌骨的异常生长;② 肿瘤变性的过程;③ 创伤-出血理论。最广泛接受的是第三种理论,该理论基于髓内出血的形成,继而产生创伤后血肿。血肿的压力引起静脉阻塞,导致骨髓坏死和由于组织pH下降引起的破骨性骨吸收。该理论适用于颌骨,因为牙齿和牙槽突很容易受到微小的创伤。但也有学者对这种机制提出了质疑,因为在报道的病例中过50%没有外伤史。本文中的病例也无明显的外伤史。Ogasawara等认为咬合创伤可能是SBC的一个影响因素。本文病例不能排除慢性咬合创伤可能对SBC的发病有一定的影响。目前大部分病例被认为具有多因素病因。也有学者认为,SBC会随着年龄的增长而消失,因此在老年人群中发生率较低。SBC一般无明显性别差异,但Cortell-Ballester等报道女性较多见。这可能是因为SBC发病机制与雌激素和黄体酮水平有关。

上颌骨发病率低有以下两种可能解释:① 上颌骨的病变容易被上颌窦的透射影像掩盖;② 与下颌骨相比较,上颌骨的血供较丰富,骨髓的质量较好且数量较多。下颌骨有更多的骨皮质,自我修复速度与上颌骨相比较慢。

■ **影像学特点** 最常使用的检查方法是X线片,但全景片颏部存在伪影,因此有学者建议在高度怀疑单纯性颌骨囊肿发生的情况下行CBCT检查,这样可以避免不必要的下颌骨切除,尤其对于年轻患者。

典型影像表现:单房,边界清楚的透光影像,边缘呈扇形或不规则形,虽然这些表现高度提示SBC,但并不能作为其明确的诊断依据,因为在临床上,很多病例表现并不典型。有病例报道,SBC可表现为多房性,与阻生齿相关,同一个体多次、不同位点发生,可造成内、外皮质骨膨隆。关于SBC引起继发性病理性骨折的病例亦有报道。

细针穿刺检查:无内容物,偶可见液体。形成空腔骨可能与成骨细胞的形成不足有关,无法满足对骨骼矿物质沉积的需求。在正常的重塑过程中,由于在年轻人骨的发展过程中不断变化可能是成骨细胞数量不足,尤其是中年女性。

■ **鉴别诊断**　根据其影像学表现,需与一些具有侵袭行为的颌骨病损进行鉴别,如成釉细胞瘤、牙源性角化囊肿、黏液瘤、中心性巨细胞瘤等。

■ **治疗**　关于SBC的治疗策略,一直备受争议:

(1)单纯行骨壁搔刮术也是单纯性骨囊肿的一种有效的治疗方法。

(2)骨壁刮治术+手术探查,是最常用的治疗方法,手术探查可作为一种诊断策略,同时可引起骨壁出血,来取代骨质,填补空腔,因此,亦可辅助创口愈合和骨改建。不管有无进行刮治术,手术干预可以加速骨形成,促进创口闭塞,甚至对于较大的颌骨病损,术后3～12个月即可实现正常的影像学表现。

(3)其他的一些治疗方法包括类固醇皮质激素注射、自体骨髓注射、自体骨移植、开放刮治术、各种减压术、磷酸钙、硫酸钙和空心螺钉的应用。

充分的骨质刮治术后一般罕见复发,大多数复发发生在术后5个月内,因此,学者建议至少应进行为期3年的术后临床和影像检查,以检测有无复发征象。

参考文献

［1］ Cortell-Ballester I, Figueiredo R, Berini-Aytés L, et al. Traumatic bone cyst: a retrospective study of 21 cases[J]. Medicina Oral, Patologia Oral y Cirugia Bucal, 2009, 14(5): E239-E243.

［2］ Brunet-Llobet L, Lahor-Soler E, Mashala E, et al. Continuous surgical decompression for solitary bone cyst of the jaw in a teenage patient[J]. Case Reports in Dentistry, 2019: 9137507.

［3］ Ahlers E, Setabutr D, Garritano F, et al. Pathologic fracture of the mandible secondary to traumatic bone cyst[J]. Craniomaxillofacial Trauma & Reconstruction, 2013, 6(3): 201-204.

［4］ Harnet J, Lombardi T, Klewansky P, et al. Solitary bone cyst of the jaws: a review of the etiopathogenic hypotheses[J]. Journal of Oral and Maxillofacial Surgery: Official Journal of the American Association of Oral and Maxillofacial Surgeons, 2008, 66(11): 2345-2348.

［5］ Ogasawara T, Kitagawa Y, Ogawa T, et al. Simple bone cyst of the mandibular condyle with severe osteoarthritis: report of a case[J]. Journal of Oral Pathology & Medicine: Official Publication of the International Association of Oral Pathologists and the American Academy of Oral Pathology, 1999, 28(8): 377-380.

［6］ Kim K, Koh K. Recurrent simple bone cyst of the mandibular condyle: a case report[J]. Imaging Science in Dentistry, 2013, 43(1): 49-53.

［7］ Saito Y, Hoshina Y, Nagamine T, et al. Simple bone cyst. a clinical and histopathologic study of fifteen cases[J]. Oral Surgery, Oral Medicine, and Oral Pathology, 1992, 74(4): 487-491.

[8] Kaugars G, Cale A. Traumatic bone cyst[J]. Oral Surgery, Oral Medicine and Oral Pathology, 1987, 63(3)：318-324.

[9] Kahn M. Clinicopathologic correlation quiz：unilocular periapical radiolucencies. traumatic bone cyst[J]. The Journal of the Tennessee Dental Association, 1997, 77(1)：24, 35-26.

[10] An S, Lee J, Benavides E, et al. Multiple simple bone cysts of the jaws：review of the literature and report of three cases[J]. Oral Surgery, Oral Medicine, Oral Pathology and Oral Radiology, 2014, 117(6)：e458-e469.

[11] Xindi J, Gang L, Xinhong W, et al. Simple bone cyst of the jaw：a retrospective study of 11 cases[J]. Hua xi kou qiang yi xue za zhi, 2016, 34(3)：272-276.

[12] de Souza Noronha V, Sette-Dias A, Abdo E, et al. Asynchronous idiopathic bone cavity：a case report[J]. Journal of Cranio-maxillo-facial Surgery：Official Publication of the European Association for Cranio-Maxillo-Facial Surgery, 2012, 40(8)：e328-330.

[13] Forssell K, Forssell H, Happonen R, et al. Simple bone cyst：Review of the literature and analysis of 23 cases[J]. International Journal of Oral and Maxillofacial Surgery, 1988, 17(1)：21-24.

[14] Suomalainen A, Apajalahti S, Kuhlefelt M, et al. Simple bone cyst：a radiological dilemma[J]. Dento Maxillo Facial Radiology, 2009, 38(3)：174-177.

[15] Sabino-Bezerra J, Santos-Silva A, Jorge J, et al. Atypical presentations of simple bone cysts of the mandible：a case series and review of literature[J]. Journal of Cranio-maxillo-facial Surgery：Official Publication of the European Association for Cranio-Maxillo-Facial Surgery, 2013, 41(5)：391-396.

[16] Shirai T, Tsuchiya H, Terauchi R, et al. Treatment of a simple bone cyst using a cannulated hydroxyapatite Pin[J]. Medicine, 2015, 94(25)：e1027.

[17] Saia G, Fusetti S, Emanuelli E, et al. Intraoral endoscopic enucleation of a solitary bone cyst of the mandibular condyle[J]. International Journal of Oral and Maxillofacial Surgery, 2012, 41(3)：317-320.

[18] Lima L, de Freitas Filho S, Barbosa de Paulo L, et al. Simple bone cyst：description of 60 cases seen at a Brazilian School of Dentistry and review of international literature[J]. Medicina Oral, Patologia Oral y Cirugia Bucal, 2020, 25(5)：e616-e625.

[19] Banda N, Nayak U, Vishwanath K, et al. Management of traumatic bone cyst in a 3-year-old child：a rare case report[J]. International Journal of Clinical Pediatric Dentistry, 2012, 5(3)：213-216.

[20] Suei Y, Taguchi A, Tanimoto K. Simple bone cyst of the jaws：evaluation of treatment outcome by review of 132 cases[J]. Journal of Oral and Maxillofacial Surgery：Official Journal of the American Association of Oral and Maxillofacial Surgeons, 2007, 65(5)：918-923.

第二节　动脉瘤样骨囊肿
Aneurysmal Bone Cyst

　　动脉瘤样骨囊肿（aneurysmal bone cyst, ABC）最早由 Van Arsdale 于1893年报道为骨化性血肿。1942年, Jaffe 和 Lichenstein 根据其骨内和可膨胀的性质将其重新命名。ABC是一种良性的局部侵袭性肿瘤, 发生在儿童和成年早期。它通常影响长骨的干骺端, 也可能发生在脊柱或骨盆。患者主诉通常为受影响区域疼痛, 有时还可以观察到病理性骨折。在平片中可以发现溶骨性病变；磁共振成像显示由于血液沉积而形成典型的液平面的囊状结构。ABC的主要治疗方法是硬化疗法。硬化剂如多聚多糖醇或强力霉素可以注射到囊肿中,从而减少囊性病变和进行性硬化症。另一种治疗方法(如果硬化治疗失败或病理性骨折迫在眉睫)是用辅助剂进行病灶内刮除。佐剂可以是过氧化氢、苯酚和聚甲基丙烯酸甲酯填充病变。

病例29

患者,女性,33岁。左下颌肿胀膨隆1个月余。

【现病史】 患者1个多月前无明显诱因出现左侧面部、下颌肿胀膨隆,无明显疼痛、下唇麻木症状,于医院就诊,考虑"智牙冠周炎",行抗感染治疗,无明显好转。曲面体层片示:左下颌骨体部低密度改变。门诊行颌面部CT增强检查,考虑牙源性肿瘤可能。

【专科检查】 面型不对称,左面部、下颌明显膨隆,面颈部皮肤正常,张口度及张口型正常,中线左偏半个牙位,深覆牙合深覆盖,左侧下颌骨35~38牙颊舌侧体部膨隆,37牙松动Ⅲ°,叩诊呈乒乓球样感,触痛(-),黏膜无明显异常红肿渗出,下唇无麻木(图4-2-1 A)。双侧颌下及颈部未及明显肿大淋巴结。

【辅助检查】 曲面体层片:左侧下颌骨体部及下颌角低密度影,边界不清,累及36~38,牙根无明显吸收(图4-2-1 B)。

颌面部CT增强:左下颌骨体及角、升支见骨质膨胀,向颊、舌侧膨出,内见多个骨性分隔,其内见密度不均匀软组织密度影,C-为26,71 Hu,C+为26,154 Hu,呈不均匀强化。病变周壁骨皮质变薄,局部连续性中断,与周围软组织分界清,左下牙槽神经管破坏。颅底结构未见异常。双侧颈部未见明显肿大淋巴结影(图4-2-2)。

【初步诊断】 左下颌骨肿物(成釉细胞瘤可能)。

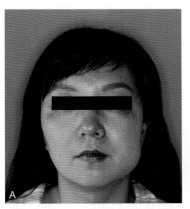 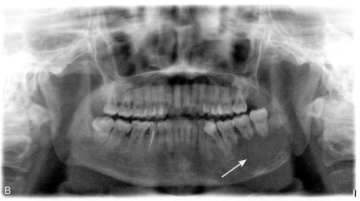

图4-2-1 A.左侧面部、下颌膨隆,皮肤完整,无明显红肿渗出。B.左侧下颌骨体部及下颌角低密度影,边界不清,累及36~38,牙根无明显吸收

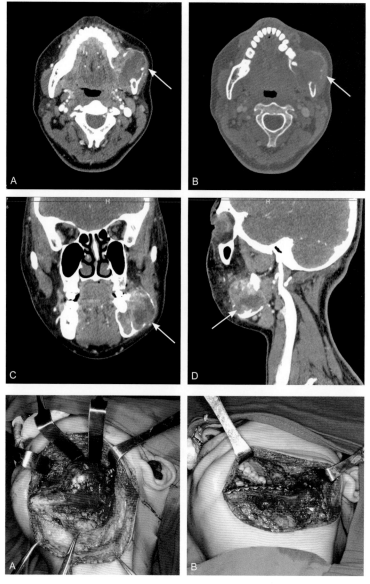

图4-2-2 A.CT增强横断位：左侧下颌骨体部及角部骨质破坏伴软组织肿块，骨质呈膨胀性改变，轻度强化。B.CT增强横断位（骨窗）：骨皮质中段，其内似见骨脊。C.CT增强冠状位：骨皮质变薄，局部连续性中断。D.CT增强矢状位：左下牙槽神经管破坏

图4-2-3 A.显露下颌骨体部及下颌支，局部明显骨质膨隆，淡紫色。B.腓骨重建恢复下颌骨连续性

【治疗】 全麻下行"左下颌骨节段切除术+腓骨肌瓣转移修复术"：沿下颌骨下缘1～2cm设计切口，切开，翻瓣，见下颌骨体部及角部骨质膨隆，淡紫色，于左侧颏孔处至乙状切迹节段切除左侧下颌骨。送检术中冰冻病理提示：左下颌骨动脉瘤样骨囊肿。取左侧腓骨肌瓣，塑形，重建恢复下颌骨连续性及咬合关系，腓动、静脉与面动脉、面静脉吻合。冲洗术创，彻底止血，留置负压引流管，分层缝合，关闭创口（图4-2-3）。

【病理检查】 送检为部分下颌骨组织，6cm×6cm×2cm，上附牙齿4枚，下颌骨体部及升支内见囊腔，范围约4cm×2.5cm×2cm，含少量血液，血块形成，囊壁呈暗红色。镜下见纤维性囊壁组织，无明显衬里上皮，囊壁内见少量残留宿主骨及反应性新骨，局部多核巨细胞浸

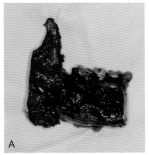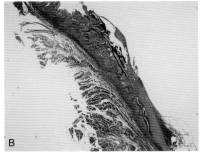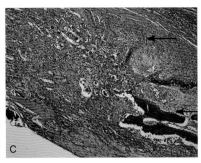

图4-2-4　A.节段切除下颌骨大体观（舌侧面）。B.低倍镜下见纤维囊壁样组织，囊壁内见骨组织及较多出血，外侧为正常肌肉组织（20x）。C.纤维性囊壁内血管丰富，伴出血，多核巨细胞散在浸润，反应性新骨形成（上方箭头所指），并见少量残留宿主骨（下方箭头所指），无明显衬里上皮（100x）

润，伴出血及含铁血黄素沉积（图4-2-4）。

【病理诊断】　"左下颌骨"动脉瘤样骨囊肿，ICD-O编码：9260/0。

【随访】　患者手术后恢复良好，术后半年复查，下颌骨重建外形满意，咬合关系恢复良好。

诊疗要点

ABC是一种良性、溶骨性、生长迅速、膨胀性的骨病变，主要发生在长骨干骺端，如股骨、胫骨和脊柱。最相关的鉴别诊断是毛细血管扩张性骨肉瘤和骨巨细胞瘤。其中超过80%的患者发病年纪在20岁以下。大约70%的ABC病例是原发性的，而30%是继发性的。放射学上，ABC的特征是从单房性放射性透明病变到多房性放射性透明病变的气球状皮质扩张。组织病理学上，ABC以充血间隙为特征，由含有破骨细胞样巨细胞的纤维隔膜隔开。ABC的形成可以归因于局部循环障碍，导致静脉压显著升高和患骨内血管间隙扩大，这种血流动力学障碍可能继发于局部创伤或受影响骨骼中原有病变的存在。一般生长快速且伴有疼痛。1999年在原发性ABC中发现了细胞遗传学异常。还有另外三个报告显示下颌骨巨细胞病变具有USP6基因重排。Mankin等人报道称，解剖部位似乎对局部复发率有一定影响。锁骨和股骨远端复发率分别为50%和46%，其他部位复发率极低或无复发。

参考文献

［1］　Van Arsdale W. II. Ossifying haematoma[J]. Annals of Surgery, 1893, 18(1): 8-17.

［2］　Sayama C, MacDonald J. Aneurysmal bone cyst of the petrous bone: case presentation and review of the literature[J]. Pediatric Neurosurgery, 2010, 46(4): 308-312.

［3］　Tsagozis P, Brosjö O. Current strategies for the treatment of aneurysmal bone cysts[J]. Orthopedic Reviews, 2015, 7(4): 6182.

［4］　Struthers P, Shear M. Aneurysmal bone cyst of the jaws. (I). clinicopathological features[J]. International Journal of Oral Surgery, 1984, 13(2): 85-91.

[5] Motamedi M, Behroozian A, Azizi T, et al. Assessment of 120 maxillofacial aneurysmal bone cysts: a nationwide quest to understand this enigma[J]. Journal of Oral and Maxillofacial Surgery: Official Journal of the American Association of Oral and Maxillofacial Surgeons, 2014, 72(8): 1523-1530.

[6] Motamedi M, Yazdi E. Aneurysmal bone cyst of the jaws: analysis of 11 cases[J]. Journal of Oral and Maxillofacial Surgery: Official Journal of the American Association of Oral and Maxillofacial Surgeons. 1994, 52(5): 471-475.

[7] Cottalorda J, Bourelle S. Modern concepts of primary aneurysmal bone cyst[J]. Archives of Orthopaedic and Trauma Surgery, 2007, 127(2): 105-114.

[8] Dal Cin P, Kozakewich H, Goumnerova L, et al. Variant translocations involving 16q22 and 17p13 in solid variant and extraosseous forms of aneurysmal bone cyst[J]. Genes, Chromosomes & Cancer, 2000, 28(2): 233-234.

[9] Oliveira A, Hsi B, Weremowicz S, et al. USP6 (Tre2) fusion oncogenes in aneurysmal bone cyst[J]. Cancer Research, 2004, 64(6): 1920-1923.

[10] Oliveira A, Perez-Atayde A, Inwards C, et al. USP6 and CDH11 oncogenes identify the neoplastic cell in primary aneurysmal bone cysts and are absent in so-called secondary aneurysmal bone cysts[J]. The American Journal of Pathology, 2004, 165(5): 1773-1780.

[11] Jacomacci W, Veloso Perdigão J, Veltrini V, et al. Associated aneurysmal bone cyst and cemento-osseous dysplasia: a case report and review of the literature[J]. General Dentistry, 2017, 65(1): 28-32.

（刘 冰 田 臻 朱 凌）

第五章
巨细胞病变
Giant Cell Cesions

第一节　巨细胞肉芽肿
Giant Cell Granuloma

巨细胞肉芽肿（giant cell granuloma, GCG）又称巨细胞修复性肉芽肿（giant cell reparation granuloma, GCRG）。GCG的发生率很低，约占骨良性病变的7%。头颈部GCG很少有人报道，1953年，Jaffe首次介绍下颌骨巨细胞肉芽肿，相继有蝶骨、筛骨、颅底、颞骨、眶骨、颅面骨。手脚的小骨和四肢长骨等部位GCG也有个案报道。GCG多发于上颌骨第一磨牙前的部位，各年龄段均可发生，常发生于青少年，平均年龄15岁，男女发病率没有显著性差异，多数有外伤感染史。一般认为GCG是一种少见的非肿瘤性良性病变，是外伤性骨内出血而引起的增生性修复反应，具有局部侵袭性。人们对本病的认识尚不够全面，有待于深入研究。

一、中央型巨细胞肉芽肿

病例30

患者，男性，43岁。左上后牙区不适半年余。

【现病史】　患者半年前因无明显诱因出现全身乏力，于医院就诊，行相关检查后发现左上牙槽骨骨皮质稍膨隆，建议其观察。1个月前行PET/CT检查提示：左上牙槽骨后缘局部稍膨隆，代谢活性增高。门诊行颌面CT增强检查提示：左上颌骨占位。左上牙无明显疼痛症状，上下唇无麻木等症状。

【专科检查】　面部左右基本对称，面上、中、下1/3比例协调，上下颌皮肤完整，颜色正常。张口度及张口型正常，口内恒牙列，左上颌颊舌侧均未触及骨质膨隆，表面黏膜完整，无明显破溃、瘘口，伸舌居中，舌无明显感觉运动障碍。双侧颌下及颈部未及明显异常肿大淋巴结。

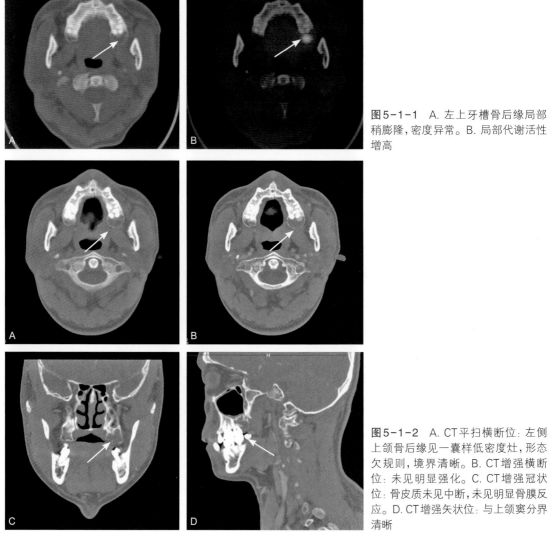

图5-1-1 A.左上牙槽骨后缘局部稍膨隆,密度异常。B.局部代谢活性增高

图5-1-2 A.CT平扫横断位:左侧上颌骨后缘见一囊样低密度灶,形态欠规则,境界清晰。B.CT增强横断位:未见明显强化。C.CT增强冠状位:骨皮质未见中断,未见明显骨膜反应。D.CT增强矢状位:与上颌窦分界清晰

【辅助检查】

(1)PET/CT:左上牙槽骨后缘局部稍膨隆,代谢活性增高(图5-1-1)。

(2)颌面部CT增强:左上颌骨占位,恶性待排,28相应牙槽骨可见骨质破坏,略呈膨胀性改变,大小约17 mm×10 mm,CT−为64 Hu,CT+为107 Hu,骨皮质变薄,未见明显连续中断及骨膜反应,周围软组织未见明显肿胀。颈部未见明显肿大淋巴结影(图5-1-2)。

【初步诊断】 左上颌骨肿物。

【治疗】 全麻下行"左上颌骨病损切除术+复杂牙拔除术":龈缘切口切开,翻瓣,拔除26、27,见27根尖及远中处病变约2.0 cm×2.0 cm范围,取部分病变组织送术中冰冻病理。提示:"左上颌骨肿物"为富于巨细胞性病变,巨细胞肉芽肿首先考虑。扩大切除部分上颌骨,动

力系统修整锐利骨尖、骨缘，充分冲洗创面，严密止血，碘仿纱条打包固定（图5-1-3）。

【病理检查】 送检为碎组织一堆，3 cm×2 cm×1 cm，红褐色，部分质硬。镜下见骨组织破坏，增生的纤维结缔组织背景中见多核巨细胞散在浸润，巨细胞体积较小，分布不均，病变周围纤维组织增生，反应性骨形成，组织细胞浸润，血管较丰富（图5-1-4）。

【病理诊断】 "左上颌骨"中央型巨细胞肉芽肿，ICD编码：K10.100，局部累及骨组织。

【随访】 患者手术后恢复良好，半年后复查无特殊。

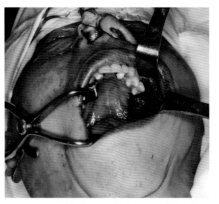

图5-1-3 扩大切除病变，磨头将锐利骨尖、骨缘磨至光滑

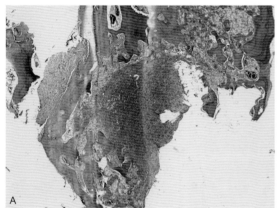
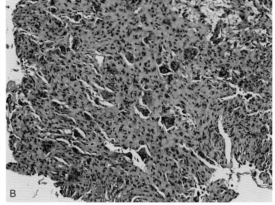

图5-1-4 A.病变累及骨组织，周围纤维组织增生，反应性骨形成（40x）。B.增生的胖梭形细胞内见多核巨细胞浸润，巨细胞大小不一，核数量不等（200x）

病例31

患者，女性，46岁。下颌骨肿物渐大10个月，外院开窗术后4个月。

【现病史】 患者10个月前无意中发现下颌骨前方肿物，于医院就诊，诊断为脓肿，在右下牙龈处切开排脓，同时行抗炎治疗1周，效果不明显，肿物缓慢生长，4个月前行X线片检查，诊断"下颌骨肿物"，行"肿物开窗引流＋活检术"。术后病理示：下颌骨骨巨细胞瘤，术后给予每日冲洗，无明显好转。

【专科检查】 面型基本对称，张口度及张口型正常，下颌骨前份颊舌侧膨隆，范围36～48，肿物质地中等，表面黏膜充血，双侧颌下可及1 cm×1 cm大小淋巴结，质中，界清，可活动（图5-1-5 A）。

【辅助检查】

（1）曲面体层片：下颌骨前部见一囊样密度减低区，形态不规则，境界尚清，骨皮质尚连

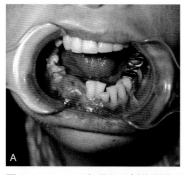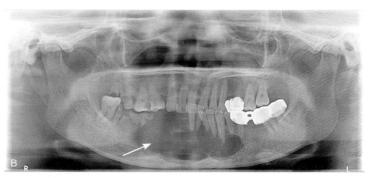

图5-1-5　A.下颌骨颊舌侧均膨隆,范围36～48,肿物质地中等,表面黏膜充血。B.下颌骨见一囊样密度减低区,形态不规则,境界尚清,骨皮质尚连续,未见明显骨膜反应

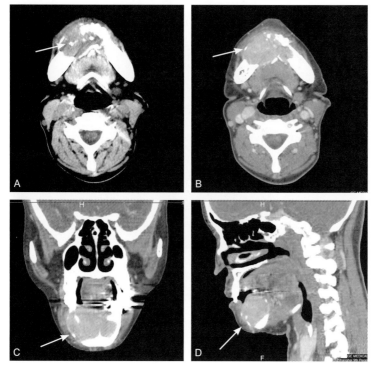

图5-1-6　A. CT平扫横断位:下颌骨颏部骨质破坏伴软组织肿块,骨质呈膨胀性改变,形态不规则,境界不清。B. CT增强横断位:轻度强化。C. CT增强冠状位:骨皮质变薄,局部连续性中断。D. CT增强矢状位:肿块压迫累及周围软组织

续,未见明显骨膜反应(图5-1-5 B)。

　　(2)颌面部CT增强示:下颌骨颏部骨质破坏伴软组织肿块,骨质呈膨胀性改变,形态不规则,境界欠清晰,骨皮质不连续,局部见残存骨质,未见明显骨膜反应(图5-1-6)。

　　【初步诊断】　下颌骨肿物外院开窗术后。

　　【治疗】　全麻下行"下颌骨扩大切除术+腓骨肌皮瓣转移修复术+气管切开术":沿双侧下颌骨下缘1～2 cm设计切口,切开、翻瓣,于36～46间截断下颌骨,切除口内与肿物粘连黏膜,送术中冰冻检查,示:"下颌骨"巨细胞性病变,符合巨细胞修复性肉芽肿。常规制取左侧腓骨肌皮瓣,塑形,重建恢复下颌骨连续性,腓动静脉分别与面动脉和颈外静脉吻合,皮岛修复口内黏膜缺损。冲洗术创,严密止血,留置负压引流管,分层缝合,关闭创口(图5-1-7)。

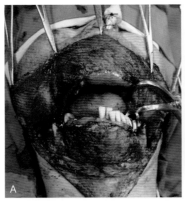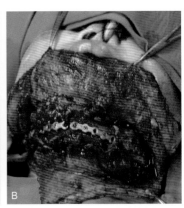

图5-1-7 A.显露下颌骨肿物,见明显骨质膨隆,骨皮质尚连续。B.腓骨肌瓣重建恢复下颌骨连续性

【病理检查】 送检为部分下颌骨体部,6.5 cm×4.5 cm×3.5 cm,上附牙齿6枚,切面见一灰红色肿块,4.5 cm×3 cm×2.8 cm,质地偏嫩。镜下见增生的纤维结缔组织背景中见多核巨细胞,多聚集于出血灶,多核巨细胞大小及核数目不一致,小血管丰富,反应性新骨形成(图5-1-8)。

【病理诊断】 "下颌骨"中央型巨细胞肉芽肿,ICD编码:K10.100。

【随访】 患者手术后恢复良好,下颌骨外形恢复满意,半年后复查无复发。

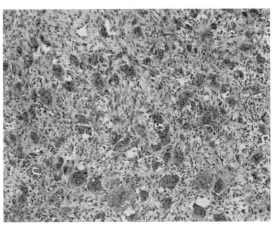

图5-1-8 出血灶周围较多多核巨细胞沉积,背景为增生梭形细胞,多核巨细胞大小及细胞核数目不一(200x)

二、外周型巨细胞肉芽肿

病例32

患者,女性,79岁。下牙龈无痛性肿物增大1个月。

【现病史】 患者1个月前自行将下前牙残根拔除,随后牙槽窝周缘牙龈组织出现肿物,向外缓慢生长,增大至今。

【专科检查】 颌面部左右基本对称,面上、中、下1/3比例协调。张口度及张口型正常,口内恒牙列,31缺失,牙槽窝唇侧肿物,卵圆形,带蒂,约2.0 cm×1.5 cm大小,质地较软。表面色泽不均,无触压痛,邻近牙体无松动。双侧颌下及颈部未触及肿大淋巴结。

【辅助检查】

CBCT:下颌骨颏部骨质破坏,骨皮质不连续,未见明显骨膜反应,邻近软组织肿胀(图5-1-9)。

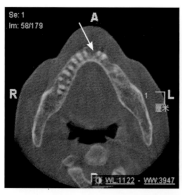
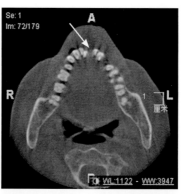

图5-1-9 下颌骨颏部骨质破坏,骨皮质不连续,未见明显骨膜反应,邻近软组织肿胀

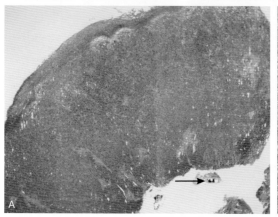
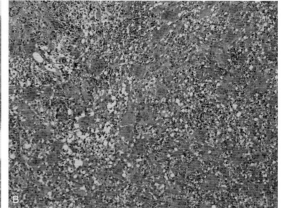

图5-1-10 A.病变位于黏膜下,表面上皮溃疡形成,为纤维素性假膜,下方见少量营养不良性钙化(箭头所指)(20x)。B.胖梭形细胞背景内见多核巨细胞浸润,血管丰富,巨细胞大小不一,核数目不等(200x)

【初步诊断】 下前牙区牙龈肿物。

【治疗】 全麻下行"下颌牙龈肿物扩大切除术+下颌骨边缘切除术+牙拔除术":术中见肿物蒂部位于42与31间,累及唇舌侧,将牙龈肿物完整切除。送检冰冻示:"下颌牙龈"见大量胖梭形细胞,散在多核巨细胞,核分裂易见,可见病理性核分裂,性质待定,间叶性恶性肿瘤待排,确诊待石蜡及酶标。行下颌骨边缘性切除,大小范围约3.5 cm×1.5 cm。修整骨缘至圆滑。送检切缘:"左,右,内,外,底"均阴性(-)。充分止血,冲洗,缝合关闭伤口。

【病理检查】 送检为一瘤样组织,3.3 cm×2.3 cm×2 cm,表面溃疡,切面暗红、局部灰白。镜下见黏膜下见梭形细胞背景下见大量多核巨细胞增生,多核巨细胞大小不一,核可仅几个或数十个。病变内血管丰富,伴出血。表面黏膜上皮溃疡形成,急慢性炎症细胞浸润(图5-1-10)。

【病理诊断】 "下牙龈"外周型巨细胞肉芽肿,ICD编码:K10.100,细胞显著增生活跃。

【随访】 患者手术后恢复良好,半年后复查无特殊。

诊疗要点

■ **影像学特点** GCG的临床主要症状为非特异性疼痛和局部肿胀，在影像学上呈膨胀性破坏，为境界明显的密度减低区，有时表现为多房性骨吸收破坏，骨边缘光滑，无骨硬化现象，中央破坏区内密度均匀，无分隔及骨组织。在CT平扫时，可见肿瘤呈膨胀性生长，破坏区内密度均匀，CT值比软组织略高，增强后可有强化，破坏的骨边缘菲薄，但连续，未见骨膜反应，由于膨胀性生长，周围的软组织被推移，肌间隙与正常结构随骨膨胀推移而变形。

■ **病理学特点** 病理检查可见高度有丝分裂纺锤形细胞间质内有多核破骨样巨细胞。免疫组化方面，GCG对巨噬细胞和破骨细胞标志物呈阳性，例如血管内皮生长因子，核受体激活剂因子κ（RANK）和RANK配体（RANKL）。RANK信号的增加促进破骨细胞的产生和分化，从而导致骨吸收。

■ **治疗** GCG有局部侵袭性，应当积极治疗。目前，主要有以下几种治疗方法。

（1）刮除术：GCG有自行缓解的倾向，故有学者认为对下颌骨GCG单纯行刮除术即可达到治愈目的，但也有文献报道单纯刮除复发率较高。

（2）放疗：关于是否放疗争论很多。有文献报道放疗对GCG无作用，且有恶变的可能。因此，只有当GCG累及颅底等较复杂结构，难以彻底切除病变时，才考虑术后放疗，放疗应采用小剂量，高电压放疗。

（3）手术切除：彻底手术切除是最佳方案。手术时应考虑美观和功能重建问题。

近年来，有学者研究通过应用地诺单抗（Denosumab）治疗GCG。地诺单抗是与RANKL受体激活剂结合的人单克隆抗体。它抑制了破骨细胞样巨细胞的活化和分化，有效地抑制了骨吸收。地诺单抗已获得FDA批准，用于成年人和骨骼成熟的青少年巨细胞瘤（GCT）的治疗，它也已用于治疗其他骨骼疾病，例如成骨不全症、动脉瘤样骨囊肿和纤维异常增生。已有文献报道通过注射地诺单抗联合口服钙剂及维生素D治愈GCG的病例。

参考文献

[1] de Lange J, van den Akker HP, van den Berg H. Central giant cell granuloma of the jaw: a review of the literature with emphasis on therapy options[J]. Oral Surg Oral Med Oral Pathol Oral Radiol Endod, 2007, 104(5): 603-615.

[2] Choe M, Smith V, Okcu MF, et al. Treatment of central giant cell granuloma in children with denosumab[J]. Pediatr Blood Cancer, 2021, 68(3): e28778.

[3] Lipplaa A, Dijkstra S, Gelderblom H. Challenges of denosumab in giant cell tumor of bone, and other giant cell-rich tumors of bone[J]. Curr Opin Oncol, 2019, 31(4): 329-335.

[4] Bocchialini G, Salvagni L, Guerini A, et al. Central giant cell granuloma of the mandibular condyle: A rare case and a literature review[J]. Heliyon, 2019, 6(1): e03085.

［5］ Itonaga I, Hussein I, Kudo O, et al. Cellular mechanisms of osteoclast formation and lacunar resorption in giant cell granuloma of the jaw[J]. J Oral Pathol Med, 2003, 32(4): 224−231.

第二节　家族性巨颌症
Cherubism

———————————————————————————●———————————————————————————

　　家族性巨颌症（Cherubism）是一种以双侧颌骨对称性无痛性肿大为主要表现的遗传性疾病。典型的病变开始于2～5岁的儿童，男女发病率约为2：1。病变以双侧下颌骨无痛性肿大为特征，病变区域骨组织吸收，骨组织被大量异常增殖的纤维组织代替。病变主要侵犯下颌骨，较少累及上颌骨。症状较轻者常需通过X线片才能发现，病变严重者，可发生明显的颌面部肿胀畸形。患者多数伴有牙骀系统的发育异常，严重者可引起咀嚼、发音及吞咽功能障碍。巨颌症有一定的自限性，但多数患者的面部畸形仍可持续到青春期。

病例33

　　患者，女性，36岁。右侧颌骨肿物多次术后复发10余年。

　　【现病史】　患者9岁时因"右下颌骨肿胀"在医院行"右下颌骨肿物刮治术"，后多次复发，且上颌骨亦出现病变，行手术治疗，术后病理诊断：上、下颌骨巨细胞修复性肉芽肿。5年前患者发现右面部肿胀，无明显疼痛和麻木症状，无视物模糊和吞咽障碍，牙无松动、移位，下唇无麻木。门诊行颌面部CT检查示：右侧颅颌面骨多发性骨质结构异常；结合临床考虑巨细胞肉芽肿可能（术后复发可能）。

　　【专科检查】　颌面部不对称，右侧上颌骨较对侧明显膨隆，触之质硬，无疼痛。张口度及张口型正常，口腔前庭处明显骨性膨隆，无明显边界。右侧颌面部皮肤无麻木，视物正常。鼻腔内未见明显异常分泌物，腭部未见明显肿胀，无吞咽困难。右下颌骨可触及骨质膨隆，未触及明显乒乓感，黏膜完整无异常。

　　【辅助检查】

　　（1）曲面体层片：下颌骨骨质密度不均减低，内见囊样低密度区，骨皮质欠连续，未见明显骨膜反应及软组织肿块（图5-2-1）。

　　（2）颌面部CT增强示：右侧颅颌面骨多发性骨质结构异常；结合临床考虑巨细胞肉芽肿可能（术后可能复发）（图5-2-2）。

　　【初步诊断】　右侧颌骨多发占位。

　　【治疗】　全麻下行"上颌骨病变刮治术"：沿上颌前庭沟设计横行切口，切开黏骨膜，翻

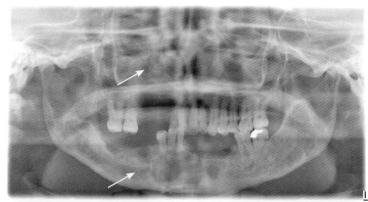

图5-2-1 下颌骨骨质密度不均减低,内见囊样低密度区,骨皮质欠连续,未见明显骨膜反应及软组织肿块(术前)

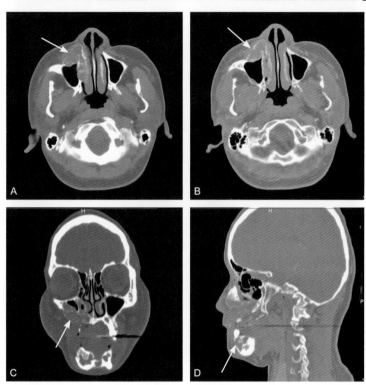

图5-2-2 A. CT平扫横断位:右侧颅颌面骨多发骨质密度异常,见骨质破坏,内部骨质密度不均。B. CT增强横断位:未见明显强化。C,D. CT增强冠状位及矢状位:右侧颅颌面骨多发骨质密度异常及骨质破坏影

瓣,显露右侧上颌骨,见上颌骨骨质破坏,局部呈肉芽肿样改变,刮除病灶至新鲜骨面。送术中冰冻检查。提示:"右上颌骨"巨细胞肉芽肿性病变,目前无恶性证据。动力系统磨除部分骨质,冲洗术创,彻底止血,缝合关闭创口(图5-2-3)。

【病理检查】　送检为灰褐色碎组织,大小约2 cm×1.5 cm×0.8 cm。镜下见增生的纤维组织背景中多核巨细胞沉积,多核巨细胞数量较少,大小不一,分布不均,组织学形态与巨细胞肉芽肿类似(图5-2-4)。

【病理诊断】　"右上颌骨"巨颌症,ICD编码:K07.002。

【随访资料】　患者手术后恢复良好,术后半年复查,外形恢复满意,无复发。

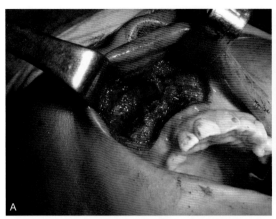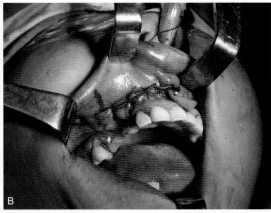

图5-2-3   A.刮除病变肉芽组织,动力系统磨除部分上颌骨骨质至新鲜骨面。B.黏膜对位缝合,留置橡皮引流条

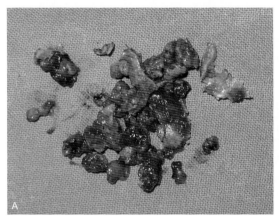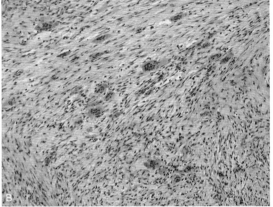

图5-2-4   A.刮除右侧上颌病变组织。B.增生的梭形细胞背景中见多核巨细胞散在分布,巨细胞大小不一,核数目不等(200x)

诊疗要点

　　家族性巨颌症在临床表现上差别很大,与病变的严重程度有关。通常为双侧颌骨的无痛性肿大,病变主要侵犯下颌骨,多见于下颌角区,上颌也可受侵犯。上颌病变广泛者可累及眶底和眶侧壁,使眼球突出,向上内翻,露出白色巩膜,严重时眶下嵴可被破坏,下睑因失去支持而后缩。可引起复视、视力减退等。颌骨表面光滑或呈不规则形,牙槽嵴膨隆,触诊质硬,无压痛。牙槽嵴增宽常见,上颌受累时,牙槽突增宽可使腭部呈倒"V"字型,下颌牙槽突膨胀,使舌抬起,可影响患儿语言、咀嚼、吞咽和呼吸功能,有的还可引起阻塞性睡眠呼吸暂停综合征。牙齿常有移位和松动,牙列不齐,间隙大,乳牙早脱或滞留,恒牙未萌或缺失。虽然无炎症,但常可因反应性增生或纤维性变而致颈部淋巴结肿大。在疾病的活动期,淋巴结表现为无触痛、活动、大而不连续。巨颌症通常仅限于上下颌骨,无其他骨伴发,然而也有文献报道了颞骨、肋骨及一些长骨受侵的病例。文献中也有仅发生于单侧的报道。巨颌症是一种常染

色体显性遗传病,它的致病基因是位于染色体4p16区域的*SH3BP2*基因。

巨颌症的治疗主要依靠外科手术治疗,关于手术时间的选择,许多学者的观点也不一致。一般认为应推迟至青春期以后,过早手术有复发可能。但颌骨畸形对儿童的心理发育及语言功能有一定的影响,故颌骨畸形严重的患儿也可考虑早期手术。在病变的快速进展期行刮除术和骨成形术,不仅可以改善面容,而且可以阻止残余病变继续生长,甚至可以刺激新骨形成。另外,降钙素可以抑制多核巨细胞导致的骨吸收,有望被用于巨颌症的治疗。由于放疗有抑制颌骨发育及导致放射性颌骨坏死的可能,因此对巨颌症应为禁忌。

参考文献

[1] Jones WA. Familial multilocular cystic disease of the jaws[J]. Am J Cancer, 1933, 17: 946-950.

[2] Reichenberger EJ, Levine MA, Olsen BR, et al. The role of SH3BP2 in the pathophysiology of cherubism[J]. Orphanet J Rare Dis, 2012, 7 Suppl 1 (Suppl 1): S5.

[3] Von Wowern N. Cherubism: a 36-year long-term follow-up of 2 generations in different families and review of the literature[J]. Oral Surg Oral Med Oral Pathol Oral Radiol Endod, 2000, 90(6): 765-772.

[4] Pontes FS, Ferreira AC, Kato AM, et al. Aggressive case of cherubism: 17-year follow-up[J]. Int J Pediatr Otorhinolaryngol, 2007, 71(5): 831-835.

[5] Chrcanovic BR, Guimarães LM, Gomes CC, et al. Cherubism: a systematic literature review of clinical and molecular aspects[J]. Int J Oral Maxillofac Surg, 2021, 50(1): 43-53.

[6] Machado RA, Pontes H, Pires FR, et al. Clinical and genetic analysis of patients with cherubism[J]. Oral Dis, 2017, 23(8): 1109-1115.

(刘　冰　田　臻　朱　凌)

第六章
纤维-骨性病变
Fibro-osseous Lesions

第一节　纤维结构不良
Fibrous Dysplasia

纤维结构不良（fibrous dysplasia），又称纤维异常增殖症，在1891年被首次报道。表现为进行性的骨组织缺损、骨小梁、骨髓结构异常，伴随纤维组织增生，在X线检查中表现出骨组织毛玻璃样改变。骨纤维异常增殖症多发于股骨、骨盆，少见于颌骨；临床上分为三型：单发型、多发型与颅颌面型。单发型常表现为单病灶的骨骼结构异常，通常生长缓慢且有自限性。多发型可以表现出对邻近结构的侵袭与压迫。对骨纤维异常增殖症的诊断需要结合临床表现与影像表现，必要时可以进行基因检测（GNAS1基因突变）或病理活检。治疗方法有观察、双膦酸盐药物治疗以及手术修整或切除。骨纤维异常增殖症可能发生术后复发与恶变，因此对患者的长期随访是很必要的。

一、单骨性纤维结构不良

病例34

患者，女性，11岁。右上颌骨肿物二次术后复发10个月。

【现病史】　患者因"右侧上颌骨病变"分别于3年前、1年前行"右侧上颌骨肿物切除术"，术后均诊断为"右上颌骨纤维异常增殖症"，10个月前家属发现患者右侧上颌骨肿物再次复发，并逐渐增大，于医院就诊，行CT检查，考虑"右侧上颌骨及蝶骨纤维异常增殖症"，近半年来，肿物增大较快，面部明显不对称。

【专科检查】　面部不对称，右侧鼻旁、面中部膨隆，约5.0 cm×7.0 cm大小，推鼻向左，右侧鼻孔较左侧大。右侧口角较左侧低，张口度及张口型基本正常，11～16扪及前庭沟膨隆，质地硬，界不清，无波动感及活动感，右侧上腭较左侧膨隆。

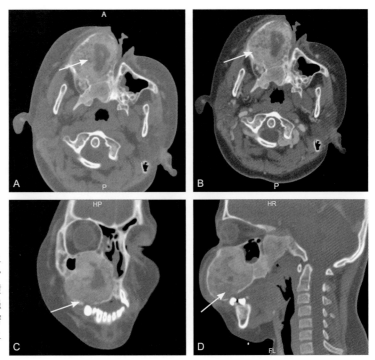

图6-1-1　A.CT平扫横断位：右上颌骨、蝶骨及硬腭骨质膨胀性改变，骨髓腔呈磨玻璃样改变。B.CT增强横断位：肿块无明显强化。C.CT增强冠状位：右侧鼻腔受压，肿块内部密度不均。D.CT增强矢状位：右侧上颌窦无明显受压

【辅助检查】

　　颌面部CT增强：患者系"右侧上颌骨骨纤维异常增殖症切除术"术后，右上颌骨、蝶骨及硬腭骨质膨胀性改变，骨髓腔呈磨玻璃样改变，骨皮质连续，右上颌骨膨胀性较为显著、向面颊部外凸呈肿块样改变，增强后未见明显强化，周围软组织内未见异常肿块，右侧鼻腔受压狭窄，右上颌窦明显受压改变。颈部1～2区多发淋巴结增大。腺样体饱满，前方鼻咽腔轻度狭窄。鼻窦黏膜略增厚（图6-1-1）。

　　【初步诊断】　右上颌骨纤维结构不良。

　　【治疗】　全麻下行"右上颌骨部分切除术+外形修整术"：前庭沟切口切开，翻瓣至眶下，显露病变。见病变为纤维样组织，较骨组织略软，约5.0 cm×4.5 cm大小，与正常上颌骨、颧骨、眶下缘无明显界限。以动力系统切除部分病变组织后与对侧面部对比，修整上颌骨、颧骨、鼻旁处病变组织，可见双侧上颌骨区域较为对称。将病变组织送检病理。冲洗术区，止血，留置负压引流管，全层缝合，关闭创口。

　　【病理检查】　送检为碎骨组织一堆，7.5 cm×7 cm×5.2 cm，暗红色，质地中等。镜下见纤维组织背景中见编织状骨小梁形成，骨小梁纤细呈弓状、分支状，骨小梁间缺乏连接，周围无成骨细胞围绕。部分区域成纤维细胞丰富，增生活跃（图6-1-2）。

　　【病理诊断】　"右上颌骨"纤维结构不良，ICD编码：K10.805。

　　【随访】　患者手术后恢复良好，上颌骨外形满意，双侧面部基本对称。

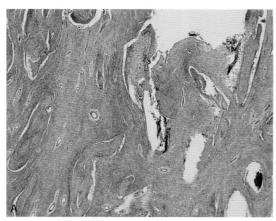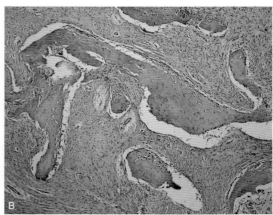

图6-1-2 A.纤维组织增生背景中见形状不规则小梁骨形成,骨小梁彼此互不连接(40x)。B.编织状骨小梁周围无成骨细胞围绕(100x)

病例35

患者,女性,23岁。左下颌骨肿胀膨隆渐进性加重2周。

【现病史】 患者2周前无明显诱因发现左下颌骨肿胀膨隆,逐渐加重,无明显疼痛、下唇麻木等感觉异常,牙齿无松动,门诊行CT检查,示：左下颌骨增生性改变,骨化纤维瘤可能。

【专科检查】 面部左右不对称,左侧面部明显肿胀膨隆,表面皮肤颜色、皮温正常。张口度及张口型正常,口腔卫生一般,左下颌骨颊侧膨隆明显,黏膜无明显破溃渗出,牙齿无松动,余口内黏膜未见明显病变。双侧颌下颈部未触及明显肿大淋巴结。

【辅助检查】

（1）曲面体层片：左侧下颌骨体膨胀性改变,密度欠均（图6-1-3 A）。

（2）颌面部CT平扫：左侧下颌骨骨质膨隆,呈磨玻璃密度,大小约6 cm×3 cm,周围软组织未见异常（图6-1-3 B,C）。

【初步诊断】 左下颌骨肿物（骨化纤维瘤可能）。

【治疗】 全麻下行"左下颌骨部分切除术+外形修整术"：切开黏骨膜,翻瓣,充分显露肿物,动力磨除部分异常骨质,反复比对两侧下颌骨外形,以两侧下颌骨形态对称为治疗目的。充分止血,冲洗,严密对位缝合。

【病理检查】 送检为碎骨组织一堆,4 cm×3 cm×2 cm,灰黄色。镜下见纤维组织背景中见增生的骨小梁,编织状骨小梁纤细,形态不一,彼此之间缺乏连接,呈英文字母样,大部分骨样组织周围缺乏成骨细胞围绕,病变骨组织与骨皮质相连,无界限。局部因继发感染,骨样组织周围出现成骨细胞,亦可见破骨细胞。骨小梁间纤维间质排列疏松,成纤维细胞大小较一致（图6-1-4）。

【病理诊断】 "左下颌骨"纤维结构不良,ICD编码：K10.805。

【随访】 患者手术后恢复良好,下颌骨外形恢复满意,双侧面部基本对称。

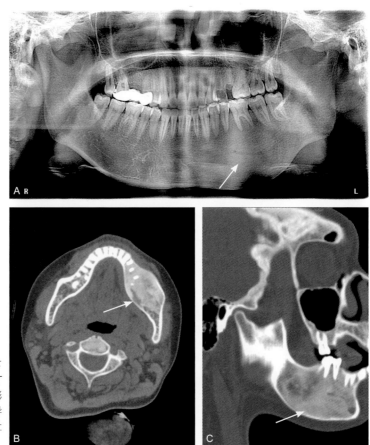

图6-1-3 A.曲面体层片：左侧下颌骨体膨胀性改变，密度欠均。B. CT平扫横断位：左侧下颌骨体骨质膨隆，呈磨玻璃密度，周围软组织无异常。C. CT平扫薄层曲面重建：病灶处齿列无明显受累

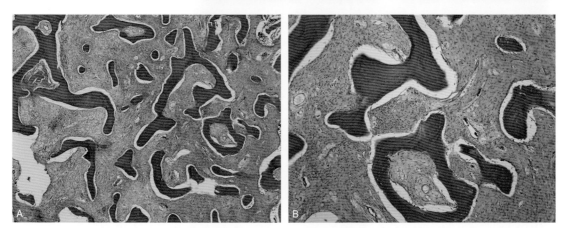

图6-1-4 A.疏松的纤维组织背景中见编织状骨小梁形成，骨组织形状不规则，如字母样，彼此间缺乏连接（40x）。B.骨小梁周围缺乏成骨细胞围绕，小梁间纤维组织细胞丰富，血管增生（100x）

病例36

患者,男性,28岁。下颌反复肿痛1年余,加重4个月。

【现病史】 患者1年余前于医院行"左颌下区皮脂腺囊肿摘除术",术后约1个月出现术区周围肿痛,口服抗炎药物,症状缓解,肿痛症状反复出现,双侧下颌角范围内不同部位均出现肿胀史,11个月前行曲面体层片检查,发现下颌骨异常密度影,建议病理活检,患者要求抗炎对症处理,4个月前出现症状加重,于外院就诊,行相关检查后,继续予以抗炎治疗,无明显好转。

【专科检查】 面部左右基本对称,面上、中、下1/3比例协调。面色轻度发红,左颌下区见手术瘢痕,皮肤欠光滑,未见明显破溃,未及明显肿胀及波动感,触诊双侧下颌骨体部、颏部颊侧骨面粗糙感,轻度膨隆,边界不清,触痛(-)。张口度及张口型正常,口内恒牙列,咬合关系正常,牙齿无明显松动,叩痛(-),黏膜未见明显红肿、瘘口。双侧颌下及颈部未及明显异常肿大淋巴结。

【辅助检查】

(1)曲面体层片:双侧下颌骨体部密度异常,边界不清,局部磨玻璃样变(图6-1-5 A)。

(2)颌面部CT增强示:双侧下颌骨颏部、体部骨质膨隆改变,呈磨玻璃密度,右侧下颌

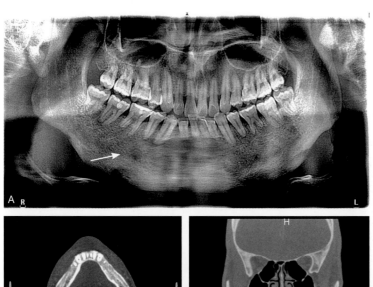

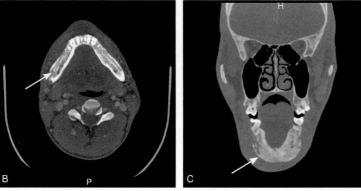

图6-1-5　A.曲面体层片:示双侧下颌骨体膨胀性改变。B. CT增强横断位:示双侧下颌骨体体部骨质膨隆改变,呈磨玻璃密度,右侧下颌骨体部颊侧局部骨质破坏。C. CT增强冠状位

骨体部颊侧局部骨质破坏,见层状骨膜反应,周围软组织肿胀,边界模糊,C−为77 Hu,C+为92 Hu。双侧颏下、颌下淋巴结稍增大强化,较大14 mm×6 mm(图6−1−5 B,C)。

【初步诊断】　下颌骨纤维结构不良继发感染可能。

【治疗】　全麻下行"下颌骨节断切除术+腓骨肌瓣转移修复术+气管切开术":沿下颌骨下缘1～2 cm设计切口,切开,翻瓣。保护面神经下颌缘支,暴露下颌骨体部及升支,按术前截骨导板设计,分别于双侧下颌角病变外缘约0.5 cm处截断下颌骨。常规制备左侧带血管蒂游离腓骨,沿术前设计腓骨截骨板切取长约18 cm腓骨,依据成形导板设计进行腓骨塑形,重建恢复下颌骨连续性,腓骨动静脉分别与面动脉、颈外静脉行血管吻合;冲洗创面,严密止血,严密缝合,留置负压引流管,分层缝合,关闭创口(图6−1−6)。

【病理检查】　送检为节段切除的下颌骨组织,10 cm×7 cm×5.5 cm,下颌颏部骨质略膨隆,切面灰黄,质地中等偏硬。镜下见纤维组织背景中见显著增生的骨小梁,部分骨小梁纤细,彼此间缺乏连接,局部骨小梁较粗壮,互相连接,这可能与病程较久有关。大部分骨小梁周围缺乏成骨细胞围绕,仅少数周围见成骨细胞。骨小梁间纤维组织较疏松,炎症细胞浸润(图6−1−7)。

【病理诊断】　"下颌骨"纤维结构不良,ICD编码:K10.805,局部伴感染。

【随访】　患者手术后恢复良好,术后半年复查,骨重建外形满意,张闭口功能正常。

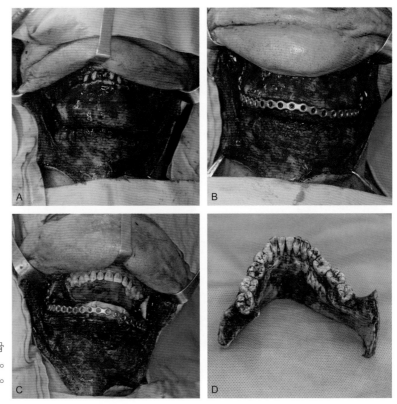

图6−1−6　A.显露双侧下颌骨体部。B.预弯成形重建钛板。C.腓骨重建恢复下颌骨连续性。D.离体的下颌骨

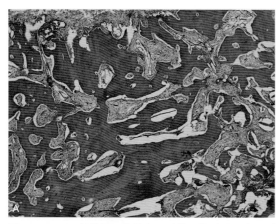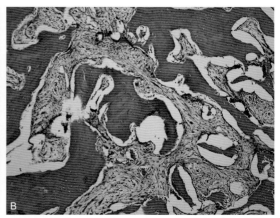

图6-1-7 A.纤维组织背景中见形状不规则的骨小梁,部分骨小梁较粗壮,互相连接(40x)。B.骨小梁周围无肥大的、成排排列的成骨细胞围绕,纤维组织较疏松,内见炎症细胞浸润(100x)

二、多骨性纤维结构不良

病例37

患者,男性,35岁。拍片发现右侧下颌骨骨质异常半年。

【现病史】 患者半年前因右侧下颌后牙缺失拟行种植义齿修复,治疗前拍片发现右侧下颌骨骨质异常,无明显肿胀疼痛等不适症状,无张口困难、关节弹响等异常。

【专科检查】 面部左右不对称,右侧面部伸长,面中线左偏,面部皮肤完整,色泽质地正常。右侧下颌骨体部、下颌升支颊侧可及轻度骨质膨隆,张口度约三横指,张口轻度左偏,张闭口过程双侧颞下颌关节未及明显异常动度、弹响。口内恒牙列,下颌牙列缺损,36残根,46缺失,45、47轻度向中间倾斜,余牙咬合关系良好。牙龈黏膜完整,未见明显异常红肿渗出及窦道瘘口。右侧上颌骨颊侧可及骨质膨隆(图6-1-8 A,B)。双侧颌下、颈部未及明显异常肿大淋巴结。

【辅助检查】

(1)曲面体层片:右侧上、下颌骨密度不均匀减低,边界不清,局部呈磨玻璃样改变(图6-1-8 C)。

(2)颌面部CT增强示:右下颌骨体-髁突、上颌骨、颧骨、蝶骨、颞骨可见骨质膨胀性改变,其内呈磨玻璃样改变,局部可见低密度影,CT-为60 Hu,CT+为73 Hu,周围软组织未见明显肿胀。颈部未见明显肿大淋巴结影(图6-1-9)。

【初步诊断】 右颅颌面骨多骨性纤维结构不良。

【治疗】

(1)全麻下行"右下颌骨节段切除术+腓骨肌瓣转移修复术":沿下颌骨下缘1～2 cm设

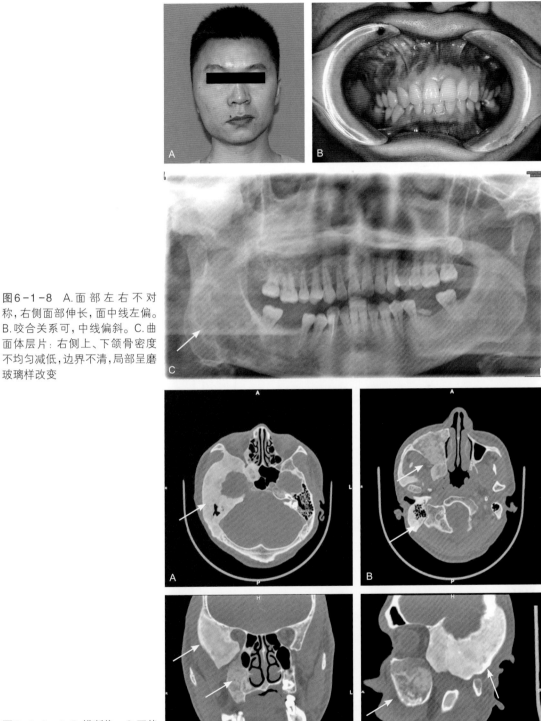

图6-1-8 A.面部左右不对称,右侧面部伸长,面中线左偏。B.咬合关系可,中线偏斜。C.曲面体层片:右侧上、下颌骨密度不均匀减低,边界不清,局部呈磨玻璃样改变

图6-1-9 A,B.横断位。C.冠状位。D.矢状位:右下颌骨体-髁突、上颌骨、颧骨、蝶骨、颞骨可见骨质膨胀性改变,其内呈磨玻璃样改变,局部可见低密度影

计切口,切开,翻瓣,显露下颌骨体部及下颌升支,于46近中处截断下颌骨,将包括髁突在内病变下颌骨体完整切除,术中见髁突骨质、形态尚正常,于髁突颈部截断下颌骨,骨断端骨质正常,回植髁突。制备左侧带血管蒂游离腓骨,切取长约12 cm腓骨,塑形,重建恢复下颌骨连续性及咬合关系,腓骨动静脉分别与面动脉、面静脉行血管吻合。冲洗术创,严密止血,留置负压引流管,分层缝合,关闭创口。

(2)上颌骨、颧骨、蝶骨、颞骨病变暂时考虑密切随访。

【病理检查】 送检为部分下颌骨体部及升支,7 cm × 6.5 cm × 2.5 cm,局部骨皮质破坏。

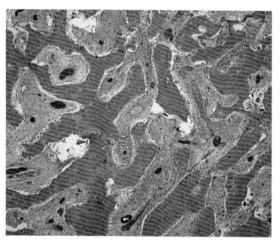

切面见病变骨与周围正常组织界限不清,累及骨皮质,灰黄色,质韧,编织状。镜下见纤维组织背景中见增生的形态各异的编织状骨小梁,新生小梁状骨与皮质骨相连,骨小梁周边缺乏成骨细胞围绕(图6-1-10)。

【病理诊断】 "右下颌骨"纤维结构不良,部分区域纤维细胞丰富,结合影像学表现,符合多骨性骨纤维结构不良,ICD编码:Q78.102。

【随访】 患者手术后恢复良好,术后半年复查,骨重建外形满意,功能恢复良好,上颌骨、颧骨、蝶骨、颞骨病变无明显进展。

图6-1-10　纤维组织背景中见编织状小梁骨形成,骨小梁周围无成骨细胞围绕(100x)

诊疗要点

纤维结构不良又称骨纤维异常增殖症(fibrous dysplasia, FD),由Lichtenstein和Jaffe于1942年提出,最初被称为Jaffe-Lichtenstein综合征。关于FD的发病机制研究已较为明确,现在主流观点认为FD是一种骨髓基质细胞(bone marrow stromal cells, BMSC)的疾病,BMSC在向成骨细胞分化的过程中,分化受到阻滞,进而发生增殖、产生纤维-骨样的结构。BMSC的分化阻滞是 GNA 基因突变引起的,一般发生在 201^{Arg}。 GNA 基因编码G蛋白,该基因的突变阻止了内源性GTP酶的活动,使细胞内cAMP发生累积、IL-6分泌增加。IL-6分泌与骨纤维异常增殖症中观察到的破骨细胞的增多以及骨质吸收有关。常用基因扩增技术(比如PCR)来检测患者外周血样本中的基因突变,但是受到技术敏感性和体细胞基因型嵌合的干扰,PCR技术在血液与皮肤样本检测突变的实用性有限。其替代技术,比如二代测序可能具有更高的灵敏度。值得注意的是,基因突变的水平会随时间变化,老年人携带突变的细胞可能较少。

■ **临床表现** 骨纤维异常增殖症的发病率约为0.01%～0.02%,常见于儿童或年轻人。

有三种临床分型：单发型、多发型与颅颌面型。单发较多发型常见，占FD的75%～80%。常见的受累部位为肋骨、长骨和颅颌面骨骼，但通常无明显症状。最典型的单发型表现为无痛、缓慢的生长，单侧面部肿胀；患者有时可能出现疼痛，或有轻度创伤的病理性骨折。大约有3%的病变与皮肤色素沉着、内分泌异常有关，被称为McCune-Albright综合征。

■ **诊断与鉴别诊断** 由于常不伴有明显症状，FD的诊断主要依靠影像学评估。比如使用CT与MRI排除其他骨病变，使用锝核素显像评估疾病的严重程度。诊断需要与骨化纤维瘤、硬化性骨髓炎、骨巨细胞瘤等其他颌骨病变鉴别。当患者出现病变快速进展、严重疼痛、感觉异常等症状，应考虑其他病变，比如动脉瘤性骨囊肿、恶变等。

■ **治疗** 治疗方法包括观察、药物治疗与外科手术，应根据患者实际情况确定具体的治疗方案。单发型FD通常是无症状的，对于这一类的患者可以观察、定期复诊。双膦酸盐药物治疗常用于减轻溶骨性的疼痛。双膦酸盐可以抑制骨吸收，降低骨折风险。2020年一项回顾性研究评估长期使用唑来膦酸治疗儿童单发与多发型FD的疗效与安全性，唑来膦酸静脉注射剂量为0.1 mg/kg，随访时间至少2年，结果显示在10例患者中6例疼痛评分明显改善，碱性磷酸酶水平明显下降，仅1名患者在12个月时出现症状性低血钙症。但需要警惕的是，本研究的随访时间较短，而现有报道长期大剂量使用双膦酸盐可能导致药物性骨坏死。因此双膦酸盐类药物是否可以称为治疗FD的一线药物，还需要更大样本量、更长随访时间的随机对照试验以确定药物剂量与安全性。

手术治疗仍然是颌面部FD的基础治疗，分为保守的修整术与截骨术。出于颌面部外形美观考虑，对于病变较为局限的患者常选择修整手术。手术最大的问题是术后复发/进展。有研究显示术后病变再进展的比例为68%，尤其是生长激素过高的患者。这提示在术前对患者进行内分泌疾病的筛查与治疗是相当必要的。另外，为了避免复发，许多择期手术被推迟至骨骼成熟后再进行，此时FD的病变处于相对静止状态。

对于颌面部FD的治疗方法尚无统一的规范与标准。较新的治疗方法是地诺单抗治疗。地诺单抗是靶向RANKL的单克隆抗体，目前已被批准用于治疗骨质疏松症、长骨巨细胞瘤以及预防骨转移引起的骨骼相关病变。RANKL在FD中的纤维样骨细胞中过表达，提示其在发病机制中起一定作用。但根据现有的临床实践，地诺单抗有一定的副作用，比如严重的高钙血症、停药后反弹性的骨高代谢性疾病等。也有研究者提出通过骨髓干细胞/基质细胞移植治疗骨纤维异常增殖症，但在应用之前还需要进一步的转化研究。

FD有不足1%的概率会发生恶变，其中多发型更易恶变，恶变常见的组织学类型是骨肉瘤、纤维肉瘤与软骨肉瘤，提示我们需要密切随访，定期评估侵袭性病变的情况。

参考文献

[1] Schoenau, E., Rauch, et al. Fibrous Dysplasia[J]. Horm Res, 2002.

［2］ Dicaprio MR, Enneking WFJJoB, Volume JS-a. Fibrous dysplasia. Pathophysiology, evaluation, and treatment[J]. J Bone Joint Surg Am, 2005, 87(8)：1848-1864.

［3］ Chapurlat RD, Gensburger D, Jimenez-Andrade JM, et al. Pathophysiology and medical treatment of pain in fibrous dysplasia of bone[J]. Orphanet J Rare Dis, 2012, 7 Suppl 1 (Suppl 1)：S3.

［4］ Pai B, Ferdinand DJAoDiC. Fibrous dysplasia causing safeguarding concerns[J]. Arch Dis Child, 2013, 98(12)：1003.

［5］ Adetayo OA, Salcedo SE, Borad V, et al. Fibrous dysplasia：an overview of disease process, indications for surgical management, and a case report[J]. Eplasty, 2015, 15：e6.

［6］ Alison M, Boyce, Andrea, et al. Surgical management of polyostotic craniofacial fibrous dysplasia：long-term outcomes and predictors for postoperative regrowth[J]. Plast Reconstr Surg, 2016.

［7］ Okuda, Miho, Kobayashi, et al. Undifferentiated pleomorphic sarcoma arising in a fibrous dysplasia confirmed by gnas mutation analysis：a case report[J]. JBJS Case Connect, 2020, 10.

［8］ Tripathy SK, Swaroop S, Velagada S, et al. Response to zoledronic acid infusion in children with fibrous dysplasia[J]. Front Rediotr, 2020, 8：582316.

第二节　牙骨质-骨结构不良
Cemento-osseous Dysplasia

牙骨质-骨结构不良（cemento-osseous dysplasia, COD）是一种颌骨非肿瘤性病变。根据发病部位、数量和影像学的特征,COD可以分为3类：局灶型COD（focal cemento-osseous dysplasia, FCOD）、根尖周COD（periapical cemento-osseous dysplasia, PCOD）以及繁茂型COD（florid cemento-osseous dysplasia, FLCOD）。FCOD为单发,可发生于颌骨的任何部位,但以下颌后部居多；PCOD主要累及下颌前牙区；FLCOD则为多灶性受累,不局限于下颌前牙区。COD患者一般无明显症状,偶见颌骨无痛性膨隆。当病灶区伴有感染时,可出现溢脓、肿胀、疼痛等症状。对无症状的患者,无需治疗,定期复查即可；若出现感染与颌骨炎症,则可进行手术清创；对于颌面部严重畸形或影响功能的患者,可考虑手术切除病变区域并进行修复重建。

一、根尖周牙骨质-骨结构不良

病例38

患者,女性,58岁。左下后牙反复疼痛不适1年。

【现病史】　患者1年前开始出现左下后牙区反复疼痛不适,自觉左下后牙区牙龈出现包块,9个月前起患者于外院就诊,诊断为"左下后牙区肿物"。1个月前到门诊,经全景片、牙CT等检查,诊断为28、38阻生齿,37牙骨质瘤,建议手术。

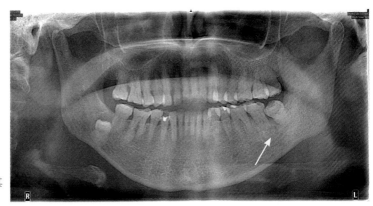

图6-2-1　37根部异常密度影,其下邻近下牙槽神经管

【专科检查】　面部左右基本对称,张口度及张口型正常。28垂直阻生,无叩痛,无明显松动,牙龈无红肿。37颊侧牙龈瘘管,未见渗出。38近中低位阻生,无叩痛,无明显松动,牙龈无红肿。双侧颌下及颈部未及明显肿大淋巴结。

【辅助检查】

曲面体层片:37根部异常密度影,其下邻近下牙槽神经管。38、48阻生(图6-2-1)。

【初步诊断】　左下颌骨肿物。

【治疗】　全麻下行"左下颌骨肿物切除术+牙拔除术":37颊侧牙龈行梭形切口,切除瘘管,翻瓣,拔除37、38,颊侧去骨,暴露37根方占位,肿物质硬,致密,色黄白,与下颌骨界限尚清,完整切除,送病理检查,止血,缝合。

【病理检查】　送检为一组织,0.8 cm×0.5 cm×0.3 cm,灰黄色,质硬。镜下见由成纤维细胞、胶原纤维、小血管组成的纤维结缔组织背景中见牙骨质-骨样矿化物形成(图6-2-2)。

【病理诊断】　"左下后牙区"根尖周牙骨质-骨结构不良。

【随访】　患者手术后恢复良好,术后半年复查无特殊。

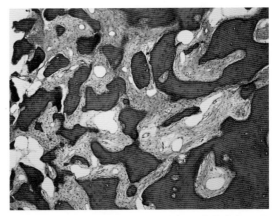

图6-2-2　富于血管的纤维结缔组织背景中间牙骨质-骨样矿化物形成(100x)

二、繁茂型牙骨质-骨结构不良

病例39

患者,女性,44岁。下颌后牙疼痛不适2个月余。

【现病史】　患者2个多月余出现下颌后牙疼痛不适,就诊于医院,行影像学检查,考虑颌

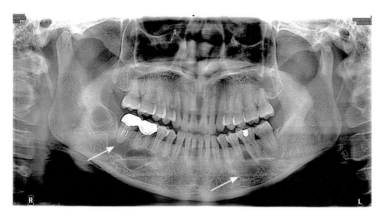

图6-2-3　双侧上、下颌骨多发异常密度影,边界尚清(术前)

骨内多发囊肿,建议上级医院就诊。

【专科检查】　双侧颌面部基本对称,双侧下唇感觉一致对称。张口度3.5 cm,张口型向下,双侧髁突及盘后区无弹响压痛,双侧髁突动度一致对称。口内:恒牙列,无叩痛及松动。右侧下颌骨颊侧可及一肿物膨隆,大小约1.5 cm,未及明显乒乓感,右上颌及左侧上、下颌未及明显膨隆。双侧颌下及颈部未及明显肿大淋巴结。

【辅助检查】

曲面体层片:双侧上、下颌骨多发异常密度影,边界尚清(图6-2-3)。

【初步诊断】　双侧上下颌骨占位(囊肿可能)。

【治疗】　全麻下行"双侧上下颌骨肿物切除术":龈缘切口,翻开,翻瓣,磨头去除部分骨质,暴露肿物,呈囊性,沿囊壁外剥离摘除。磨除部分骨质,骨腔内填塞碘仿纱条,口腔创口严密缝合。右侧上颌骨、左侧下颌骨及左侧上颌骨术式同前。左侧上颌骨囊肿未见明显囊壁。术中冰冻结果提示:"左下"骨纤维性病变,牙骨质-骨结构不良待排。"右上"送检为少量纤维组织及骨组织,骨纤维性病变不能完全除外。"右下"纤维囊壁样组织,未见明显衬里上皮,囊壁内见骨组织形成,动脉瘤样骨囊肿待排。

【病理检查】　送检为颌骨左下、右上、右下三个部位的碎组织,大小分别为0.5 cm×0.4 cm×0.3 cm、0.3 cm×0.2 cm×0.1 cm、0.5 cm×0.3 cm×0.2 cm,灰黄色。镜下见病变由富于细胞的梭形间叶组织及散在其中的牙骨质-骨样组织构成(图6-2-4)。

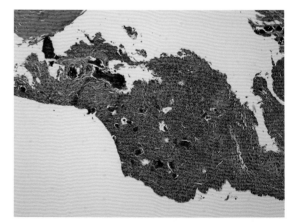

图6-2-4　富含细胞的间叶组织内见牙骨质-骨样组织形成(100x)

【病理诊断】　"颌骨"繁茂型牙骨质-骨结构不良,伴囊性变。

【随访】　患者手术后恢复良好,术区无明显异常(图6-2-5)。

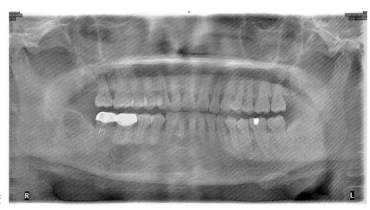

图6-2-5　双侧上下颌骨术后改变

诊疗要点

　　COD是一种颌骨非肿瘤性病变。2017年WHO发布的头颈部肿瘤分类将发生于颌骨承牙区域的非肿瘤性骨纤维病变命名为"牙骨质-骨结构不良（COD）"。根据发病部位、数量和影像学的特征，COD可以分为3类：局灶型COD（focal cemento-osseous dysplasia, FCOD）、根尖周COD（periapical cemento-osseous dysplasia, PCOD）以及繁茂型COD（florid cemento-osseous dysplasia, FLCOD）。其中，FLCOD为多灶受累，不局限于下颌前牙区，常双侧发病，影像学上表现出颌骨大范围的高密度影。COD患者多无明显临床症状，常在摄片时发现病变，部分患者可表现为颌骨膨隆，继发感染时则出现疼痛、流脓、肿胀等症状。也有案例报道FCOD引起下牙槽神经损伤、FLCOD引起慢性骨髓炎等并发症。

　　■ **诊断**　COD的诊断主要依靠影像学与病理诊断，且需要与根尖囊肿、牙源性钙化囊肿等疾病进行鉴别。早期的FCOD易被误诊为根尖周脓肿、肉芽肿或囊肿，从而导致不必要的牙髓治疗。因此，牙髓活力测试对于鉴别诊断是必要的。

　　■ **治疗**　若无严重颌骨畸形或继发感染，COD可选择观察。有学者建议每2～3年进行影像学的评估，检查是否有相关并发症（比如骨髓炎）的出现。一些学者认为也可以预防性使用抗生素预防骨髓炎。另外，尽管在组织学上属于良性病变，FCOD也有可能异常增殖，从而表现出颌骨的畸形与功能障碍，此时则需考虑外科手术进行病变的切除与软硬组织修复。

参考文献

[1]　Amir E, Faezeh YJISiD. CBCT findings of periapical cemento-osseous dysplasia：A case report[J]. Imaging Sci Dent, 2013, 43(3)：215-218.

[2]　Fenerty S, Shaw W, Verma R, et al. Florid cemento-osseous dysplasia：review of an uncommon fibro-osseous lesion of the jaw with important clinical implications[J]. Skeletal Radiol, 2017, 46(5)：581-590.

［3］ Wright JM, Vered MJHNP. Update from the 4th edition of the World Health Organization Classification of Head and Neck Tumours：odontogenic and maxillofacial bone tumors[J]. Head Neck Pathol, 2017, 11(1)：68－77.

［4］ Aiuto R, Gucciardino F, Rapetti R, et al. Management of symptomatic florid cemento-osseous dysplasia：literature review and a case report[J]. J Clin Exp Dent, 2018：e291.

第三节　家族性巨大牙骨质瘤
Familial Gigantiform Cementoma

　　家族性巨大型牙骨质瘤（familial gigantiform cementoma, FGC）是一类较为罕见的常染色体显性遗传病，为牙骨质的良性增生性病变。该病好发于青少年，在青春期病变迅速进展，青春期末则趋于停滞。FGC以上、下颌骨多象限的骨质膨胀性生长为主要表现，下颌骨前部为好发区域，通常出现明显的咬合紊乱和面部畸形，严重影响颌面部外形和口腔功能。此外，还常伴发四肢长骨骨折等全身表现。诊断应结合临床表现、影像特征与病理特点。手术为FGC推荐的治疗方案，且手术必须彻底，不彻底的病变切除会导致残留病灶的加速生长。对于切除后形成的骨缺损，常用腓骨瓣进行重建修复。

病例40

　　患者，女性，29岁。下颌骨肿物外院修整术后9年。

　　【现病史】　患者12年前出现下颌骨无痛性膨隆，缓慢增长。9年前于口腔科医院行"下颌骨修整术"，自述术后病理为"下颌骨骨化纤维瘤"，具体不详。后于5年前妊娠期下颌骨膨隆加快，未给予相应处理。妊娠后上颌骨出现膨隆，并迅速加重。4个月前于门诊行头颅CT示："下颌骨骨纤术后"复发（繁茂性骨结构不良可能）。

　　【专科检查】　双侧颌面部不对称，左面部较右侧稍膨隆，下颌骨巨大膨隆，范围累及整个下颌骨，双侧上颌骨膨隆，左侧较右侧明显，界不清，质硬。双下唇麻木。张口度及张口型正常，全口恒牙列，17～27，38～48。牙齿稀疏，排列不齐。上下颌骨向唇颊、舌腭侧膨隆，质地较硬，无压痛。舌体感觉活动无异常。双侧颌下颈部未及明显肿大淋巴结。

　　【辅助检查】

　　颌面部CT增强：双侧上、下颌骨骨质膨隆，内部呈弥漫性高低混杂密度影，骨皮质尚连续，未见明显骨膜反应，未见软组织肿块（图6-3-1）。

　　【初步诊断】　下颌骨骨纤维修整术后、上下颌骨骨化性纤维瘤。

　　【治疗】　全麻下行"上颌骨修整术＋下颌骨节段切除术＋腓骨肌皮瓣转移修复术＋气管

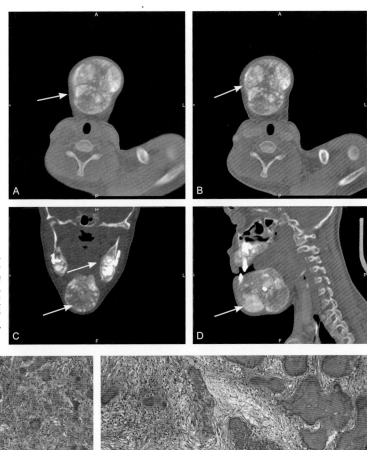

图6-3-1　A.CT平扫横断位：下颌骨骨质膨隆，内部呈弥漫性高低混杂密度影。B.CT增强横断位：骨皮质尚连续。C.CT增强冠状位：上、下颌骨均受累。D.CT增强矢状位：未见明显骨膜反应，未见异常软组织肿块

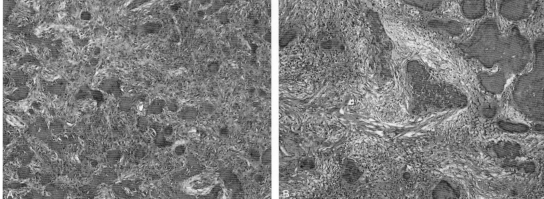

图6-3-2　A.富于细胞的纤维组织内见骨样（编织骨）及牙骨质样矿化物形成，伴钙化（200x）。B.牙骨质样物质形状不规则，部分可见毛刷状边缘（200x）

切开术"：沿下颌骨下缘2.0 cm设计切口，切开，翻瓣，完整病变累及范围，应用截骨导板及术中导航调整截骨线，截断下颌骨，送术中冰冻病理，提示：骨纤维样病变，恶性证据不足。常规制备腓骨肌瓣，骨瓣长约18 cm，依据截骨导板塑形重建恢复下颌骨连续性，腓动静脉分别与面动脉、颈外静脉吻合。沿上颌前庭沟切开黏骨膜，暴露上颌骨肿物，骨凿去除部分肿物，修整外形。冲洗术创，彻底止血，留置负压引流管，分层缝合，关闭创口。

【病理检查】　送检为部分上颌骨组织，9.0 cm×7.8 cm×4.7 cm，颌骨及牙龈广泛肿大，切面灰白，质硬。镜下见纤维组织背景中见骨样及牙骨质样物质形成，成纤维细胞丰富，骨样组织周围无成骨细胞围绕，牙骨质样组织形状不规则，部分可见淡嗜伊红刷状缘（图6-3-2）。

【病理诊断】 "上颌骨"家族性巨大牙骨质瘤（familial gigantiform cementoma），ICD编码：M927810，部分区域细胞丰富。

诊疗要点

家族性巨大牙骨质瘤（familial gigantiform cementoma, FGC）是一种罕见的颌骨良性纤维性骨病变，遵循常染色体显性遗传模式。

■ **流行病学研究**　对1966年至2016年FGC的病例报道进行回顾性研究，发现病例报道数目最多的国家为美国，其次是中国。一项对于2013年在中国发现的一个FGC家系的研究显示，家系中所有患者均早年发病，在青春期进入病变迅速增长期，到青春期末病变发展趋于停滞。研究者根据临床特征将病程分为发病初期、迅速增长期、生长停滞期三个时期。

■ **临床特点**　FGC表现为下颌骨与上颌骨中广泛分布的、分界清晰的肿块，可能导致严重的面部畸形。通常发生于下颌骨的前部，导致咬合不良、咀嚼困难。

■ **诊断**　诊断主要依靠特征性的影像学表现与病理诊断，同时应结合家族史。血清碱性磷酸酶的水平可以帮助判断疾病的发展潜力。另外，有文献报道FGC患者存在*COL1A2*的基因突变。近期也有学者在中国家系中发现FGC患者的*ANO5*基因错义突变，但目前对FGC的基因诊断方面还缺乏深入的研究。在诊断时FGC需要与繁茂性骨结构不良、巨颌症等颌骨疾病鉴别。

■ **治疗**　FGC治疗的目标是清除病变，保存下颌骨并恢复口颌系统的功能。但是FGC的病变常迅速进展，复发率较高，治疗有一定难度。目前主要的治疗方法是外科手术切除病变部位，但有相关报道，一名6岁儿童经过上颌骨修整术治疗后残留病变加速生长，另一名20岁的成年男性，接受下颌骨正中联合区域的部分切除与重建，术后两年患者的上下颌骨后部出现了对称的增生。因此，不建议出于美学考虑或义齿修复而仅对病变进行不完全切除，只有大范围的切除才能避免复发。而对于手术引起的骨质缺损，有多种修复与重建的方案，比如自体非血管化腓骨、肋骨瓣，但这些方法无法为复杂的重建提供足够的骨质，仅适用于不接受放射治疗的较小范围骨缺损。随着显微外科技术的进步，游离的血管化骨移植已成为颌骨重建的首选方案。而血管化的腓骨瓣已成为下颌骨重建的标准。在进行颌骨重建时应尽量恢复下颌骨的高度，以便于后期的种植修复。但需要注意的是，FGC患者在颌骨发病的同时可伴有长骨发育不全、病理性骨折；对这一类患者，不应使用腓骨瓣，有学者认为可以使用髂骨瓣进行修复。

参考文献

［1］ Abdelsayed RA, Eversole LR, Singh BS, et al. Gigantiform cementoma：clinicopathologic presentation of 3 cases[J]. Oral Surg Oral Med Oral Pathol Oral Radiol Endod, 2001, 91(4)：438－444.

［2］ 王宏伟,于淼,秦兴军,等.家族性巨大型牙骨质瘤家系临床分析［J］.中国口腔颌面外科杂志,2014,（4）.

［3］ H. W, Wang, M., et al. Familial gigantiform cementoma：distinctive clinical features of a large Chinese pedigree — ScienceDirect[J]. Br J Oarl Maxillofac Sürg, 2015, 53(1)：83－85.

［4］ Wang HW, Ma CY, Qin XJ, et al. Management strategy in patient with familial gigantiform cementoma：A case report and analysis of the literature[J]. Medicine (Baltimore), 2017, 96(50)：e9138.

［5］ 李欣,王磊,王宏伟,等.ANO5错义突变影响骨代谢平衡导致大型中国家族性巨大型牙骨质瘤家系发生［A］.中华口腔医学会口腔遗传病与罕见病专业委员会.2020年中华口腔医学会口腔遗传病与罕见病专业委员会第二次学术年会论文汇编［C］.中华口腔医学会,2020：1.

（何 悦 田 臻 朱 凌）

第七章
良性上皮性牙源性肿瘤及演变
Benign Epithelial Odnontogenic Tumors

第一节　成釉细胞瘤
Ameloblastoma

　　成釉细胞瘤(ameloblastoma)是最常见的牙源性上皮性良性肿瘤,约占牙源性肿瘤的10%～30%,临床上因其表现出局部侵袭性、高复发率及远处转移等恶性肿瘤的生物学特点而被划分为"临界瘤"。成釉细胞瘤多发生于青壮年,无明显性别差异,下颌骨较上颌骨常见,尤其是下颌体及下颌角。成釉细胞瘤的组织病理学变化是所有颌骨肿瘤中最为复杂的,2017版WHO新分类将成釉细胞瘤分为经典型、单囊型、外周/骨外型及转移性成釉细胞瘤,其中转移性成釉细胞瘤被划分为良性肿瘤。成釉细胞瘤生长缓慢,初期多无明显症状,逐渐增大后可引起颌骨膨隆,造成畸形,引起咬合错乱、下唇麻木、病理性骨折等症状。成釉细胞瘤典型X线表现为单房或大小不一的多房囊性低密度影像,互相重叠,边界清晰,也可以表现为实性病变,病灶累及牙可出现截根状牙根吸收。因成釉细胞瘤的局部侵袭性特点,除单囊型成釉细胞瘤可尝试开窗或刮除术外,其他类型成釉细胞瘤的手术治疗多主张在病变外0.5 cm处切除肿瘤。

一、实性或多囊型成釉细胞瘤

病例41

　　患者,男性,41岁。发现右下颌骨肿物8个月余。

　　【现病史】　患者8个多月前刷牙时自觉右下牙龈区酸痛,于医院就诊,拍曲面体层片示:46～48根方靠近下颌骨下缘可见蜂窝状低密度影,建议上级医院就诊,1个月前就诊于当地上级医院,拍摄CT示:右下颌骨体部占位,呈膨胀性改变,内见分隔,考虑牙源性肿瘤。

　　【专科检查】　口腔颌面部左右不对称,右侧下颌体部略有膨隆,皮温正常,皮肤无红肿,

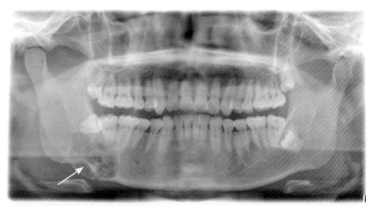

图7-1-1　右下颌骨可见蜂窝状低
密度影,累及46～48,牙根无明显吸
收(术前)

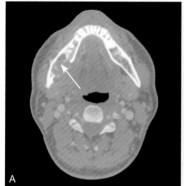
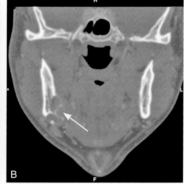
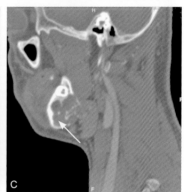

图7-1-2　A.CT横断位:右下颌骨角部骨质膨胀,密度降低呈软组织状改变,向颊、舌侧膨出,密度不均匀,内见骨
性分隔。B,C.冠状位及矢状位:病变周壁骨皮质变薄,局部连续性中断,与周围软组织分界清

皮下可触及下颌骨向外膨隆,压痛(-),未触及乒乓球样感,下唇麻木(-)。张口度及张口型
正常,右侧下颌骨唇颊、舌侧黏膜完整,前庭沟未见明显膨隆,黏膜下可触及颌骨向外膨隆,舌
侧未及明显膨隆,恒牙列,牙齿未见明显异常。双侧颌下及颈部未及明显肿大淋巴结。

【辅助检查】

(1)曲面体层片:右下颌骨可见蜂窝状低密度影,累及46～48,牙根无明显吸收(图7-1-1)。

(2)颌面部CT增强:右下颌骨角部骨质膨胀,密度降低呈软组织状改变,向颊、舌侧膨
出,CT值40 Hu,增强后CT+为90 Hu,密度不均匀,内见骨性分隔。病变周壁骨皮质变薄,局
部连续性中断,与周围软组织分界清。颈部未见明显肿大淋巴结影(图7-1-2)。

【初步诊断】　右下颌骨牙源性肿瘤(①黏液瘤可能;②成釉细胞瘤可能;③恶性待排)。

【治疗】　全麻下行"右侧下颌骨节段切除术+腓骨肌瓣转移修复术":沿下颌骨下缘
1～2 cm设计切口,切开,翻瓣,于34远中至下颌角截断下颌骨,将肿物完整切除。制取腓骨肌
瓣,长约14 cm,塑形,双层折叠,恢复下颌骨连续性、高度及咬合关系,腓动静脉分别与颌外动脉、
颈内静脉分支吻合。冲洗创面,严密止血,留置负压引流管,分层缝合,关闭创口(图7-1-3)。

【病理检查】　送检为部分下颌骨组织,5.2 cm×3.9 cm×2.5 cm,局部膨隆,切面呈囊实性,

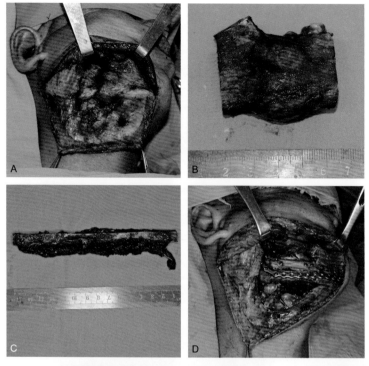

图7-1-3　A.显露下颌骨体部及肿物。B.离体的下颌骨。C.制取腓骨肌瓣，长约14 cm。D.腓骨塑形，双层折叠，重建恢复下颌骨连续性及高度

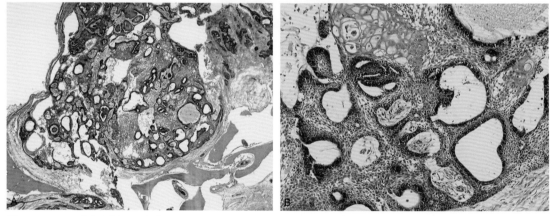

图7-1-4　A.肿瘤穿插于正常宿主骨骨小梁之间，肿瘤细胞排列呈丛状、滤泡状，局部伴囊性变（40x）。B.肿瘤上皮巢周边细胞呈柱状，栅栏状排列，中间细胞较少，星形或多角形，疏松排列，部分细胞伴鳞状化生（200x）

灰白色，质嫩。镜下见肿瘤细胞丰富，穿插于骨小梁之间，细胞呈网状连接或排列成实性、滤泡样的上皮巢，其周边细胞为立方或柱状细胞，细胞核深染，栅栏状排列并远离基底膜，即所谓的极性倒置，中央部细胞较少，排列疏松，类似于星网状层细胞，部分细胞鳞状化生（图7-1-4）。

　　【病理诊断】　"右下颌骨"实性或多囊型成釉细胞瘤，ICD-O编码：9310/0，细胞丰富，广泛侵犯骨小梁。

　　【随访】　患者手术后恢复良好，术后半年复查，肿瘤无复发，对侧咬合关系恢复良好，外形满意。

病例 42

患者,女性,53岁。左下颌骨成釉细胞瘤外院二次术后复发2个月。

【现病史】 患者因"左下颌骨肿物"分别于10年及5年前在医院行"左下颌骨囊性占位刮除术",术后病理提示成釉细胞瘤,约2个月前自觉左下颌术区肿胀膨隆,逐渐加重,轻微疼痛感,于医院就诊,行曲面体层片检查,考虑肿瘤复发。

【专科检查】 面部左右基本对称,面上、中、下1/3比例协调,下颌皮肤完整,颜色正常。张口度及张口型正常,口内恒牙列,前牙反𬌗,牙列缺损,左下颌术后改变,34~36缺失,黏膜见手术瘢痕,33~37颊舌侧可及膨隆,大小范围约3.5 cm×2.5 cm,表面黏膜完整,无明显破溃、瘘口,触诊质中,界尚清,无活动度,触痛(±)(图7-1-5)。伸舌居中,舌无明显感觉运动障碍。双侧颌下及颈部未及明显异常肿大淋巴结。

【辅助检查】

(1)曲面体层片:左侧下颌骨体部见膨胀性骨质破坏区,其内似见少许骨脊影,局部骨皮质欠连续,未见明显骨膜反应,未见异常软组织肿块(图7-1-6)。

(2)颌面部CT增强:下颌骨成釉术后,左侧下颌骨体部(左下3~7)骨质呈膨胀性改变,见类圆形异常密度影,境界清晰,大小约36 mm×18 mm,C-为22 Hu,C+为29 Hu,强化不明

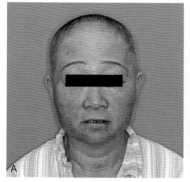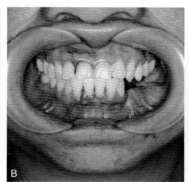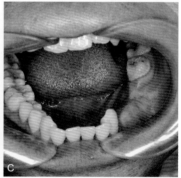

图7-1-5 A.面型基本对称。B.前牙反𬌗。C.左下颌术后改变,颊侧前庭沟变浅,黏膜见瘢痕

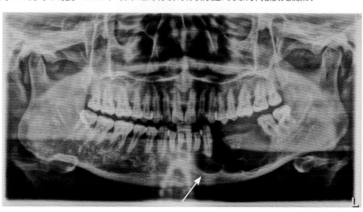

图7-1-6 左侧下颌骨体部见膨胀性骨质破坏区,其内似见少许骨脊影,局部骨皮质欠连续,未见明显骨膜反应,未见异常软组织肿块

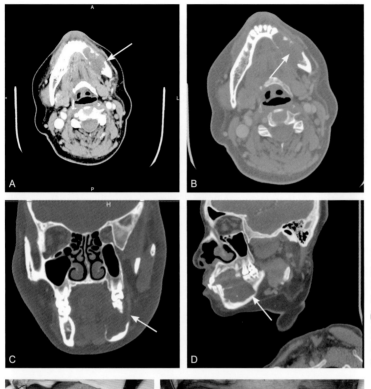

图7-1-7 A.CT增强横断位(软组织窗): 左侧下颌骨体部膨胀性骨质破坏伴软组织肿块,形态不规则,局部轻中度强化。B.CT增强横断位(骨窗): 骨皮质不连续。C.CT增强冠状位(骨窗): 未见明显骨膜反应。D.CT增强矢状位(骨窗): 左下牙槽神经管受累

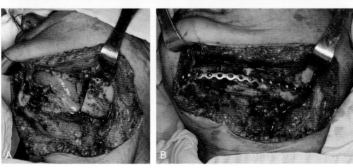

图7-1-8 A.节段切除下颌骨后创面缺损。B.腓骨重建恢复下颌骨连续性

显。邻近骨皮质变薄、部分消失,未见明显骨膜反应。周围软组织密度均匀。双侧颈部未见明显增大淋巴结影(图7-1-7)。

【初步诊断】 左侧下颌骨成釉细胞瘤外院二次术后复发。

【治疗】 全麻下行"左下颌骨节段切除术+腓骨肌皮瓣转移修复术": 沿下颌骨下缘1~2cm设计切口,切开、翻瓣,见肿物骨质膨隆主要位于32~37牙位,颊舌侧膨隆,骨皮质吸收破坏,分别于中线及下颌角处截断下颌骨,将肿物及下颌骨体完整切除。制备左侧带血管蒂游离腓骨,切取长约9cm腓骨塑形,重建恢复下颌骨连续性及咬合关系,腓骨动静脉分别与面动脉、面静脉行血管吻合。冲洗创面,严密止血,留置负压引流管,分层缝合,关闭创口(图7-1-8)。

【病理检查】 送检为节段切除的下颌骨组织,7cm×3.8cm×3cm,颌骨体部见单囊

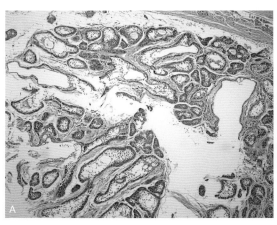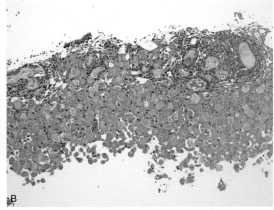

图7-1-9　A.牙源性上皮岛周边细胞栅栏状整齐排列,中央区域似星网状细胞,排列疏松,局部区域出现囊性变(100x)。B.部分肿瘤细胞的胞浆丰富,充满嗜酸性颗粒,即发生颗粒细胞变性(200x)

性肿块,骨皮质变薄,内含清亮液体,局部有结节状隆起。镜下见肿瘤细胞排列成滤泡状,上皮巢周边为基底样立方细胞,呈栅栏状排列,中央细胞排列疏松,类似于星网状细胞,伴囊性变。部分上皮团中央细胞的胞浆丰富,内含嗜酸性颗粒,即发生颗粒细胞变性(图7-1-9)。

【病理诊断】　"左下颌骨"成釉细胞瘤,ICD-O编码:9310/0,细胞丰富,局部颗粒细胞变性。

【随访】　患者手术后恢复良好,术后半年复查,肿瘤无复发,对侧咬合关系恢复良好,外形满意。

病例43

患者,男性,16岁。右下颌骨肿物外院开窗术后1年半。

【现病史】　患者1年半前偶然间发现右侧颊部稍有膨隆,无疼痛、麻木等不适,于医院行曲面体层片检查示:发现右侧下颌骨占位性病变,CT检查提示"右侧下颌角囊样膨胀性骨质破坏,考虑含牙囊肿可能",行"右下颌骨囊肿开窗术",术后病理不详,术后每日生理盐水冲洗囊腔,定期复查,并于14个月前口腔病理科病理切片会诊,提示"右下颌骨成釉细胞瘤,经典型"。半年前患者发现口内原术区有红色的新生物,无出血、疼痛等异常感觉,2个月前来复诊时行CT检查,考虑"右侧下颌骨良性囊实性占位:成釉细胞瘤"。

【专科检查】　患者面型基本对称,右侧下颌角区域未扪及膨隆,张口度及张口型基本正常,口内恒牙列,全口牙齿卫生差,前牙轻度开合,46舌倾。46、47颊侧可见引流管固定在位,46、47前庭沟及47远中牙龈可见红色新生物,质软,无蒂,触之无疼痛、出血,46、47松(-),叩(-),余黏膜未见明显异常。伸舌居中,舌运动正常。双侧颌下及颈部未扪及明显

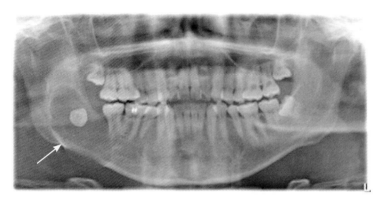

图7-1-10 右侧下颌骨体部及升支异常低密度影,内含一牙样高密度影,边界尚清,下颌骨下缘膨隆

肿大淋巴结。

【辅助检查】

(1)曲面体层片:右侧下颌骨体部及升支异常低密度影,内含一牙样高密度影,边界尚清,下颌骨下缘膨隆(图7-1-10)。

(2)颌面部CT增强:右侧下颌骨角部、升支骨质见膨胀性骨质破坏,境界清晰,大小约2.8 cm×2.1 cm,密度不均匀,呈囊实混合性,增强后实性部分明显强化,C−为56 Hu,C+为90 Hu。病灶呈单房状改变,骨皮质变薄,周边骨质增厚,未见明显骨膜反应。右下8于病灶内阻生,牙冠朝向病变中心。周围软组织未见明显受累。双侧颈部未见明显增大淋巴结影(图7-1-11)。

【初步诊断】 右下颌骨肿物外院开窗术后。

【治疗】 全麻下行"右下颌骨节段切除术+带血管蒂游离腓骨移植重建修复术":沿下颌骨下缘1～2 cm设计切口,切开、翻瓣,见肿物位于46、47牙位至下颌升支,呈明显颊舌侧膨隆,用动力系统依截骨导板在46近中处截骨,升支保留髁状突,将下颌骨病变完整切除,术中送冰冻病理检查。提示:切缘舌侧、颊侧、舌侧内、颌下淋巴结均阴性。制备左侧带血管蒂游

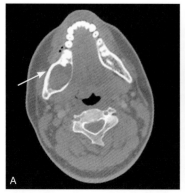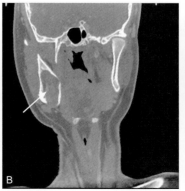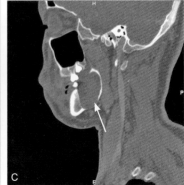

图7-1-11 A.CT横断位:右侧下颌骨角部、升支骨质见膨胀性骨质破坏,境界清晰,呈囊实混合性,增强后实性部分明显强化。B,C.冠状位及矢状位:病灶呈单房状改变,骨皮质变薄,周边骨质增厚,未见明显骨膜反应

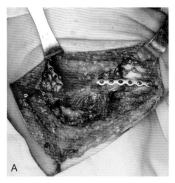
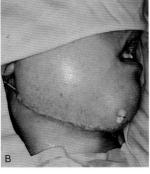

图7-1-12 A.腓骨重建恢复下颌骨连续性。B.腓骨重建术后观

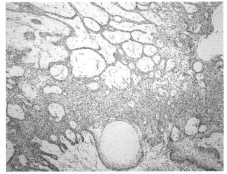

图7-1-13 肿瘤细胞互相吻合成条索状、丛状，周边细胞的栅栏状排列及极性倒置不如滤泡型明显，中央区域的细胞排列更加疏松。间质疏松、细胞较少，含较多血管（100×）

离腓骨，切取长约14 cm腓骨，进行腓骨塑形，重建恢复下颌骨连续性及咬合关系，腓骨动静脉血管分别与面动脉、面静脉行血管吻合。充分冲洗创面，彻底止血，留置负压引流管，分层缝合，关闭创口（图7-1-12）。

【病理检查】 送检为节段切除的部分下颌骨，10 cm×6 cm×4 cm，下颌角处膨隆，切面见一囊实性肿块，6 cm×5 cm×3 cm，淡黄色，质脆。镜下见肿瘤细胞排列呈网状连接的上皮条索，周边上皮为一层立方或柱状上皮，中央细胞少，排列较疏松。局部伴囊性变（图7-1-13）。

【病理诊断】 "右下颌骨"成釉细胞瘤，ICD-O编码：9310/0，丛状型。

【随访】 患者手术后恢复良好，术后半年复查，肿瘤无复发，对侧咬合关系恢复良好，外形满意。

二、单囊型成釉细胞瘤

病例44

患者，男性，44岁。下颌骨正中膨隆渐重伴牙齿松动3个月余。

【现病史】 患者3个多月前发现下颌骨正中膨隆，初约"蚕豆"大小，进行性增大伴下前牙松动，相应区域无牙痛病史，否认外伤史，否认肿痛史，门诊行CT检查显示：下颌骨正中处囊样灶。

【专科检查】 双侧颌面部基本对称，张口度张口型正常，31、41松Ⅱ°，32、33、42、43探（−）叩（−）松（−），黏膜完整。下颌骨正中33～34对应唇、舌侧触及骨膨隆约3 cm×3 cm，边界尚清，舌侧骨皮质光滑连续，唇侧膨隆中央触及直径约1 cm骨皮质缺损，口内外未及瘘口，双侧颌下区及颈部未及明显肿大淋巴结。

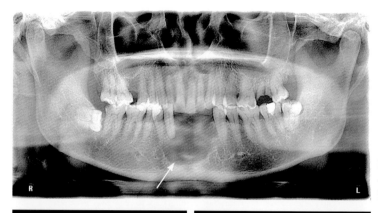

图7-1-14　下颌骨正中处内异常囊样灶,局部膨隆,骨皮质变薄,形态欠规则,边界尚清

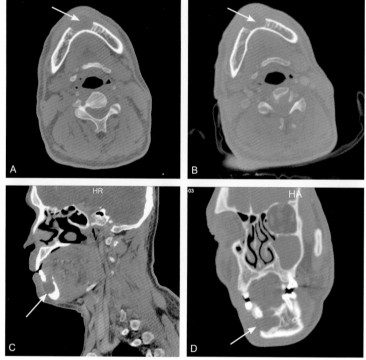

图7-1-15　A. CT平扫横断位:下颌骨正中处内异常囊样灶,局部膨隆,骨皮质变薄,形态欠规则,边界尚清,密度尚均。B. CT增强横断位:未见明显实质强化。C,D. CT增强矢状位及冠状位

【辅助检查】

（1）曲面体层片:下颌骨正中处内异常囊样灶,局部膨隆,骨皮质变薄,形态欠规则,边界尚清（图7-1-14）。

（2）颌面部CT增强:下颌骨正中处异常囊样灶,大小约2.7 cm×1.8 cm×3.0 cm,局部膨隆,骨皮质变薄,形态欠规则,边界尚清,密度尚均,增强后未见明显实质强化（图7-1-15）。

【初步诊断】　下颌骨肿物。

【治疗】　全麻下行"下颌骨肿物切除术":龈缘切口,切开,翻瓣,磨除皮质骨,暴露肿物,呈囊性,见囊腔内有棕色囊液,完整摘除囊壁,送术中冰冻病理。提示:"下颌正中"病变符合囊肿,伴感染,衬里上皮瘤样增生。冲洗,止血,囊腔内填塞碘仿纱条,缝合。

【**病理检查**】　送检为碎囊壁样组织，2.5 cm×2 cm×0.5 cm，灰红色。镜下见纤维结缔组织呈囊壁样，内衬成釉细胞瘤样上皮，基底层细胞为立方状，呈栅栏状排列，基底上层细胞排列较疏松，类似于星网状层细胞（图7-1-16）。

【**病理诊断**】　"下颌正中"单囊型成釉细胞瘤，ICD-O编码：9310/0。

【**随访**】　患者手术后恢复良好，术后半年复查无特殊，肿瘤无复发。

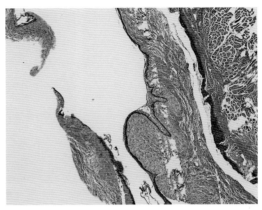

图7-1-16　纤维囊壁样组织，外侧为正常骨皮质及肌肉组织，内衬上皮形态似成釉细胞瘤，即基底层细胞栅栏状排列，基底上层细胞排列疏松，似星网状细胞（40×）

三、骨外或外周型成釉细胞瘤

病例45

患者，男性，46岁。发现右腭部肿物1年余。

【**现病史**】　患者1年多前发现右侧腭部肿物，初约"黄豆"大小，否认肿胀史，否认疼痛史，否认外伤史，否认特殊药物注射史，期间肿物缓慢进行性增大。

【**专科检查**】　患者双侧颌面部基本对称，张口度及张口型正常。口内恒牙列，18废用性伸长，探（-），叩（-），松（-），右侧腭部近牙槽嵴顶处及约1.5 cm×2.5 cm肿物，质中偏软，界不清，无明显触压痛，不可推动，与周围组织无明显粘连，双侧颌下区及颈部未及明显肿大淋巴结。

【**辅助检查**】

（1）曲面体层片：48缺失，18伸长，16远中、17、18牙槽骨吸收，右上颌骨未见明显占位性病变（图7-1-17）。

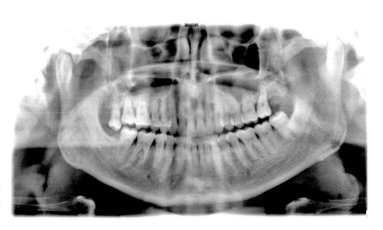

图7-1-17　48缺失，18伸长，16远中、17、18牙槽骨吸收，右上颌骨未见明显占位性病变（术前）

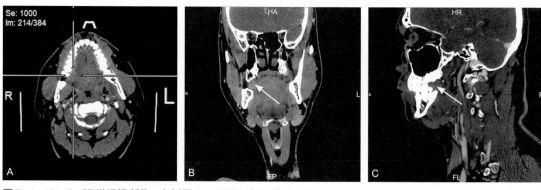

图7-1-18　A.CT增强横断位：右侧腭咽弓近翼下颌韧带处见软组织密度肿块影，直径约15mm，边界欠清。增强后病变强化明显。B.冠状位。C.矢状位

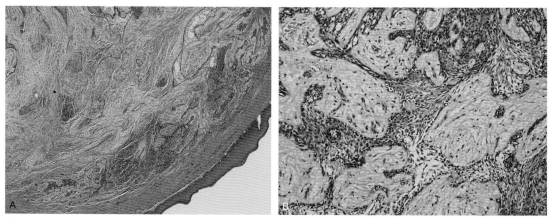

图7-1-19　A.病变位于黏膜下，局限于牙龈，肿瘤细胞排列成滤泡状、丛状，伴继发感染（40x）。B.肿瘤细胞互相连接成丛状，外周细胞排列较整齐，中央细胞排列疏松（200x）

（2）颌面部CT增强：右侧腭咽弓近翼下颌韧带处见软组织密度肿块影，直径约15mm，边界欠清。增强后病变强化明显（图7-1-18）。

【初步诊断】　右腭部肿物。

【治疗】　全麻下行"右腭部肿物切除术+17、18拔除术"：沿腭部肿物边缘外0.5cm范围完整切除肿物，送术中冰冻病理。提示："右腭部"黏膜下见上皮性肿瘤，性质待定，外周性牙源性肿瘤待排，具体待石蜡及酶标。拔除17、18，术区冲洗，严密止血，缝合关闭创口。

【病理检查】　送检为一瘤样组织，一侧被覆黏膜组织，1.5cm×1.5cm×1cm，灰白色。镜下见黏膜上皮下纤维组织内呈巢团状或呈条索状排列的肿瘤细胞，上皮巢周边为柱状细胞，呈栅栏状排列，中央细胞排列疏松，似星网状细胞。上皮团间纤维间质黏液变性，较多炎症细胞浸润（图7-1-19）。

【病理诊断】　"右腭部"骨外或外周成釉细胞瘤，ICD-O编码：9310/0，伴继发感染。

【随访】　患者手术后恢复良好，术后半年复查无特殊，肿瘤无复发（图7-1-20）。

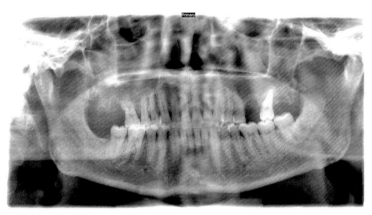

图7-1-20 右上颌术后改变,未见明显新生物(术后)

四、转移性成釉细胞瘤

病例46

患者,女性,17岁。右下颌骨成釉细胞瘤多次术后复发3个月。

【现病史】 患者5年前因右下颌骨膨隆于医院就诊,诊断"右下颌骨囊肿",行"右下颌骨囊肿开窗术",术后病理示:成釉细胞瘤。术后未及时复诊,术后2年右下颌骨再次出现膨隆,行第2次开窗引流。术后1年又一次出现右下颌区膨隆,再次手术治疗,具体手术方式不详。现患者再次感觉右下颌区膨隆,门诊行CT及MRI检查,结果示:右下颌升支囊实性占位,伴右腮腺深叶及颈Ⅱ区结节:复发性成釉细胞瘤伴转移可能。

【专科检查】 面部左右不对称,右颌下区膨隆,局部可触及一约5 cm×6 cm大小肿物,质硬,不活动,无明显触压痛,肿物表面皮肤可见一长约6 cm的术后瘢痕,张口度及张口型正常,右下颌磨牙缺损,局部可见术后改变,未见明显红肿渗出。右侧颈部可及肿大淋巴结,较大者直径约3.0 cm,活动度可,与周围组织无明显粘连,触诊质中,触痛(-)。

【辅助检查】

(1)曲面体层片:右下颌骨术后改变,体部及升支多房性异常低密度影,边界尚清,无明显骨白线(图7-1-21)。

(2)颌面部CT增强:右下颌骨角部骨质膨隆,内为骨性密度,右下颌升支至冠突膨隆内可见低密度影,境界清楚,范围约2 cm×1.9 cm。增强后见明显不均匀强化,C-为26,45 Hu,C+为140,60 Hu,边缘局部骨皮质不连续。颅底结构未见明显异常。右颌下腺未见。右侧腮腺深叶及颈Ⅱ区见环形强化结节影,较大者直径32 mm(图7-1-22)。

(3)颌面部MRI增强:右下颌骨角部骨质膨隆,内髓腔信号均匀,T1WI及T2WI均呈高信号,抑脂后呈低信号,右下颌升支至冠突膨隆内可见类圆形团块,境界清楚,直径约2 cm,T2WI呈混杂高信号,T1WI呈等到底信号,增强后见明显不均匀强化。颅底结构未见明显异常。右

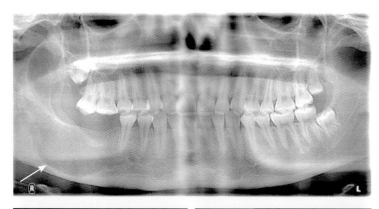

图7-1-21　右下颌骨术后改变,体部及升支多房性异常低密度影,边界尚清,无明显骨白线

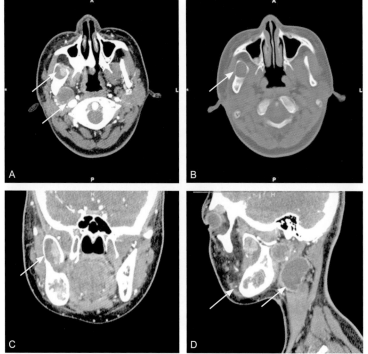

图7-1-22　A. CT增强横断位(软组织窗):右下颌升支至冠突膨隆内可见异常软组织团块影,境界清楚,明显不均匀强化,边缘局部骨皮质不连续。B. CT增强横断位(骨窗):右下颌骨角部骨质膨隆,内为骨性密度。C. CT增强冠状位。D. CT增强矢状位:右侧腮腺深叶及颈Ⅱ区颊环形强化结节影

颌下腺未见。右侧腮腺深叶及颈Ⅱ区见环形强化结节影,较大直径32 mm(图7-1-23)。

　　【初步诊断】　右下颌骨成釉细胞瘤术后复发。

　　【治疗】　全麻下行"右下颌骨边缘性切除术+右肩胛舌骨上颈淋巴结清扫术":沿原下颌、腮腺区瘢痕切开,翻瓣,充分暴露肿物,见肿物向下累及颈中部,上至腮腺深叶下颌骨后份,行右肩胛舌骨上颈淋巴结清扫术。送术中冰冻病理提示:"右颈部"淋巴组织背景内见多囊性上皮肿瘤,呈成釉细胞瘤图像,含黏液细胞;送检"颈深中"淋巴结1只为阴性(-)。于下颌升支中缝行"L"切口,将喙突、部分下颌骨及肿物彻底切除,送病理检查;严密止血,术区置负压引流,关闭术创。

　　【病理检查】　送检为部分节段切除下颌骨组织及右颈部肿物。下颌骨局部膨隆,切面见

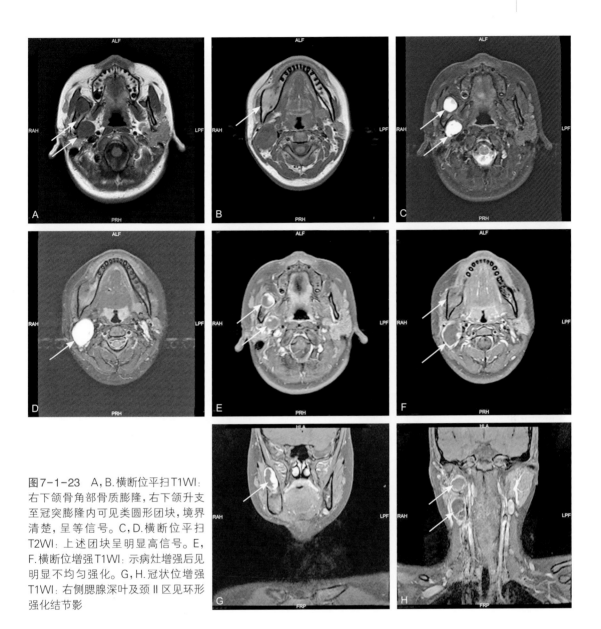

图7-1-23　A，B.横断位平扫T1WI：右下颌骨角部骨质膨隆，右下颌升支至冠突膨隆内可见类圆形团块，境界清楚，呈等信号。C，D.横断位平扫T2WI：上述团块呈明显高信号。E，F.横断位增强T1WI：示病灶增强后见明显不均匀强化。G，H.冠状位增强T1WI：右侧腮腺深叶及颈Ⅱ区见环形强化结节影

一囊实性肿块，淡黄色，质脆。右颈部肿物大小约7 cm×5 cm×3 cm，灰红，切面呈囊实性，内含清亮黏稠液体。镜下见颌骨内病变为囊实性上皮性肿瘤，肿瘤细胞排列呈丛状、片状，周边细胞排列整齐，中央细胞呈梭形、多角形，排列疏松，局部囊性变。间质疏松，细胞较少，血管丰富。右颈部肿物为一淋巴结组织，内见多囊性上皮性肿瘤，细胞温和，无明显异型，核分裂象罕见，排列呈成釉细胞瘤图像（图7-1-24）。

【病理诊断】　"右下颌骨"成釉细胞瘤（丛状型为主），局部伴囊性变。

"右颈部淋巴结"结合右下颌骨病变，考虑为转移性成釉细胞瘤，ICD-O编码：9310/3。

【随访】　患者手术后恢复良好，术后半年复查，肿瘤无复发。

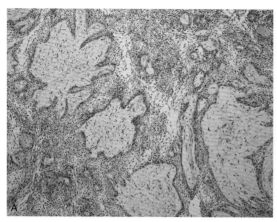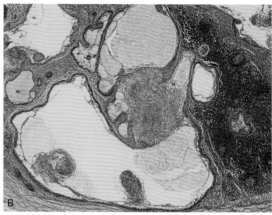

图7-1-24 A.肿瘤细胞增殖呈片状、丛状，周边细胞排列整齐，中央细胞排列疏松。间质细胞较少，富含血管（100x）。B.淋巴结内见肿瘤性上皮巢，上皮巢周边细胞栅栏状排列，中央细胞排列疏松，伴囊性变，细胞异型不明显，核分裂象罕见（40x）

诊疗要点

　　成釉细胞瘤（ameloblastoma）最初被称为釉质上皮瘤或牙釉质瘤，直到1930年Ivy和Churchill正式将其更名为成釉细胞瘤，并沿用至今。成釉细胞瘤的组织起源目前仍有争议，多数观点认为成釉细胞瘤是由釉质器或牙板上皮发生而来，也有人认为牙周膜内上皮残余或口腔黏膜基底细胞是成釉细胞瘤的组织来源。此外，始基或含牙囊肿转变、口腔黏膜上皮异位也可导致成釉细胞瘤的发生。

　　■ **临床表现**　成釉细胞瘤患者早期多无明显自觉症状，直至肿瘤增大引起牙松动移位、咬合错乱，甚至是颌面部畸形才被发现。伴随着肿瘤的逐渐增大，正常的颌骨骨皮质逐渐被破坏变薄，严重者肿瘤可突破骨皮质而进入周围软组织当中。上颌骨大型成釉细胞瘤可造成上颌窦、鼻泪管、鼻腔和眼功能障碍，引起鼻塞、眼球移位和/或突出、流泪等临床症状。下颌骨的巨大肿瘤则引起下颌运动异常，影响正常咀嚼、呼吸及吞咽功能。

　　■ **鉴别诊断**　体积较小、未突破骨皮质的成釉细胞瘤与牙源性囊肿较难区分，成釉细胞瘤穿刺可抽出褐色囊液，而颌骨牙源性囊肿多可抽出淡黄色囊液。但囊液特点不能作为成釉细胞瘤和牙源性囊肿特异性的鉴别特征，还需切除部分肿瘤组织做病理检查方能准确鉴别。成釉细胞瘤还需与牙源性腺样瘤相鉴别，后者好发于上颌尖牙区，X线表现为单房阴影伴钙化灶或含牙，肿瘤切除后罕见复发。其他如牙骨质纤维瘤、牙源性钙化上皮瘤、牙源性钙化囊肿等也可在X线上表现为类似成釉细胞瘤伴钙化灶的特征，这些肿瘤的鉴别通常需要依靠病理检查。

　　■ **治疗**　单囊型成釉细胞瘤约占全部成釉细胞瘤10%，与其他类型的成釉细胞瘤相比，其局部侵袭性及复发率较低，可在首次手术时根据病变大小及患者依从性等进行综合分析后,尝试开窗减压术或肿瘤刮除术,同时磨除部分骨壁以降低复发风险。目前较为一致的观点是,除单囊型成釉细胞瘤在首次手术时可尝试开窗或刮除术外,其他类型的成釉细胞瘤手术切除范围应在肿瘤外0.5 cm处,切除后颌骨缺损,视缺损大小可采用游离髂骨、血管化髂骨或腓骨加以修复。对于高龄或有多个伴发疾病不能耐受长时间手术,或因条件有限无法同期行骨移植修复者,可用重建板或其他人工替代材料植入缺损区,以保持间隙,后期再行骨移植修复手术。

传统观点认为成釉细胞瘤存在恶变可能,并将恶性成釉细胞瘤定义为成釉细胞瘤发生转移,无论原发灶还是转移灶,其组织病理学上均表现为良性成釉细胞瘤特点。值得注意的是,2017版的WHO新分类中,转移性成釉细胞瘤被划归为良性肿瘤,同时提示放化疗对患者预后并无获益,手术治疗才是转移性成釉细胞瘤行之有效的治疗手段。恶性成釉细胞瘤与原发的成釉细胞癌不同,原发成釉细胞癌是一种罕见的牙源性上皮性恶性肿瘤,具有成釉细胞瘤的组织学特征,并表现出细胞异型性,而不论是否存在转移。原发成釉细胞癌的治疗应采取手术切除和术后放疗相结合的综合治疗方案。

参考文献

[1] El-Naggar AK. Editor's perspective on the 4th edition of the WHO head and neck tumor classification[J]. J Egypt Natl Canc Inst, 2017, 29(2): 65-66.

[2] Kreppel M, Zoller J. Ameloblastoma-Clinical, radiological, and therapeutic findings[J]. Oral Dis, 2018, 24(1-2): 63-66.

[3] Loyola AM, Cardoso SV, de Faria PR, et al. Ameloblastic carcinoma: a Brazilian collaborative study of 17 cases[J]. Histopathology, 2016, 69(4): 687-701.

[4] Almoznino G, Zadik Y, Vered M, et al. Oral and maxillofacial pathologies in young- and middle-aged adults[J]. Oral Dis, 2015, 21(4): 493-500.

[5] Black CC, Addante RR, Mohila CA. Intraosseous ameloblastoma[J]. Oral Surg Oral Med Oral Pathol Oral Radiol Endod, 2010, 110(5): 585-592.

[6] Laborde A, Nicot R, Wojcik T, et al. Ameloblastoma of the jaws: management and recurrence rate[J]. Eur Ann Otorhinolaryngol Head Neck Dis, 2017, 134(1): 7-11.

[7] Weitz J, Bauer FJ, Hapfelmeier A, et al. Accuracy of mandibular reconstruction by three-dimensional guided vascularised fibular free flap after segmental mandibulectomy[J]. Br J Oral Maxillofac Surg, 2016, 54(5): 506-510.

[8] Almeida Rde A, Andrade ES, Barbalho JC, et al. Recurrence rate following treatment for primary multicystic ameloblastoma: systematic review and meta-analysis[J]. Int J Oral Maxillofac Surg, 2016, 45(3): 359-367.

[9] Sham E, Leong J, Maher R, et al. Mandibular ameloblastoma: clinical experience and literature review[J]. ANZ J Surg, 2009, 79(10): 739-744.

[10] Au SW, Li KY, Choi WS, et al. Risk factors for recurrence of ameloblastoma: a long-term follow-up retrospective study[J]. Int J Oral Maxillofac Surg, 2019, 48(10): 1300-1306.

[11] Kelppe J, Hagstrom J, Sorsa T, et al. Ameloblastoma: a retrospective single institute study of 34 subjects[J]. Acta Odontol Scand, 2019, 77(1): 82-87.

[12] Al-Rawi NH, Al-Siraj AK, Majeed AH. Comparison of osteoclastogenesis and local invasiveness of ameloblastoma and keratocystic odontogenic tumor[J]. Eur J Dent, 2018, 12(1): 36-42.

第二节 牙源性钙化上皮瘤
Calcifying Epithelial Odontogenic Tumour

牙源性钙化上皮瘤(calcifying epithelial odontogenic tumour, CEOT)最早在1955年由Pindborg报道,因此又称为Pindborg瘤,是良性的牙源性上皮性肿瘤,可恶变。牙源性钙化上皮瘤较为少见,约占牙源性肿瘤的1%,其平均发病年龄为36.9岁,无明显性别差异。CEOT可分为骨内型(占95%)和骨外型两种,下颌骨发生率约为上颌骨的2倍,其中以磨牙区最常累及。CEOT以局部侵袭性和肿瘤内钙化淀粉样物质为主要特点,临床上多表现为无痛性肿块,逐渐增大,后期可发生牙齿松动移位、咬合错乱,甚至是颌面部畸形等症状。CEOT在X线上多表现为颌骨内不规则的透射影,呈单房或多房,病变内可伴有未萌出的牙齿和大小不等的钙化灶。CEOT常被误诊,或因治疗不当而导致复发。手术切除是治疗CEOT的有效手段,需在肿瘤边界外0.5 cm切除。

病例47

患者,女性,71岁。下颌骨膨隆逐渐加重5年。

【现病史】 患者约5年前自觉下颌骨舌侧膨隆,约"黄豆"大小,无疼痛不适等自觉症状,未行特殊诊疗,膨隆逐渐增大。1周前活检提示:"前磨牙区及切牙区"均为黏膜慢性炎,上皮下炎性肉芽组织形成,表面上皮瘤样增生及轻度异常增生,请结合临床。

【专科检查】 面部外形基本对称。张口度及张口型正常,下颌骨约45～33对应舌侧膨隆,表面黏膜无破溃,质地硬,扪压自龈缘有少许黄白色脓液溢出,略痛。下唇无麻木感,双侧颌下及颈部未及明显肿大淋巴结。

【辅助检查】

(1)曲面体层片:右侧下颌骨近中线偏上缘骨质膨胀伴密度异常,边界不清,受累牙根无明显吸收(图7-2-1)。

(2)颌面部CT增强:右侧下颌骨近中线偏上缘骨质膨胀伴密度异常,大小约19 mm × 20 mm,局部呈软组织状改变及致密影,向颊、舌侧膨隆,增强后病灶无明显强化,周围未见明显软组织肿块影。病变周壁骨皮质变薄,与周围软组织分界清。颈部未见明显肿大淋巴结影。左侧上颌窦内黏膜结节样增厚(图7-2-2)。

【初步诊断】 下颌骨肿物。

【治疗】 全麻下行"下颌骨肿物扩大切除术":于31远中至45远中切开牙龈,唇颊侧翻瓣,暴露肿物,见肿物为颌骨来源,内含灰白色软组织,于肿物外0.5 cm扩大切除,保留下颌骨

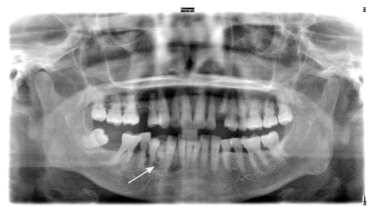

图7-2-1 右侧下颌骨近中线偏上缘骨质膨胀伴密度异常,边界不清,受累牙根无明显吸收(术前)

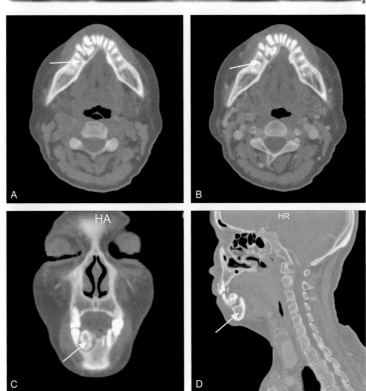

图7-2-2 A.CT平扫横断位:右侧下颌骨近中线偏上缘骨质膨胀伴密度异常,局部呈软组织状改变及致密影。B.CT增强横断位:无明显强化。C,D.CT增强冠状位、矢状位

连续性。送术中冰冻病理。提示:见散在上皮团,细胞有异型,恶性不能除外,请结合临床。严密止血,冲洗,严密缝合。

【病理检查】 送检为边缘切除的部分下颌骨及周围软组织,5.5 cm×4.5 cm×2.5 cm,下颌骨局部颊舌向膨隆,切面灰白。镜下见肿瘤细胞排列成小的巢团状、条索状。细胞界限清楚,胞浆丰富、嗜伊红,胞核可为单个或多个,染色质细呈颗粒状,核多形性明显,但核分裂象少见。细胞之间见淡嗜伊红均质的淀粉样物质沉积,常伴同心圆样钙化(图7-2-3 A)。

【病理诊断】 "下颌骨"牙源性钙化上皮瘤,ICD-O编码:9340/0。

【随访】 患者手术后恢复良好,术后半年复查无特殊,肿瘤无复发(图7-2-3 B)。

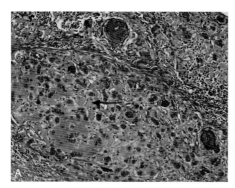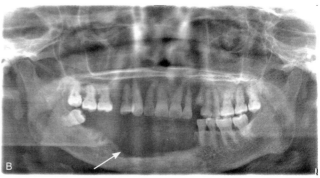

图7-2-3　A.肿瘤细胞呈小巢状分布，细胞胞浆丰富，核有异型但核分裂象少见，细胞之间见淡嗜伊红淀粉样物质沉积（黑色箭头），局部可见同心圆状钙化（蓝色箭头）（200x）。B.下颌骨术后改变，术区无明显异常（术后）

诊疗要点

牙源性钙化上皮瘤（Calcifying epithelial odontogenic tumour, CEOT）旧称"非典型成釉细胞瘤""恶性牙瘤"等。1955年Pindborg首先将其作为一种独立的肿瘤命名，因此CEOT又称Pindborg瘤。尽管CEOT明显属于牙源性，但其组织发生目前尚未明确。CEOT具有特殊肿瘤结构、细胞特征和生物学行为。CEOT在病理学上表现为组织形态变异大，瘤细胞由形态不定的上皮细胞和纤维间质组成。

■ **临床表现**　牙源性钙化上皮瘤在临床上较少见，仅占所有牙源性肿瘤的不到1%。CEOT好发于20～60岁成年人，无明显性别差异，下颌较上颌多见，以磨牙区最常被累及。CEOT临床症状上无特征表现，容易被误诊，且极易复发。CEOT早期多为无痛性肿块，逐渐增大。初期可无明显自觉症状，后期因肿瘤增大，进行性破坏颌骨，继而引起牙松动移位、颌面部畸形等。上颌病变还可引起鼻塞、鼻出血、头痛等症状。CEOT具有与成釉细胞瘤相似的侵袭特性，不同的是，其局部侵袭主要体现在肿瘤包膜和周围结缔组织上，而非颌骨的骨松质。

■ **鉴别诊断**　CEOT需与成釉细胞瘤、牙源性角化囊肿、含牙囊肿等相鉴别。CEOT可出现边缘骨壁连续性中断，而成釉细胞瘤和其他的牙源性囊肿多在颊舌侧膨隆明显时才出现骨皮质不连续。当病变内出现钙化物时，应与囊性牙瘤、牙源性钙化囊性瘤、腺样瘤、骨化纤维瘤鉴别。囊性牙瘤的致密影像常为组合性牙瘤，囊腔其他部位一般无散在钙化点。牙源性钙化囊性瘤好发于前牙区，边界清晰，钙化影像多集中在病变的一侧。牙源性腺样瘤好发于上颌尖牙区，边界清晰，包膜完整连续，多含发育完全的恒尖牙，两侧囊壁包绕牙根呈"漏斗状"。骨化纤维瘤为非牙源性肿瘤，一般不含牙。

■ **治疗**　手术切除是治疗CEOT的有效手段。骨外型CEOT的治疗与外周型成釉细胞瘤类似，需在肿瘤安全边界外0.5 cm处将肿瘤与周围的口腔黏膜、骨膜一并切除，其软组织边界可行冰冻病理检查，以确保边界阴性。文献报道骨内型CEOT的复发率约为10%～15%，其预后相对较好。一般主张在肿瘤外0.5 cm的骨组织内进行截骨，也有主张应在肿瘤外1.0 cm处正常骨质内进行截骨。根据缺损大小，骨缺损区可行血管化髂骨、腓骨移植或非血管化髂骨游离移植加以修复。

以往认为CEOT生物学行为与成釉细胞瘤相似，具有较强的局部侵袭性。近年来，越来越多的证据表明，与成釉细胞瘤相比，CEOT的骨侵袭能力相对较弱，临床上已有观点认为不必推荐广泛的颌骨切除手术，而是尽量保存颌骨的连续性，减少正常骨组织的切除范围。但仍需特别注意的是，上颌骨CEOT较下颌骨CEOT具有更高的侵袭性和复发率（约为下颌的3倍），更易侵袭周围组织结构，故发生在上颌的CEOT的治疗还是推荐扩大切除。牙源性钙化上皮瘤可能发生恶变，尤其是多次复发者，可在CEOT的基础上转化为腺鳞癌和鳞状细胞癌，因此建议术后长期随访。

参考文献

[1] Philipsen HP, Reichart PA. Calcifying epithelial odontogenic tumour: biological profile based on 181 cases from the literature[J]. Oral Oncol, 2000, 36(1): 17-26.

[2] Misra SR, Lenka S, Sahoo SR, et al. Giant pindborg tumor (calcifying epithelial odontogenic tumor): an unusual case report with radiologic-pathologic correlation[J]. J Clin Imaging Sci, 2013, 3(Suppl 1): 11.

[3] Demian N, Harris RJ, Abramovitch K, et al. Malignant transformation of calcifying epithelial odontogenic tumor is associated with the loss of p53 transcriptional activity: a case report with review of the literature[J]. J Oral Maxillofac Surg, 2010, 68(8): 1964-1973.

[4] Venkateswarlu M, Geetha P, Lakshmi Kavitha N. CT imaging findings of a calcifying epithelial odontogenic tumour[J]. Br J Radiol, 2012, 85(1009): e14-e16.

[5] Friedrich RE, Zustin J. Calcifying epithelial odontogenic tumour of the maxilla: a case report with respect to immunohistochemical findings[J]. In Vivo, 2011, 25(2): 259-264.

[6] Lee SK, Kim YS. Current concepts and occurrence of epithelial odontogenic tumors: II. calcifying epithelial odontogenic tumor versus ghost cell odontogenic tumors derived from calcifying odontogenic cyst[J]. Korean J Pathol, 2014, 48(3): 175-187.

[7] Goode RK. Calcifying epithelial odontogenic tumor[J]. Oral Maxillofac Surg Clin North Am, 2004, 16(3): 323-331.

[8] Cicconetti A, Tallarico M, Bartoli A, et al. Calcifying epithelial odontogenic (Pindborg) tumor. A clinical case[J]. Minerva Stomatol, 2004, 53(6): 379-387.

[9] Angadi PV, Rekha K. Calcifying epithelial odontogenic tumor (pindborg tumor)[J]. Head Neck Pathol, 2011, 5(2): 137-139.

第三节　牙源性腺样瘤
Adenomatoid Odontogenic Tumour

牙源性腺样瘤（adenomatoid odontogenic tumour, AOT）又称为腺成釉细胞瘤，是良性上皮性牙源性肿瘤。WHO将AOT定义为由形态结构多样的牙源性上皮及成熟的结缔组织间质构成的缓慢生长的良性肿瘤。AOT较为少见，占全部牙源性肿瘤的3%～7%左右。该肿瘤多发生于10～30岁，女性发病率约是男性的两倍。牙源性腺样瘤可分为中心型（骨内型）和外周型（骨外型）两种，95%以上的AOT发生于骨内，发生于上颌骨者约为下颌骨的两倍。临床上该病患者多无症状，肿瘤生长缓慢，后期可伴有颌骨膨隆及疼痛，牙松动移位，一般不伴有牙根吸收。影像学上病变多表现为界限清楚的密度减低影，伴点状钙化物及未萌牙，与含牙囊肿难以鉴别。AOT首选治疗方法为肿物完整切除或者刮除术。本病预后较好，复发率较低。

病例48

患者，男性，65岁。右下颌骨肿胀膨隆半年。

【现病史】　患者半年前无明显诱因发现右侧下颌肿胀膨隆，逐渐加重，曾于医院就诊，未行治疗。近期进食牙齿疼痛，无口周麻木症状，其余未见异常。

【专科检查】　颌面部不对称，右侧下颌骨肿胀膨隆，表面皮肤颜色正常，皮温稍高。张口度及张口型正常，34～47区前庭沟变浅，可及膨隆性肿物，大小约3 cm×4 cm，按压乒乓球样感，表面黏膜正常，边界清晰。双侧颌下区及颈部未及明显肿大淋巴结。

【辅助检查】

曲面体层片：下颌骨34～47区见囊性骨质密度减低影，边界清楚，边缘可见小切迹，颌骨膨胀明显，病损区牙呈截断状吸收，病变内可见少许点状钙化影像。44埋伏于病变内（图7-3-1）。

【初步诊断】　下颌骨囊性病变。

【治疗】　全麻下行"下颌骨节段切除术+右髂骨肌瓣转移修复术"：沿下颌骨下缘1～2 cm设计切口，切开，翻瓣，见骨质膨隆，局部骨质破坏，连续性中断，于36近中至47近中截断下颌骨，将肿物完整切除。送术中冰冻检查。提示："下颌骨"良性牙源性肿瘤，具体待石蜡。常规制取右侧血管化髂骨肌瓣，塑形，重建恢复下颌骨连续性及咬合关系，血管分别与面

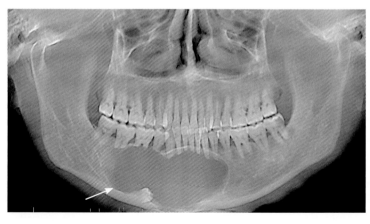

图7-3-1　下颌骨34～47区见囊性骨质密度减低影，边界清楚，边缘可见小切迹，颌骨膨胀明显，病损区牙呈截断状吸收，病变内可见少许点状钙化影像。44埋伏于病变内

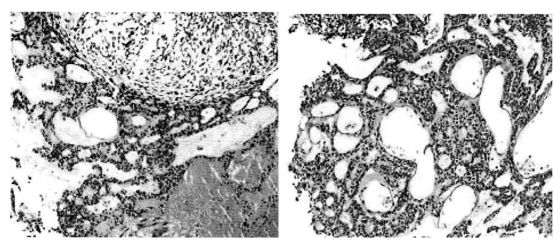

图7-3-2　镜下见肿瘤细胞排列呈实性上皮结节状或筛状/小梁状,部分区域呈囊性

动静脉吻合。冲洗术创,彻底止血,留置负压引流管,分层缝合,关闭创口。

　　【病理检查】　送检物为节段切除的下颌骨病灶组织,镜下见肿瘤细胞排列成实性上皮结节状或筛状/小梁状,部分区域呈囊性(图7-3-2)。

　　【病理诊断】　"下颌骨"牙源性腺样瘤,ICD-O编码:9300/0。

诊疗要点

　　牙源性腺样瘤(adenomatoid odontogenic tumor, AOT)起初被认为是变异的成釉细胞瘤,因此被冠以腺样成釉细胞瘤的称号。AOT的组织起源尚未完全明确,可能来源于成釉器上皮,也可能来源于牙板上皮剩余。

　　AOT主要发生于10~30岁的年轻人,30岁后的病例相当少见,女性发病率约为男性的2倍。该病好发于上颌骨,其发病率是下颌骨的2倍,好发部位为前牙区。大多数AOT较小,最大径一般不超过3 cm。临床上AOT患者多无明显症状,常在常规影像学检查或因牙齿未能正常萌出而进行影像学检查时发现。肿瘤逐渐增大后可引起颌骨的无痛性膨大。

　　■ 鉴别诊断　AOT在X线片上多表现为边界清楚的单房性透射影,伴钙化小点,与未萌出的恒牙(通常为尖牙)有关。滤泡型AOT与含牙囊肿表现相似,不同的是,其透射影有时沿着牙根向根尖方向延伸并超过釉牙骨质界。AOT的鉴别诊断还包括牙源性钙化上皮瘤、成釉细胞瘤等。牙源性钙化上皮瘤无包膜,有时可见多核瘤巨细胞,而AOT有明显且较厚的包膜。成釉细胞瘤无腺管样结构,也无嗜伊红均质样物,具有局部浸润性,而AOT的实性上皮团块周围细胞可为柱状细胞,呈花瓣样结构,但无中心星网状细胞,不具有局部浸润性。

　　■ 病理学特征　AOT边界清楚,肿瘤常具有较厚的纤维包膜。镜下可见肿瘤由梭形上皮细胞和纤维间质两部分构成,上皮成分表达上皮标记物,间质成分表达间质标记物。上皮细胞排列呈片状、条带状或旋涡状团块,形成多种不同的形态结构:① 结节状实性细胞巢:细胞为梭形或立方形,呈玫瑰花样,细胞巢中间有嗜酸性无定形物质;② 腺管状结构:立方状或柱状细胞,伴有核的极性排列,胞核远离腔面,腔内可有嗜酸性物;③ 小结节:多边形嗜酸性鳞状细胞,细胞间有细胞间桥和钙化团块以及淀粉样物质;④ 梁状或筛状结构:见于肿瘤的周边或实性细胞巢之间,细胞圆形或梭形,核染色深;⑤ 可见发育不良的牙本质、釉基质和牙骨质样物。

AOT是一种少见的牙源性良性肿瘤,其确诊常需要结合病理检查以及免疫组化检查。AOT因为有较厚的包膜,较易完整摘除或刮除,较少复发,预后良好。

参考文献

[1] Chrcanovic BR, Gomez RS. Adenomatoid odontogenic tumor:an updated analysis of the cases reported in the literature[J]. J Oral Pathol Med, 2019, 48(1):10-16.

[2] Karam Genno N, Aoun N, El Toum S. Adenomatoid odontogenic tumor associated with an impacted maxillary lateral incisor:a case report with five-year follow-up[J]. Case Rep Dent, 2017, 2017:1709492.

[3] Shukla P, Prabhu S, Jose M, et al. Comparative immunohistochemical study of Bcl-X in ameloblastoma, keratocystic odontogenic tumor and adenomatoid odontogenic tumor[J]. J Oral Maxillofac Pathol, 2017, 21(1):51-57.

[4] Sethi S, Kumar M, Aggarwal P, et al. A case report and short review on changing trends in the site of occurrence of adenomatoid odontogenic tumor:unravelling the past 15 years[J]. Dent Res J (Isfahan), 2016, 13(5):462-471.

[5] Jiang M, You M, Wang H, et al. Characteristic features of the adenomatoid odontogenic tumour on cone beam CT[J]. Dentomaxillofac Radiol, 2014, 43(6):20140016.

[6] Reichart PA, Philipsen HP, Khongkhunthian P, et al. Immunoprofile of the adenomatoid odontogenic tumor[J]. Oral Dis, 2017, 23(6):731-736.

[7] Bilodeau EA, Collins BM. Odontogenic cysts and neoplasms[J]. Surg Pathol Clin, 2017, 10(1):177-222.

[8] Bhatt R, Dave J, Nalawade TM, et al. Adenomatoid odontogenic tumour in mandible in a 14-year-old boy[J]. BMJ Case Rep, 2013:bcr 2013010287.

[9] Kalia V, Kalra G, Kaushal N, et al. Maxillary adenomatoid odontogenic tumor associated with a premolar[J]. Ann Maxillofac Surg, 2015, 5(1):119-122.

[10] de Matos FR, Nonaka CF, Pinto LP, et al. Adenomatoid odontogenic tumor:retrospective study of 15 cases with emphasis on histopathologic features[J]. Head Neck Pathol, 2012, 6(4):430-437.

[11] Philipsen HP, Reichart PA, Siar CH, et al. An updated clinical and epidemiological profile of the adenomatoid odontogenic tumour:a collaborative retrospective study[J]. J Oral Pathol Med, 2007, 36(7):383-393.

[12] Leon JE, Mata GM, Fregnani ER, et al. Clinicopathological and immunohistochemical study of 39 cases of adenomatoid odontogenic tumour:a multicentric study[J]. Oral Oncol, 2005, 41(8):835-842.

(侯劲松 田 臻 朱 凌)

第八章
良性上皮–间叶混合性牙源性肿瘤
Benign Mixed Epithelial and Mesenchymal Odontogenic Tumors

第一节　成釉细胞纤维瘤
Ameloblastic Fibroma

成釉细胞纤维瘤（ameloblastic fibroma, AF）是一种罕见的上皮细胞及外胚间充质组织混合性肿瘤，根据世界卫生组织（WHO）的分类，其定义为"由增生的牙源性上皮细胞和细胞外间质组织组成的肿瘤，类似于牙乳头，并具有不同程度的诱导改变和牙齿硬组织形成"。AF约占牙源性肿瘤的2.5%，好发于下颌骨后牙区，常见于儿童和年轻人，平均发病年龄15岁，无明显性别倾向。主要表现为颌骨无痛性、渐进性膨胀，偶有溃疡、疼痛、肿胀感。X线检查主要表现为单房或多房透射影，可含未萌牙，边界可见硬化边缘，不侵犯骨小梁，相邻牙可发生移位。AF治疗方法主要为摘除术或刮除术，对于大范围的多次复发的AF，可考虑颌骨节段性切除、同期颌骨重建的手术方法。需注意的是，AF有复发和恶变的可能，因此术后需要长期随访。研究表明，AF患者的年龄与恶变显著相关，与22岁以上患者相比，22岁以下的患者不太可能发生AF恶变。

病例49

患者，男性，12岁。右上颌骨成釉细胞纤维瘤外院开窗术后2个月余。

【现病史】　患儿家长半年前无意中发现患儿右侧面中部隆起，无疼痛麻木等不适症状，无牙齿松动，2个多月前于医院就诊，行相关检查后，在全麻下行"右上颌骨良性病变部分切除术＋开窗减压术＋拔牙术"，术后病理提示（右上颌骨）成釉细胞纤维瘤，医生建议进一步处置。口腔病理科会诊意见："右上颌骨"结合影像学表现，符合成釉细胞纤维瘤。

【专科检查】　面部左右不对称，右侧面部隆起，面上、中、下1/3比例协调，张口度及张口型正常，口内恒牙列，右上颌开窗术后改变，14、15缺失，开窗口缩小，黏膜无明显红肿渗出，右上颌骨颊侧可及膨隆，约4.0 cm×2.0 cm范围，颊侧骨皮质破坏，触诊实性肿块，质韧，局部界欠清，活动度差，触痛（－），腭部黏膜未见明显异常，左侧后牙牙列拥挤，25腭侧错位，35部分

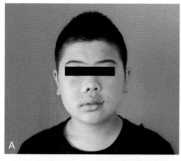
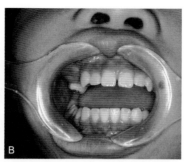
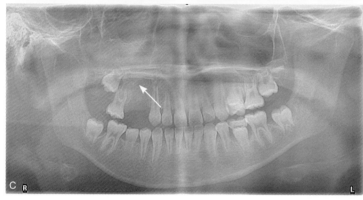

图8-1-1　A.面型不对称,右侧面中部轻度膨隆。B.右上颌术后改变,颊侧前庭沟可见膨隆。C.曲面体层片:右上颌骨术后改变,上颌骨异常密度占位影,边界欠清(术前)

萌出。双眼视物无重影,眼球活动正常,右侧鼻腔偶有堵塞感(图8-1-1 A,B)。颌下及颈部未及明显肿大淋巴结。

【辅助检查】

(1)曲面体层片:右上颌骨术后改变,上颌骨异常密度占位影,边界欠清(图8-1-1C)。

(2)颌面部CT增强示:右上颌骨成釉细胞纤维瘤开窗术后"右上颌骨"见膨胀性骨质破坏,约4.5 cm×2.6 cm,密度不均,增强后见分隔强化,C-为32 Hu,C+为40~68 Hu,病灶内见多发点状、线样高密度影,局部骨皮质欠连续,未见明显骨膜反应。病灶向上颌窦腔内膨隆,上颌窦腔缩小。周围软组织未见明显肿块影(图8-1-2)。

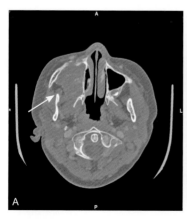
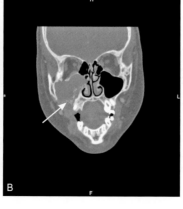

图8-1-2　A.右上颌骨见膨胀性骨质破坏,约5.0 cm×2.8 cm,其内见低密度影,CT值约26 Hu,病灶内见多发点状、线样高密度影,局部骨皮质欠连续,未见明显骨膜反应。B.病灶向上颌窦腔内膨隆,上颌窦腔缩小

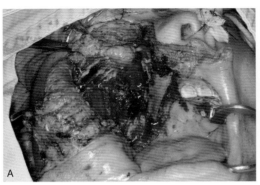
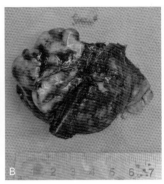

图8-1-3　A.完整切除肿瘤，清理窦腔黏膜，术中切缘均阴性。B.切除右上颌骨肿物大体观

【初步诊断】　右侧上颌骨成釉细胞纤维瘤外院开窗术后。

【治疗】　全麻下行"右上颌骨次全切除术+颅底肿瘤切除术+颧骨部分切除术"：口外设计Weber切口，行上颌骨次全切除术，术中见肿瘤累及蝶窦，仔细地自腔窦内剥离摘除，取切缘，送术中冰冻病理。提示："右上颌骨"送检组织内见牙源性上皮团及纤维成分，结合病史，符合成釉细胞纤维瘤。送检切缘冰冻切片均未见肿瘤细胞（-）。修整锐利骨尖、骨缘，冲洗术创，严密止血，软组织创面人工修复膜覆盖，碘仿油纱布打包，口外创口分层缝合，右侧鼻腔留置通气导管（图8-1-3）。

【病理检查】　送检为部分上颌骨及周围软组织，6.5 cm×6 cm×5 cm，颌骨向颊舌侧膨隆，切面见肿块，4.5 cm×4 cm×4 cm，灰白色，质嫩。镜下见肿瘤由上皮和间叶成分构成，类似于牙乳头的胚胎性黏液纤维组织内见狭长条索状或岛状牙源性上皮，这些条索通常由两层厚的立方或柱状细胞组成，上皮岛周边细胞呈栅栏状排列，中央细胞较少，排列疏松，类似于星网状层细胞。局部见散在的、团块状嗜伊红均质状矿化物，细胞核消失，为影细胞团，周围细胞丰富，增生活跃（图8-1-4）。

【病理诊断】　"右上颌骨"成釉细胞纤维瘤，ICD-O编码：9330/0，部分间叶细胞增生活跃。

【随访】　患者手术后恢复良好，术后半年复查，肿瘤无复发（图8-1-5）。

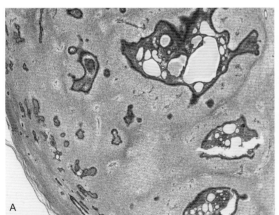
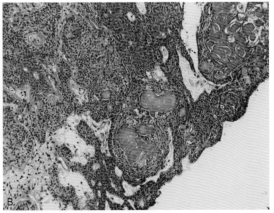

图8-1-4　A.胚胎性黏液纤维间叶组织内见牙源性上皮条索及上皮岛，细胞排列似岛状，呈成釉细胞瘤样图像（40x）。B.上皮团内见影细胞团块（200x）

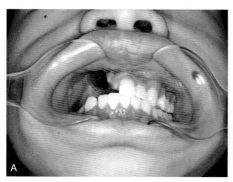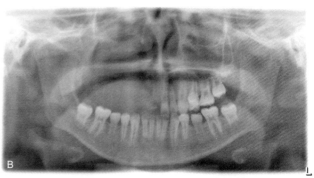

图8-1-5　A.右上颌骨次全切除术后观,口鼻腔相通,未见明显新生物。B.右上颌骨术后改变,术区骨质缺损,未见明显占位性改变

诊疗要点

　　成釉细胞纤维瘤(ameloblastic fibroma, AF)是罕见的牙源性良性肿瘤,主要表现为缓慢生长的无痛性肿块,偶伴疼痛。88%的AF发生在下颌骨后牙区,常见于儿童和年轻成人。AF没有特殊的放射学表现,通常呈单房型成釉细胞瘤样的扇形轮廓或多房型成釉细胞瘤样的肥皂泡外观,边界清晰,常伴有硬化边缘,可含未萌出的牙。颌骨颊舌侧皮质骨可能有扩张表现,但这种改变在2D图像上容易被忽视,因此,宜使用CT扫描评估肿瘤范围和侵袭情况。当怀疑有软组织侵犯时,应考虑核磁共振成像。AF的诊断主要依靠组织病理学检查,镜下可见肿瘤由上皮组织和间质组织组成,间质成分类似于牙乳头间充质成分,有星网状细胞和卵圆形细胞嵌在疏松基质中,上皮成分由立方状或柱状细胞排列成条索状或岛状,肿瘤细胞内没有明显的有丝分裂表现或牙体硬组织成分。

　　■ **鉴别诊断**　AF一般表现为无症状、缓慢生长的膨胀性颌骨肿物,因此,临床诊断时应注意与其他无症状生长的颌骨肿物相鉴别。鉴别诊断主要包括但不限于成釉细胞瘤、牙源性钙化上皮瘤、牙源性腺样瘤、牙瘤(旧分类中的成釉细胞纤维牙瘤)等。鉴别诊断主要依靠组织病理学来确诊,免疫组织化学诊断作用有限,Ki-67、p53和PCNA可作为区分AF是否发生恶性变转化的生物标志物,AF恶性变病例中这些标志物有较高的阳性率。

　　■ **治疗**　AF生长缓慢,小的肿瘤一般为边界清楚的单房型病变,大的肿瘤多为多房型改变,治疗后局部复发率约为16.3%～33.3%。AF治疗尚未有统一的共识,提倡针对具体情况制定手术方案,原则是在切除肿瘤的同时,注意保留邻近的重要结构。治疗方案的制定需要考虑患者年龄、病变范围和累及的组织情况。AF的侵袭性不及成釉细胞瘤,但也有复发和恶变报道,手术方式主要为局部刮除或摘除术,大多数文献都赞成最初采用保守的手术方案,对复发性病变、非常大的肿瘤或涉及上颌骨的肿瘤可进行更积极切除手术。对于儿童患者,局部摘除和刮除手术更为合适,以减少局部组织缺损引起的外形改变以及手术对儿童生长发育的影响,术后应长期追踪随访,随访过程中发现复发需做进一步处理,多次复发的病例需警惕局部恶性变可能。

本病例中，为15岁患者上颌骨发生的AF，病变范围较大（4.5 cm×2.6 cm），CT表现呈多房型，局部边界不清，累及筛窦和颧骨。考虑患者年龄、病变范围、病变位置，行上颌骨次全切除术较为合适，扩大切除肿瘤，后期赝复体修复上颌骨缺损或成年后自体骨移植修复上颌骨缺损。

参考文献

[1] Kumar RM, Bavle R, Srinath N, et al. Ameloblastic fibroma in a young adult[J]. J Oral Maxillofac Pathol, 2019, 23(Suppl 1)：63-65.

[2] Kramer IRH, Pindborg JJ, Shear M. Histological typing of odontogenic tumors[M]. In：WHO international histological classification of tumors 2nd. ed., Berlin：Springer Verlag, 1992：16-18.

[3] DeLair D, Bejarano PA, Peleg M, et al. Ameloblastic carcinosarcoma of the mandible arising in ameloblastic fibroma：a case report and review of the literature[J]. Oral Surg Oral Med Oral Pathol Oral Radiol Endod, 2007, 103(4)：516-520.

[4] Bertoni F, Del Corso G, Bacchini P, et al. Ameloblastic Fibrosarcoma of the mandible evolving from a prior Ameloblastic Fibroma after two years：an unusual finding[J]. Int J Surg Pathol, 2016, 24(7)：656-659.

[5] Y. Chen, J. Wang, T. Li. Ameloblastic fibroma：a review of published studies with special reference to its nature and biological behavior[J]. Oral Oncology, 2007, 43(10)：960-969.

[6] Darling MR, Daley TD. Peripheral ameloblastic fibroma[J]. J Oral Pathol Med, 2006, 35(3)：190-192.

[7] Buchner A, Vered M. Ameloblastic fibroma：a stage in the development of a hamartomatous odontoma or a true neoplasm? Critical analysis of 162 previously reported cases plus 10 new cases[J]. Oral Surg Oral Med Oral Pathol Oral Radiol, 2013, 116(5)：598-606.

[8] Muller S, Parker DC, Kapadia SB, et al. Ameloblastic fibrosarcoma of the jaws. A clinicopathologic and DNA analysis of five cases and review of the literature with discussion of its relationship to ameloblastic fibroma[J]. Oral Surg Oral Med Oral Pathol Oral Radiol Endod, 1995, 79(4)：469-477.

[9] Carroll C, Gill M, Bowden E, et al. Ameloblastic Fibroma of the Mandible Reconstructed with Autogenous Parietal Bone：Report of a Case and Literature Review[J]. Case Rep Dent, 2019：5149219.

第二节 牙 瘤
Odontoma

牙瘤（odontoma）是口腔中最为常见的牙源性肿瘤类型，约占牙源性肿瘤的50%以上，通常被认为是发育性异常（错构瘤），而不是真正的肿瘤。2017年WHO牙源性肿瘤新分类中将牙瘤归类为上皮及外胚间充质混合性肿瘤。牙瘤的病因未明，可能与乳牙创伤、炎症、感染、遗传异常、基因突变有关，常见于20岁以前的年轻人，性别差异较小，尖牙、上颌中切牙和第三磨牙是常见的受累牙齿。大多数牙瘤患者无自觉症状，常因牙萌出异常行X线检查发现。牙瘤的治疗主要采用手术刮除，预后良好，少见复发，越早发现、越早治疗对阻生牙的影响越小。

一、组合型牙瘤

病例50

患者,男性,6岁。发现左侧下颌骨病变2周余。

【现病史】　患儿两周前因治疗牙齿需要,于外院拍摄曲面体层片,提示左侧下颌骨占位可能,无特殊不适。

【专科检查】　面部左右对称,面上、中、下1/3比例协调。张口度及张口型正常,口内混合牙列,16、26、36、46萌出。71、72颊侧可及骨质膨隆,黏膜菲薄,范围约1.5 cm×1 cm;7A、7B松动(－),叩(－),龈缘无红肿渗出。

【辅助检查】

曲面体层片:71、72、73根尖区域可见高密度影,内结构较为混乱,界限尚可,其下未见恒牙胚(图8-2-1)。

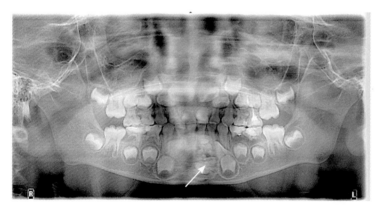

图8-2-1　左下乳1到左下乳3根方见硬组织密度团块,界限清晰,内见结节状钙化物(术前)

【初步诊断】　左侧下颌骨肿物(牙瘤可能)。

【治疗】　全麻下行"左侧下颌骨肿物切除术":于71、72颊侧切开牙龈,翻瓣暴露骨面,去除部分骨质,完整挺出肿物,见其内含不同发育程度牙组织,送石蜡病理。严密止血,冲洗,缝合。

【病理检查】　送检为畸形牙样组织一堆,1.8 cm×1.5 cm×0.8 cm,灰白色,质硬。镜下见多个牙样结构,牙本质、牙釉质、牙骨质及牙髓组织排列如正常牙,但形态、大小不一,发育不良(图8-2-2)。

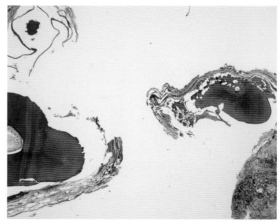

图8-2-2　多个畸形牙样小体,牙体组织排列如正常牙(20x)

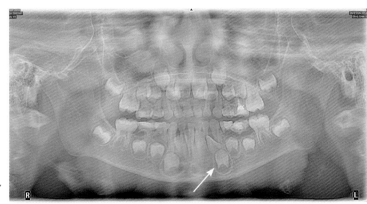

图8-2-3 左下颌骨术后改变,未见明显异常密度增高影(术后)

【病理诊断】 组合型牙瘤,ICD-O编码:9281/0。

【随访】 患者手术后恢复良好,术后半年复查,肿瘤无复发(图8-2-3)。

二、混合型牙瘤

病例51

患者,男性,11岁。拍片发现左下颌无痛性肿物1个月余。

【现病史】 患者1个月前因左下第一磨牙迟萌行曲面体层片检查,发现左下颌骨高密度影占位,伴恒牙未萌出,无下颌骨膨隆,既往无疼痛、下唇麻木、破溃出血等症状。

【专科检查】 面型左右基本对称,面上、中、下1/3比例协调。左侧下颌体部软组织未见肿胀,局部无压痛,未及乒乓感或波动感。双侧下唇触痛觉对称。张口度及张口型正常,口内混合牙列,36未见,75无松动,无叩痛。磨牙后区牙龈无红肿,无破溃渗血,颊舌侧下颌骨略肿胀,无压痛。双侧颌下及颈部未及明显肿大淋巴结。

【辅助检查】

曲面体层片:36阻生,远中混合不均匀高密度影,37恒牙胚未见(图8-2-4)。

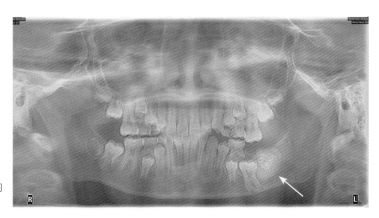

图8-2-4 36阻生,远中混合不均匀高密度影,37恒牙胚未见

【初步诊断】　左侧下颌骨混合型牙瘤。

【治疗】　全麻下行"左下颌骨肿物切除术"：沿左下颌颊侧牙龈切开翻瓣，暴露骨面，去骨暴露肿物，彻底刮除，术中未见神经暴露，未损伤恒牙胚；修整边缘骨质，止血，冲洗术创，严密关闭创口。

【病理检查】　送检为硬组织，大小约3 cm×2 cm×1 cm，灰白色。镜下见红染的牙本质样物质混杂排列，互相连接，内见牙本质小管。牙本质团块之间见不规则腔隙，内含弱嗜碱性泡状物质，呈网格状或鱼鳞状，为脱钙后残留的牙釉质。另见有嗜碱性反折线的牙骨质样物质。部分牙体组织排列如正常牙（图8-2-5）。

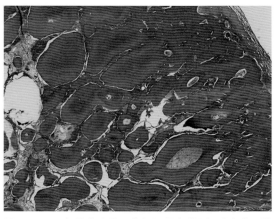

图8-2-5　各种成分的牙体组织混杂排列，融合成团块（40×）

【病理诊断】　"左下颌骨"混合型牙瘤，ICD-O编码：9282/0。

【随访】　患者手术后恢复良好，术后半年复查，肿瘤无复发。

诊疗要点

■　**诊断**　牙瘤（odontoma）由各种牙齿组织成分组成，是完全分化的上皮细胞和间充质细胞在生长形成成釉细胞和成牙本质细胞过程中发生的异常。根据牙齿组织成分排列情况主要分为两类：组合型牙瘤和混合型牙瘤。组合型牙瘤由类似正常牙齿组织成分有序排列的畸形牙组成，混合型牙瘤则由无序分布的牙体组织成分组成。此外，偶有部分病变也可由组合型牙瘤和混合型牙瘤组成。从流行病学上分析，组合型牙瘤较为常见，常见位置为上颌切牙和尖牙区，其次是下颌前部和后部，混合型牙瘤常见于下颌第二磨牙和第三磨牙区域。临床上牙瘤通常是缓慢、无痛性生长的颌骨病变，常规X线检查发现，通常表现为单房型肿物，可包含多个微小牙齿样结构的阻射影或被薄的透射边缘包围的不透射致密团块状物质，病变往往位于未萌出牙齿的根部之间或者乳恒牙列之间。组合型牙瘤很少与其他疾病相混淆，而混合型牙瘤影像学上可能与骨瘤或颌骨其他钙化性疾病（如纤维发育不良、骨化纤维瘤）相混淆。

■　**治疗**　牙瘤具有良性特征和有限的增长潜力，手术切除是临床治疗的有效手段，缺乏治疗的牙瘤往往导致组织退化、囊肿形成、牙齿萌出障碍、下颌骨骨折，牙瘤暴露口腔中或引起感染。范围较小的牙瘤可直接手术刮除。临床上可根据具体情况来选择是否保留阻生牙，术中应尽量保护受影响的恒牙，必要时辅助正畸治疗。研究发现，牙瘤切除后75%的相关阻生牙会逐渐萌出，因此应仔细评估是否拔除受累阻生牙。一些罕见病例中的巨大牙瘤可以产生明显的骨皮质膨胀，导致局部肿胀和面部不对称、张口受限、疼痛、牙齿移位，手术时应注意手术入路的选择，及考虑余留的下颌骨发生骨折的可能。因此，早期诊断、早期处理有利于最大限度地减少潜在并发症。

参考文献

[1] Soluk Tekkesin M, Pehlivan S, Olgac V, et al. Clinical and histopathological investigation of odontomas：review of the literature and presentation of 160 cases[J]. J Oral Maxillofac Surg, 2012, 70(6)：1358-1361.

[2] Isola G, Cicciu M, Fiorillo L, et al. Association Between Odontoma and Impacted Teeth[J]. J Craniofac Surg, 2017, 28(3)：755-758.

[3] Yassin OM. Delayed eruption of maxillary primary cuspid associated with compound odontoma[J]. J Clin Pediatr Dent, 1999, 23(2)：147-149.

[4] Morning P. Impacted teeth in relation to odontomas[J]. Int J Oral Surg, 1980, 9(2)：81-91.

[5] Park JC, Yang JH, Jo SY, et al. Giant complex odontoma in the posterior mandible：A case report and literature review[J]. Imaging Sci Dent, 2018, 48(4)：289-293.

[6] Bueno NP, Bergamini ML, Elias FM, et al. Unusual giant complex odontoma: a case report[J]. J Stomatol Oral Maxillofac Surg, 2020, 121(5)：604-607.

第三节　成釉细胞纤维牙瘤
Ameloblastic Fibro-odontoma

　　成釉细胞纤维牙瘤（ameloblastic fibro-odontoma, AFO）是一种膨胀性生长、进展缓慢的牙源性肿瘤，占颌骨肿瘤的0.3%～1.7%。2005年世界卫生组织（WHO）肿瘤分类（第三版）将其定义为"一种由细胞外间质组织中增殖的牙源性上皮细胞组成的肿瘤，具有不同程度的诱导性改变和牙齿硬组织形成"。成釉细胞纤维牙瘤是一种结合软硬组织成分的病变，伴有牙本质和牙釉质。在极少数病例中，只有牙本质存在，则肿瘤称为成釉细胞纤维牙本质瘤。2017年WHO牙源性肿瘤新分类中认为成釉细胞纤维牙瘤和成釉细胞纤维牙本质瘤两者病灶中的发育不良牙体硬组织最终发育为成熟牙本质或釉质，即成釉细胞纤维牙瘤和成釉细胞纤维牙本质瘤仅仅是牙瘤发展的一个阶段，尚无足够证据支持将两者列为独立疾病类型。因此，2017年新分类中将两者剔除，归入不同发育程度的牙瘤。AFO主要发生在儿童和年轻人（20岁以前），没有显著的性别倾向，AFO好发于下颌骨后牙区，通常表现为无痛性、缓慢生长的颌骨病变，阻碍正常牙齿萌出。手术摘除是治疗AFO的主要方法，受累及的未萌牙可视具体情况予以保留或摘除。AFO少见复发。

病例52

　　患者，女性，8岁。发现左侧下颌骨膨隆3周。

【现病史】　患者3周前无意中发现左侧下颌骨膨隆,当时无明显疼痛等异常感觉,至当地医院就诊,行曲面体层片检查,考虑"骨肿瘤",建议其至上级医院就诊,门诊行增强CT检查,考虑"下颌骨良性牙源性病变可能:牙瘤可能"。

【专科检查】　面部左右不对称,左侧下颌骨体部较右侧膨隆,表面皮肤颜色、皮温正常。张口度及张口型基本正常,72～36颊侧前庭沟膨隆,74～83舌侧膨隆,质地硬,表面黏膜颜色正常,无破溃,界限较清,不活动,无压痛(图8-3-1)。双侧颌下及颈部未及明显肿大淋巴结。

【辅助检查】

(1)曲面体层片:下颌骨前份及左侧下颌骨体部异常密度占位影,病变内密度不均匀增高,边界不清(图8-3-2)。

(2)颌面部CT增强:下颌骨(右下3～左下6)骨质呈膨胀性改变,见类圆形异常密度影,境界清晰,大小约5.3 cm×2.8 cm,C-为64 Hu,C+为75 Hu,病灶内见多发致密影,部分呈釉质样致密。邻近骨皮质变薄、部分消失,未见明显骨膜反应。周围软组织未见异常肿胀。双侧颈部未见明显增大淋巴结影(图8-3-3)。

【初步诊断】　下颌骨肿物。

【治疗】　全麻下行"下颌骨肿物扩大切除术":沿82～36近中牙槽嵴顶切开牙龈,翻瓣,见该区域颊侧骨壁菲薄,去除薄弱骨壁,骨腔内可见大量白色结节状质地中等的内容物,其内

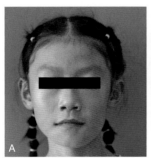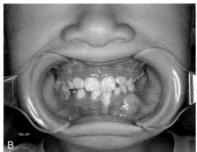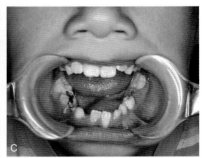

图8-3-1　A.面型不对称,左侧下颌骨膨隆。B.口内混合牙列,左下颌颊侧见骨质膨隆,黏膜完整。C.下颌前份舌侧膨隆明显

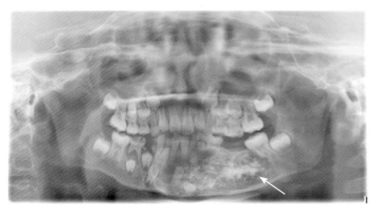

图8-3-2　下颌骨前份及左侧下颌骨体部异常密度占位影,病变内密度不均匀增高,边界不清

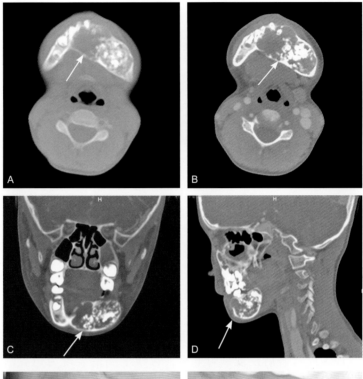

图8-3-3　A. CT平扫横断位：下颌骨（右下3～左下6）骨质呈膨胀性改变，见类圆形异常密度影，境界清晰，大小约5.3 cm×2.8 cm，病灶内见多发致密影，部分呈釉质样致密。邻近骨皮质变薄、部分消失，未见明显骨膜反应。B. CT增强横断位：周围软组织未见异常肿胀及强化。C，D. CT增强冠状位及矢状位

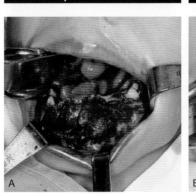
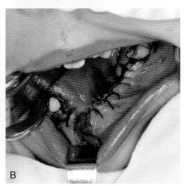

图8-3-4　A.刮除下颌骨肿物，修整骨面见新鲜血性渗出。B.骨腔留置碘仿纱条，黏膜对位缝合

可见牙齿样物质，将内容物刮净，送检冰冻病理，结果回报："下颌骨"牙源性上皮、牙源性间叶组织及牙体组织共同组成的肿瘤，考虑为混合性牙瘤或成釉细胞纤维牙瘤，部分组织硬，具体等石蜡脱钙后。严密止血，充分冲洗，骨腔内填塞碘仿纱条，缝合，关闭创口（图8-3-4）。

【病理检查】　送检为组织一堆，8 cm×7 cm×2 cm，部分呈肿块样，2.5 cm×3.5 cm×2 cm，灰黄、灰白色，部分质硬。镜下见肿瘤由牙源性上皮、牙源性间叶组织及牙体组织构成，牙体组织混杂排列，局部见牙源性上皮条索和上皮团，其周边上皮高柱状，呈栅栏状排列，中央细胞较少，排列疏松似星网状层细胞（图8-3-5）。

【病理诊断】　成釉细胞纤维牙瘤。

【随访】　患者手术后恢复良好，术后半年复查无特殊，肿瘤无复发。

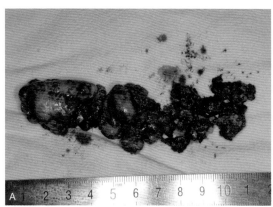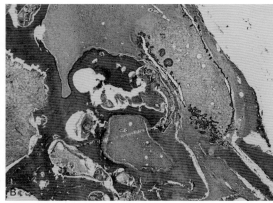

图8-3-5　A.部分呈肿块样灰黄、灰白色，部分质硬，类牙样物质。B.牙本质、牙釉质及牙骨质等牙体组织混杂排列，胚胎性黏液纤维间叶组织内见成釉细胞瘤样牙源性上皮团（40x）

诊疗要点

■ **影像学特点与鉴别诊断**　大多数AFO是因无痛性颌骨膨隆或牙萌出异常就诊，常规X线检查后发现颌骨病变。X线上病变表现为边界清晰的单囊型透射影，偶为多囊型，内含数量不等的、类牙齿密度的钙化物，未萌牙常位于病变边缘或牙冠位于透射影内。有些病例仅有少量钙化的牙釉质和牙本质，影像学上与单囊型病变相似，有些病例影像学表现为大量的钙化团块，仅在边缘出现狭窄透射线。根据临床表现和影像学检查，AFO容易被认为是牙瘤。此外，非典型的AFO还应注意与牙源性钙化上皮瘤相鉴别，牙源性钙化上皮瘤是一种常发生在下颌骨后份的骨内病变，常常与阻生磨牙有关。复杂或者不成熟的牙瘤、牙源性钙化上皮瘤与AFO在X线上表现类似，易于混淆，因此病理检查至关重要。

■ **病理学特点**　AFO在病理学上表现类似于成釉细胞纤维瘤，疏松结缔组织内可见狭长条索状或岛状的牙源性上皮，钙化成分由牙釉质和牙本质基质组成，牙本质沉积为含有小管的嗜酸性矿化物质，类似于正常牙齿，但牙本质也可能表现为均匀的嗜酸性团块，包含的细胞稀少。与正常牙齿发育过程类似，牙本质基质的形成与上皮细胞巢密切相关，随着基质沉积的增加，可形成大面积的牙本质包围上皮岛，最终上皮岛退化并可能完全消失，留下空腔，腔内仍可发现一些残留的上皮或釉质沉积。如果软组织量有限，病变的大部分则由成熟的牙齿硬组织组成。

■ **治疗**　AFO治疗通常采用保守性的手术刮除治疗，因边界清晰，易于完整刮除，预后较好，罕见复发与恶性变。AFO复发往往与不充分切除肿物有关，尤其是大型的AFO，残留的肿物边缘或受累牙齿可能引起AFO复发，因此对大型AFO，尤其要注意完整切除肿物，以减少肿物残留和复发的风险。

参考文献

[1] Barnes L, Eveson JW, Reichart PA, et al. World Health Organization Classification of Tumours. Pathology and Genetics of Head and Neck Tumours[M]. Lyon：IARC Press, 2005.

[2] El-Naggar A, Chan J, Grandis J, et al. WHO classification of head and neck tumours［M］. International Agency for Research on Cancer, 2017.

[3] Philipsen HP, Reichart PA, Praetorius F. Mixed odontogenic tumours and odontomas. Considerations on interrelationship. Review of the literature and presentation of 134 new cases of odontomas[J]. Oral Oncol, 1997, 33(2)：86－99.

[4] Ribeiro CM, Santos TT, de Castro SR, et al. Extensive mandibular ameloblastic fibro-odontoma[J]. J Craniofac Surg, 2016, 27(6)：e563－e565.

[5] Pontes HA, Pontes FS, Lameira AG, et al. Report of four cases of ameloblastic fibro-odontoma in mandible and discussion of the literature about the treatment[J]. J Craniomaxillofac Surg, 2012, 40(2)：e59－e63.

第四节　牙本质生成性影细胞瘤
Dentinogenic Ghost Cell Tumour

　　牙本质生成性影细胞瘤（dentinogenic ghost cell tumour, DGCT）是一种罕见的牙源性肿瘤，被认为是牙源性钙化囊肿的一种实体变异，约占牙源性肿瘤的1%。病因不明，具有局部侵袭行为，以成釉细胞瘤样上皮岛、影细胞和牙本质样成分为特征。DGCT主要见于中老年人（平均年龄50岁），男性稍多于女性，主要为骨内病变，少数病例可发生在牙龈或牙槽黏膜等骨外周软组织内。骨内病变主要发生在第一磨牙至尖牙区域，大小不等，患者常无明显症状，主要症状为颌骨膨隆，牙齿移位或松动，可伴疼痛，偶有脓液流出。外周型DGCT主要发生在下颌骨前部，表现为局限于牙龈黏膜的有蒂或无蒂的外生型结节，易与牙龈炎性病变相混淆，一些病例中可见深面的骨皮质轻度侵袭或碟状化。2005年世界卫生组织（WHO）将DGCT定义为"一种局部侵袭性肿瘤，其特征是成熟结缔组织间质中成釉细胞瘤样上皮细胞岛，可见细胞异常角化以影细胞的形式出现，并伴数量不等的发育不良牙本质"。2017年WHO牙源性肿瘤新分类中，DGCT被归为上皮－间充质混合性肿瘤。DGCT治疗方式主要是手术切除，骨内型的DGCT是一种侵袭性肿瘤，表现出局部侵袭行为，复发率可高达71%，外周型DGCT侵袭性不如中央型，且罕见复发。DGCT有恶变为牙源性影细胞癌的可能。

病例53

　　患者，男性，18岁。右侧下颌骨肿物外院多次术后复发半年。

　　【现病史】　患者于4年前发现右侧下颌骨一肿物，蚕豆样大小，无自发痛，于医院就诊，诊断为"右下颌骨囊肿",行"右下颌骨囊肿刮治术+阻生牙拔除术",2年前发现右侧下颌骨再次出现肿物,行"右侧颌骨囊性肿物开窗引流术",术后病理。提示:成釉细胞瘤,建议待患者成年后再行手术治疗。半年前发现右侧下颌肿物逐渐增大,1周前病理切片,口腔病理科会诊示:牙本质生成性影细胞瘤。

【专科检查】 口腔颌面部无明显畸形,右侧下颌微凸起,大小约2 cm×1 cm,触诊无疼痛,质地中等,无口周及面部麻木。张口度及张口型正常,口内恒牙列,右侧下颌后牙区术后改变,磨牙后区见一肿物,突出黏膜表面,约1.5 cm×1.0 cm大小,界尚清,质韧,触痛(-),原手术开窗部位局部少量黄白色渗出(图8-4-1 A)。颌下及颈部未触及明显肿大淋巴结。

【辅助检查】

(1)曲面体层片:右下颌骨体部及下颌角低密度占位影,局部膨胀性改变,内见条状高密度影(图8-4-1 B)。

(2)口腔颌面部CT增强:右侧下颌骨体部膨胀性改变,可见类椭圆形团块影,范围约2.6 cm×1.6 cm×3.3 cm,边缘骨质硬化,平扫CT值约10 Hu、36 Hu,增强CT值约57 Hu、86 Hu,内见条状高密度影,颊侧骨质不连续。右下颌神经管受压移位。颈部未见肿大淋巴结影(图8-4-2)。

【初步诊断】 右下颌骨牙本质生成性影细胞瘤外院术后复发。

【治疗】 全麻下行"右侧下颌骨节段切除术+腓骨肌皮瓣转移修复术":沿下颌骨下缘1～2 cm设计切口,切开,翻瓣,见肿瘤主要位于右侧下颌骨体部,颊侧明显膨隆,按术前截骨导板设计,分别于44及48远中锯断下颌骨,将肿瘤及下颌骨完整切除。常规制备左侧带血管蒂游离腓骨,沿术前设计腓骨截骨板切取长约7 cm腓骨,塑形,重建恢复下颌骨连续性咬合关系;腓骨动静脉血管分别与右侧面动、静脉行血管吻合,将皮岛修整塑形,修复口内、口底、唇颊黏膜组织缺损。冲洗术创,彻底止血,留置负压引流管,分层缝合,关闭创口(图8-4-3)。

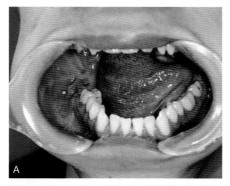 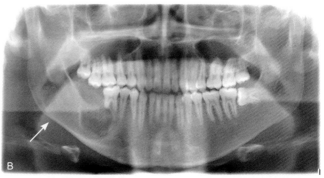

图8-4-1 A.张口度及张口型正常,右下后牙区见一肿物,突出黏膜表面,原手术开窗部位局部少量黄白色渗出。B.右下颌骨体部及下颌角低密度占位影,局部膨胀性改变,内见条状高密度影(术前)

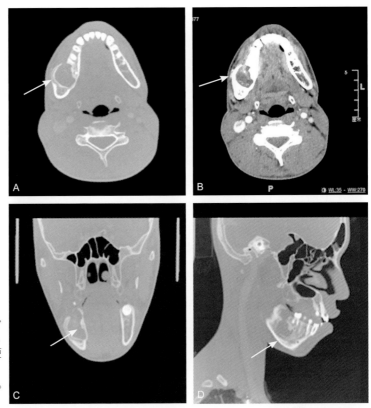

图8-4-2 A. CT增强横断位（骨窗）：右侧下颌骨体部膨胀性改变，可见类椭圆形团块影，边缘骨质硬化。B. CT增强横断位（软组织窗）：软组织未见明显肿胀及异常强化。C,D.冠状位及矢状位

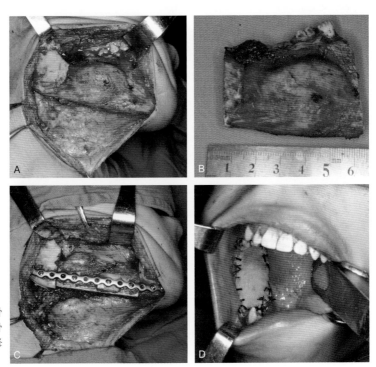

图8-4-3 A.显露下颌骨体部，见骨质膨隆。B.离体的下颌骨。C.腓骨重建恢复下颌骨连续性。D.皮岛修复口内黏膜缺损

【病理检查】　送检为部分下颌骨组织，5.8 cm×4.6 cm×3.2 cm，颊舌侧骨质膨隆，切面呈囊实性，灰黄、灰红色，病变累及表面牙龈黏膜。镜下见成釉细胞瘤样上皮巢呈丛状、条索状排列，细胞较丰富，偶见核分裂象，伴囊性变，局部见影细胞团，伴钙化，影细胞界限清晰，胞浆丰富，嗜伊红，胞核消失。肿瘤间质内见发育不良牙本质样物质形成（图8-4-4）。

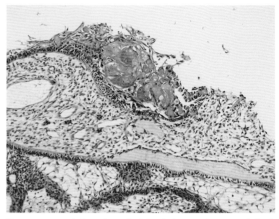

图8-4-4　肿瘤上皮呈成釉细胞瘤样图像，可见胞核消失的影细胞团（200x）

【病理诊断】　"右下颌骨"符合牙本质生成性影细胞瘤，ICD-O编码：9302/0，细胞丰富，生长活跃，病变破坏皮质骨。

【随访】　患者术后恢复良好，术后半年复查，肿瘤无复发，下颌骨重建外形满意，咬合关系恢复良好（图8-4-5）。

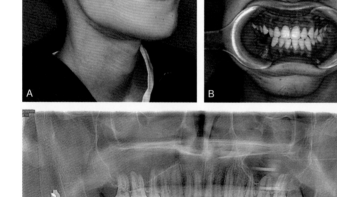

图8-4-5　A.右下颌术后改变，下颌骨外形恢复良好。B.前牙及左侧后牙咬合关系与术前相仿，口内皮岛存活。C.下颌骨术后改变，内固定中，骨断端愈合良好

诊疗要点

■ **诊断与鉴别诊断**　DGCT临床上早期常无明显症状，随着病情发展，逐渐出现肿胀和面部不对称，根据钙化是否存在和程度的不同，X线表现分为放射透明、不透明或混合病变，病变可为单房或多房，边缘界限清楚或界限不清，受累牙牙根吸收、相邻牙齿移位，也可见阻生

牙的存在。单纯根据临床症状和影像学检查,常难以诊断DGCT。需注意与具有局部侵袭性的良性非牙源性肿瘤和含硬组织的牙源性肿瘤鉴别,如牙源性钙化上皮肿瘤、牙源性钙化囊性瘤、牙源性腺样瘤等。组织病理学为DGCT主要的诊断依据。

■ **病理学特点**　在组织病理学上,中央型和外周型DGCT的特征是成熟结缔组织中可见片状和圆形岛状牙源性上皮细胞,瘤岛的上皮类似成釉细胞瘤,未见有丝分裂。DGCT的一个典型病理学特征是上皮细胞转化为影细胞,另一个病理特征是牙本质样或骨样物质的形成。影细胞实质上是肿胀的椭球状角化上皮细胞,其特征是细胞核丢失、基本细胞轮廓保留、诱导异物肉芽肿形成和潜在钙化可能。影细胞可能来源于上皮细胞转化、牙源性上皮化生转化、缺血引起的鳞状化生继发性钙化、上皮细胞变性或凋亡过程。虽然影细胞是DGCT诊断的基本前提,但必须强调的是,影细胞并不只有在DGCT单独存在,其他肿瘤如牙本质瘤、成釉细胞瘤和成釉细胞纤维牙本质瘤中也可发现,后者可通过类似于牙乳头的原始细胞外间质而从组织病理学上加以鉴别和排除。

■ **治疗**　中央型DGCT比外周型DGCT更具有侵袭性,且具有更高的复发率和恶变可能,临床上建议实施扩大根治性切除的手术方式,可采用节段性切除下颌骨或上颌骨部分切除的方式来保证足够的肿瘤切除范围,并根据临床情况选择是否同期进行颌骨重建,以更好地恢复患者外形和咬合功能。术后应定期随访观察。

参考文献

[1] de Arruda JAA, Monteiro J, Abreu LG, et al. Calcifying odontogenic cyst, dentinogenic ghost cell tumor, and ghost cell odontogenic carcinoma: A systematic review[J]. J Oral Pathol Med, 2018, 47(8): 721-730.

[2] Bafna SS, Joy T, Tupkari JV, et al. Dentinogenic ghost cell tumor[J]. J Oral Maxillofac Pathol. 2016, 20(1): 163.

[3] Buchner A. The central (intraosseous) calcifying odontogenic cyst: an analysis of 215 cases[J]. J Oral Maxillofac Surg, 1991, 49(4): 330-339.

[4] Praetorius F, Ledesma-Montes C. Dentinogenic ghost cell tumour[M]. In: Barnes L, Eveson JW, Reichart P, Sidransky D, editors. World Health Organization Classification of Tumours. Pathology and Genetics of Head and Neck Tumours. Lyon: IARC Press, 2005: 314.

[5] El-Naggar A, Chan J, Grandis J, et al. WHO classification of head and neck tumours[M]. International Agency for Research on Cancer, 2017.

[6] Fejerskov O, Krogh J. The calcifying ghost cell odontogenic tumor — or the calcifying odontogenic cyst[J]. J Oral Pathol, 1972, 1(6): 273-287.

[7] Sun G, Huang X, Hu Q, et al. The diagnosis and treatment of dentinogenic ghost cell tumor[J]. Int J Oral Maxillofac Surg, 2009, 38(11): 1179-1183.

[8] Gupta S, Singh S, Anjum R, et al. Dentinogenic ghost-cell tumor of the maxilla: A case report and review of literature[J]. J Oral Maxillofac Pathol. 2019, 23(3): 478.

[9] Gagari E, DeVilliers P, Antoniou C. Clinico-pathologic conference: case 5[J]. Head Neck Pathol. 2009, 3(4): 295-298.

[10] Ravi B, Kamath G, Srivathsa S, et al. Dentinogenic ghost cell tumor — a rare case report[J]. J Stomatol Oral Maxillofac Surg, 2020, 121(2): 186-188.

（侯劲松　田　臻　朱　凌）

第九章
良性间叶性牙源性肿瘤及演变
Benign Mesenchymal Odontogenic Tumors

第一节　牙源性黏液瘤/牙源性黏液纤维瘤
Odontogenic Myxoma/Myxofibroma

　　牙源性黏液瘤（odontogenic myxoma, OM）是一种罕见的颌骨良性肿瘤，来源于外胚间充质细胞，当肿瘤中胶原纤维占多数时，则被称为牙源性黏液纤维瘤（odontogenic myxofibroma, OMF），多为颌骨内无痛性、缓慢生长的肿物，常因骨质膨隆导致颌面部畸形而就诊。OM发病率较低，占所有牙源性肿瘤的3%～20%；其发病年龄范围较广，从5～56岁均有报道，但主要好发于年轻人，尤以20～40岁之间的成年人多见，无明显的性别差异。肿瘤几乎可以发生于颌骨的任何部位，下颌骨比上颌骨更为常见，约占2/3。虽然牙源性黏液瘤是良性肿瘤，但具有局部侵袭性特征，手术治疗后有较高的复发率。

一、牙源性黏液瘤

病例54

　　患者，女性，57岁。右上颌骨牙源性黏液瘤外院不彻底术后3个月。

　　【现病史】　患者3个月前于外院行"右上颌骨肿物切除术"，术后病理。提示：牙源性黏液瘤。术后无明显不适症状，复诊时行CT检查，提示：右上颌牙源性黏液瘤术后复发可能，病理复片支持原诊断。

　　【专科检查】　双侧颌面部对称，颞下颌关节无压痛及弹响。张口度及张口型正常，口内恒牙列，口腔卫生一般，右上颌术后改变，15～17缺失，未及上颌骨明显膨隆，黏膜未见明显破溃渗出。伸舌居中，运动自如，味觉正常。双侧颌下及颈部未及明显肿大淋巴结。

　　【辅助检查】

　　（1）曲面体层片：右上颌牙源性黏液瘤术后，右侧上颌骨膨胀性骨质破坏，形态不规则（图9-1-1）。

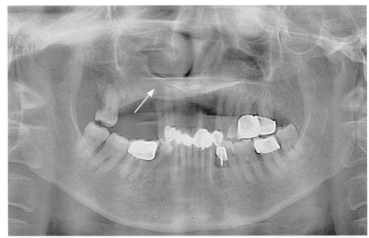

图9-1-1 右上颌牙源性黏液瘤外院术后,右上颌骨膨胀性骨质破坏,形态不规则(术前)

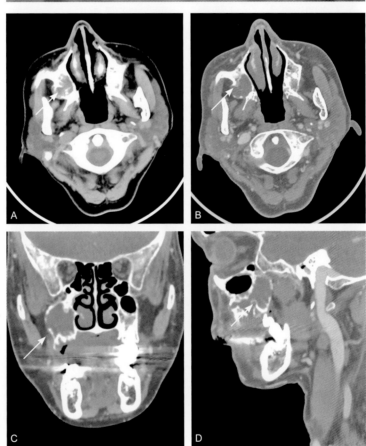

图9-1-2 A.CT平扫横断位:右上颌骨膨胀性骨质破坏,形态不规则,内侧见条索状骨性突起,局部骨皮质欠连续,最大截面约2.8 cm×2.1 cm×3.8 cm,CT值约32 Hu。B.CT增强横断位:局部轻度强化。C,D.CT增强冠状位及矢状位:右上颌骨膨胀性骨质破坏,病变内邻近牙根未见明显吸收,部分牙列缺损

(2)颌面部CT增强:右上颌牙源性黏液瘤术后,右侧上颌骨膨胀性骨质破坏,形态不规则,内侧见条索状骨性突起,局部骨皮质欠连续,最大截面约2.8 cm×2.1 cm×3.8 cm,C-为32 Hu,C+为34 Hu。邻近牙根未见明显吸收,部分牙列缺失。颅底结构未见异常,双侧颈部未见明显肿大淋巴结(图9-1-2)。

【初步诊断】 右上颌骨牙源性黏液瘤外院术后复发。

【治疗】 全麻下行"右上颌骨次全切除术+腓骨肌皮瓣转移修复术":设计右侧Weber切口,翻瓣,动力系统切断腭部、眶底处连接,内侧至鼻甲,上界至眶底下缘,离断上颌骨,连同肿物一并切除,送检切缘均阴性(-)。制备腓骨肌皮瓣,塑形,腓动静脉分别与面动静脉吻合,皮岛修复腭部、鼻腔侧缺损。冲洗术区,严密止血,置负压引流,分层缝合,关闭创口(图9-1-3)。

【病理检查】 送检为部分右上颌骨组织,5.5 cm×3.5 cm×3 cm,上附牙齿2枚,上颌窦旁软组织切面见一肿块2 cm×1.5 cm×1 cm,灰白色,半透明。镜下见肿瘤无明显界限,表现为黏液纤维样结缔组织,肿瘤细胞较少,呈星形或梭形,排列疏松,未见牙源性上皮,肿瘤内含较多胶原纤维,病变累及骨小梁(图9-1-4)。

【病理诊断】 "右上颌骨"牙源性黏液瘤,ICD-O编码:9320/0。

【随访】 患者手术后恢复良好,术后半年复查,肿瘤无复发;上颌骨重建外形满意,咬合关系恢复良好。

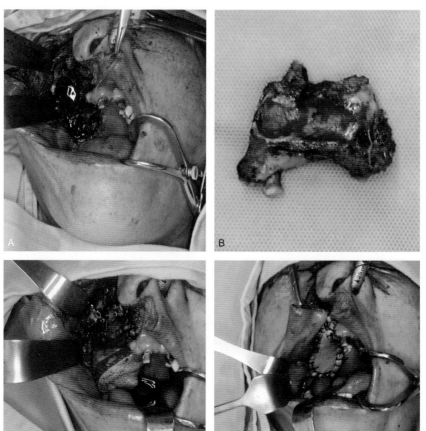

图9-1-3 A.右上颌骨次全切除术后观。B.离体的右上颌骨及肿物。C.游离腓骨重建上颌骨缺损。D.皮岛修复腭部缺损

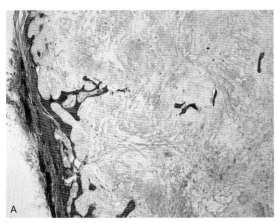
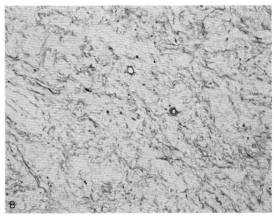

图9-1-4 A.肿瘤无明显界限,浸润于骨小梁间,箭头所指为残留的骨小梁(20x)。B.病变主要由疏松的黏液纤维组织组成,肿瘤细胞较小,数量较少,无明显异型,排列疏松(200x)

病例55

患者,男性,40岁。左下颌骨肿物逐渐增大1年。

【现病史】 患者1年前无明显诱因发现左下颌骨后牙区膨隆性肿物,缓慢增大,未经检查及治疗,1个月前于外院口腔科就诊,摄曲面体层片发现左下颌骨异常密度影。

【专科检查】 双侧颌面部基本对称,左下颌可及轻度膨隆,触诊未见明显疼痛,左下颌周围皮肤颜色、皮温正常,无明显麻木症状。张口型正常,张口度约二横指,口腔卫生较差。左侧下颌骨后牙区膨隆,36～38舌侧较明显,累及下颌角及下颌升支,大小约6.3 cm×3 cm×6 cm,质地较硬,触诊无明显疼痛,周围黏膜无破溃渗出,无麻木症状。37、38颊侧倾斜,无明显松动,叩(-)(图9-1-5)。颌下及颈部未触及明显肿大淋巴结。

【辅助检查】

颌面部CT增强:左侧下颌骨体部、角部及升支骨质膨胀性改变,可见类椭圆形团块影,范围约6.3 cm×2.2 cm×6.2 cm,边缘尚清晰,局部骨皮质吸收,平扫CT值约23 Hu,增强后未见明显强化。冠状位及矢状位增强示病变内可见多发细小条状骨性分隔,部分似呈"火焰状"(图9-1-6)。

图9-1-5 A.恒牙列,右侧及前牙咬合关系正常。B.张口度约二横指,左下后牙区舌侧骨质膨隆明显,黏膜完整,37颊向移位

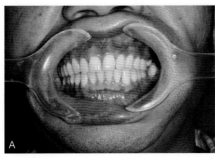
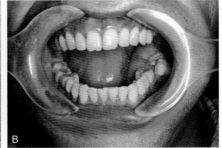

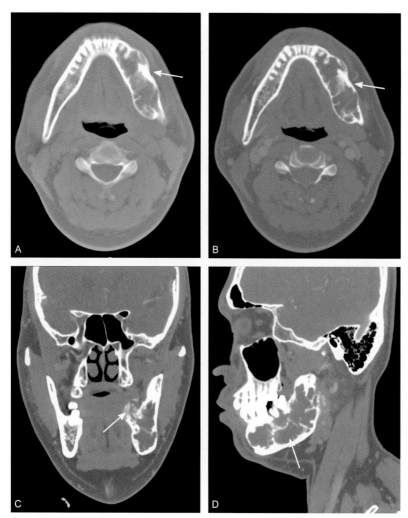

图9-1-6　A.CT平扫横断位：左侧下颌骨体部、角部及升支骨质膨胀性改变，可见类椭圆形团块影，边缘尚清晰，局部骨皮质吸收，CT值约23 Hu。B.CT增强横断位：病变未见明显强化。C,D.CT增强冠状位及矢状位：病变内可见多发细小条状骨性分隔，部分似呈"火焰状"

　　【初步诊断】　左下颌骨肿物（牙源性黏液瘤可能）。

　　【治疗】　全麻下行"左侧下颌骨节段切除术+腓骨肌瓣转移修复术+气管切开术"：沿下颌骨下缘1～2 cm设计切口，翻瓣，见肿物位于33至下颌升支，累及舌侧黏膜。依截骨导板沿31拔牙创截断下颌骨，保留髁突，完整切除肿瘤及受累下颌骨，术中冰冻病理。提示："左下颌骨"黏液样基质内见散在梭形、星形细胞，考虑为牙源性黏液瘤。常规制取左侧腓骨肌皮瓣，腓骨长约10 cm，塑形，重建恢复下颌骨连续性及咬合关系，腓动静脉分别与甲状腺上动脉及面总静脉吻合，皮岛修复口腔黏膜缺损。冲洗术创，严密止血，置负压引流管，分层缝合，关闭创口（图9-1-7）。

　　【病理检查】　送检为部分下颌骨体部及升支，10 cm×3.5 cm×3 cm，上附牙齿7枚，下颌骨体部见肿块，腭向膨隆，约4 cm×2.5 cm×2.5 cm，切面实性、半透明、胶冻样。镜下见瘤样增生的黏液纤维样结缔组织，局部浸润于残留骨小梁组织之间，肿瘤细胞呈梭形、星形，胞质

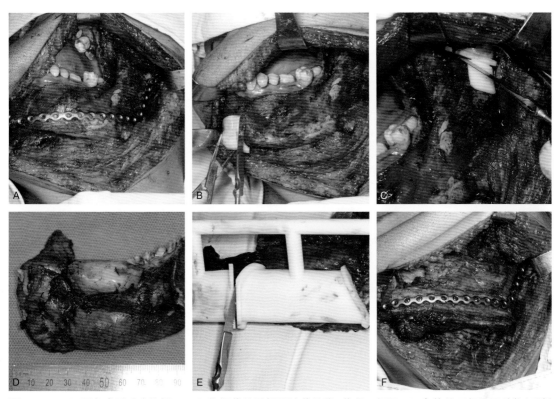

图9-1-7　A.预弯成型重建钛板。B,C.依据截骨导板设计截骨线,截断下颌骨。D.离体的下颌骨及肿物(舌侧面)。E.依塑形导板进行腓骨塑形。F.腓骨重建恢复下颌骨连续性

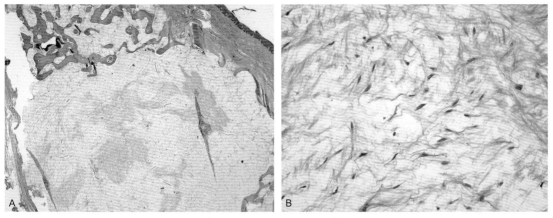

图9-1-8　A.病变穿插于骨小梁间,局部突破骨皮质至黏膜下(20x)。B.肿瘤细胞呈梭形、星形,散在分布于黏液纤维组织中(400x)

有较长的突起,排列疏松,病变突破骨皮质至黏膜下(图9-1-8)。

　　【病理诊断】"左下颌骨"病变符合牙源性黏液瘤,ICD-O编码:9320/0。

　　【随访】　患者手术后恢复良好,术后半年复查,肿瘤无复发,下颌骨重建外形满意,咬合关系恢复良好。

二、牙源性黏液纤维瘤

病例56

患者,女性,64岁。发现右上后牙区肿物7个月余。

【现病史】 患者7个多月前无明显诱因发现右上颌磨牙区有一肿物,约指甲盖大小,无明显出血、疼痛、鼻塞等症状,无吞咽受限,不影响进食,未出现眶下区麻木及视物模糊。肿物逐渐增大,伴右面部进行性肿胀。

【专科检查】 双侧颌面部不对称,右侧较左侧稍隆起,无红肿、麻木以及压痛。张口度及张口型正常,右上颌磨牙区见大小约4 cm×2.5 cm肿物,质地中等,基底部质硬,表面隆起,无明显触痛,无出血,边界欠清。双侧颌下及颈部未及明显肿大淋巴结。

【辅助检查】

(1)曲面体层片:右侧上颌骨低密度影占位,局部骨质破坏,边界欠清(图9-1-9)。

(2)颌面部CT增强:右侧上颌骨膨胀性骨质破坏,伴异常软组织肿块,增强后不均匀强化,内见散在斑片状明显强化灶(图9-1-10)。

【初步诊断】 右上颌骨肿物。

【治疗】 全麻下行"右上颌骨次全切除术":设计改良 Weber 切口,切开,翻瓣,分别自中线、颧骨上颌突和蝶骨翼突截断右侧上颌骨,结扎颌内动脉,保留眶内容物。术中冰冻示:"右上颌骨"黏液样组织为主肿瘤,部分细胞有异型,倾向黏液瘤、纤维黏液瘤,渐进性或低度恶性待排,切缘均为阴性。冲洗术创,严密止血,钛网固定眶底部及面前部,转颊脂垫瓣覆盖创面,口外创口分层缝合。

【病理检查】 送检为部分右上颌骨及周围软组织,8 cm×6.5 cm×6 cm,上附牙齿5枚,磨牙后区及上颌窦处切面见一6 cm×6 cm×5 cm大小肿块,局部有包膜,切面灰白、半透明。镜下见肿瘤细胞呈星形、梭形,核呈卵圆形,排列疏松,细胞间间质富于黏液,含较多胶原纤维成

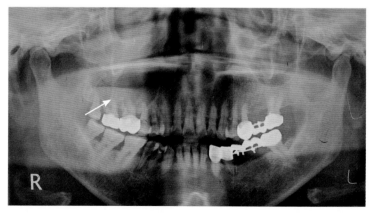

图9-1-9 右侧上颌骨低密度影占位,局部骨质破坏,边界欠清(术前)

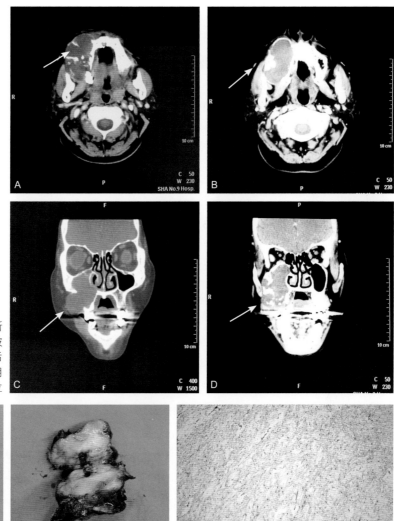

图9-1-10 A,B.CT增强横断位：右侧上颌骨膨胀性骨质破坏,伴异常软组织肿块,增强后不均匀强化,内见散在斑片状明显强化灶。C,D.CT增强冠状位

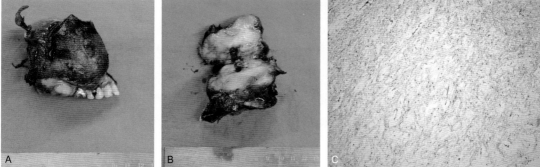

图9-1-11 A.右上颌骨及周围软组织,磨牙后区及上颌窦处切面见一6 cm×6 cm×5 cm大小肿块。B.局部有包膜,切面灰白、半透明。C.富含胶原纤维的黏液纤维组织中见疏松排列的肿瘤细胞,未见明显牙源性上皮(100x)

分,未见牙源性上皮岛(图9-1-11)。

【病理诊断】 "右上颌骨"牙源性黏液纤维瘤,ICD-O编码：9320/0。

【随访】 患者手术后恢复良好,术后半年复查无特殊,肿瘤无复发。

病例57

患者,男性,52岁。下颌骨膨隆逐渐加重4年。

【现病史】　患者4年前发现左下颌骨区肿胀膨隆，无明显疼痛和麻木，无明显牙龈出血和牙齿松动，无张口受限，不影响进食和呼吸，未经检查及治疗，3个月前在外院行颌骨CT检查提示：左下颌骨内低密度灶伴骨质破坏。

【专科检查】　双侧颌面部不对称，左侧下颌骨体区域略肿胀，表面皮肤颜色、皮温正常。张口度及张口型正常，左下颌骨35～27区向舌侧膨隆明显，颊侧略膨隆，表面黏膜完整，大小约5 cm×3 cm，质地硬，无明显触痛，无明显乒乓球样感，牙无松动。患者咬合关系可，无明显牙龈出血症状。左颌下可触及一肿大淋巴结，约1.5 cm×1.0 cm，质中，光滑，活动，无压痛。双侧颌下及颈部未及其他明显肿大淋巴结。

【辅助检查】

（1）曲面体层片：左侧下颌骨膨胀性骨质破坏，骨皮质菲薄，多发骨性分隔（图9-1-12）。

（2）颌面部CT平扫：左侧下颌骨膨胀性破坏伴异常软组织团块，边缘见残留骨，下颌支区域肿块突破骨皮质，累及左侧翼腭窝（图9-1-13）。

【初步诊断】　左下颌骨肿物。

【治疗】　全麻下行"左下颌骨节段切除术＋腓骨肌皮瓣转移修复术＋气管切开术"：沿下颌骨下缘1～2 cm设计切口，切开，翻瓣，于31远中截断下颌骨，将包括髁突在内下颌骨及肿物完整切除。制取腓骨肌皮瓣，长约14 cm，塑形，重建恢复下颌骨连续性及咬合关系，腓动静脉分别与颌外动脉、颈内静脉分支吻合。冲洗术创，严密止血，置负压引流管，分层缝合，关闭创口。

【病理检查】　送检为部分下颌骨体部、升支及被覆牙龈组织，12 cm×8 cm×3.7 cm，下颌骨体内侧见一肿块，5 cm×3 cm×2.3 cm，切面灰白色、半透明。肿块表面覆菲薄骨皮质。镜下见黏液样结缔组织瘤样增生，穿插于残留宿主骨之间，肿瘤细胞少且小，排列疏松，含胶原纤维成分，未见牙源性上皮团（图9-1-14）。

【病理诊断】　"左下颌骨"牙源性黏液纤维瘤，ICD-O编码：9320/0，肿瘤破坏骨组织。

【随访】　患者手术后恢复良好，术后半年复查无特殊，肿瘤无复发，对侧咬合关系恢复良好，外形满意。

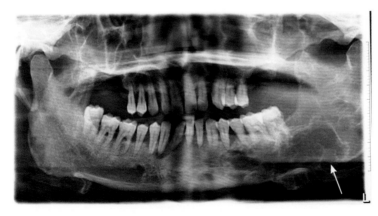

图9-1-12　左侧下颌骨膨胀性骨质破坏，骨皮质菲薄，多发骨性分隔

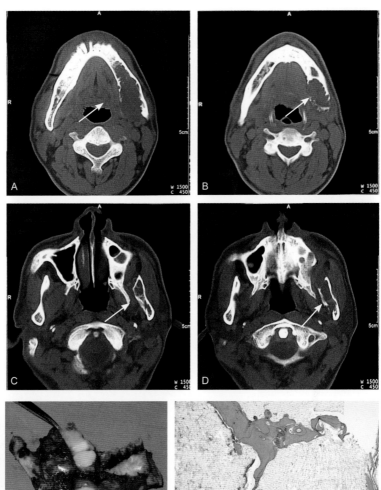

图9-1-13 A,B.下颌骨层面示左侧下颌骨膨胀性破坏伴异常软组织团块,边缘见残留骨。C,D.上颌骨颧弓层面示下颌支膨胀性改变,肿块累及左侧翼腭窝

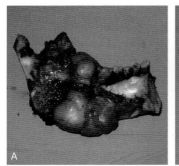
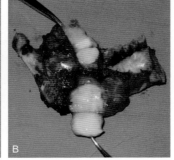

图9-1-14 A.下颌骨体部、升支及被覆牙龈组织,下颌骨体内侧表面见一肿块,5 cm×3 cm×2.3 cm。B.切面灰白色、半透明。C.黏液纤维组织增生,乏细胞,穿插于骨组织之间(40x)

诊疗要点

黏液瘤是一种较为罕见的间充质来源的良性肿瘤,具有局部侵袭性特征,可发生在心脏、皮肤、皮下组织、腱膜、泌尿生殖道、骨骼和骨骼肌等多种器官及组织内。发生在头颈部的肿瘤多发生于颌骨,少部分可见于喉、咽、副鼻窦以及其他软组织。1947年,Thomas和Goldman首先报道发生于颌骨的牙源性黏液瘤。

■ **临床表现** 牙源性黏液瘤通常表现为生长缓慢的肿块,一般无自觉症状。随着肿瘤生

长,会出现各种临床症状,包括疼痛、感觉异常、溃疡和牙齿移位等。牙源性黏液瘤很少见病变跨越中线,可能与上述症状容易促使患者尽早就医有关。

■ **影像学特点** 牙源性黏液瘤在影像学上表现可为四种类型:单囊型、多房型、冠周型(较少发生)和混合透射线−不透射线型(罕见)。超过50%的OM病例是多房的。单房型病变范围较小,多位于前牙区。较大病变常为多房型,常位于后牙区。在大部分多房型以及部分单囊型病变的透射区域内可见纤细、稀疏的骨小梁形成,可表现为肥皂泡、蜂巢或网球拍样透射影。透射影边缘不规则,发生在牙根之间可呈扇形,有时可伴有边缘硬化。影像学上应与牙源性角化囊肿、成釉细胞瘤、成釉细胞纤维瘤、牙源性钙化上皮瘤以及牙源性钙化囊肿等鉴别。

■ **病理学特点** 肿瘤大体表现为柔软、透亮、凝胶状、无包膜病变,与周围组织界限不清。在显微镜下,肿瘤内细胞含量低,主要由大量疏松黏液样基质构成,内含不规则排列的星状、纺锤形和圆形细胞以及少量的胶原纤维。偶尔可以看到牙源性上皮巢,但这并非病理诊断的必要条件。部分肿瘤内含有较多的胶原纤维,此类病变常被称为纤维黏液瘤或黏液纤维瘤。

在组织病理学上,黏液瘤应该与软骨黏液样纤维瘤和黏液样神经纤维瘤相鉴别。软骨黏液样纤维瘤是一种边界清楚的肿瘤,由结节状黏液样组织、散在的巨细胞以及软骨分化区域组成,最常见于长骨的干骺端,很少累及颌骨;而黏液样神经纤维瘤往往存在对S−100蛋白抗体呈阳性的病变细胞。发育中的牙齿若出现黏液样改变,其增大的牙囊或牙乳头也可能与黏液瘤相似。

■ **治疗** 黏液瘤的治疗以手术为主,治疗方案取决于肿瘤的部位和大小。小范围的黏液瘤通常采用刮除治疗,但必须进行至少5年的密切随访。较大的病灶若无法通过刮除术完整除术,则需行扩大切除术。因黏液瘤缺乏明显的包膜,容易侵犯周围骨质,尤其是上颌骨后部的病变,应该实施更为彻底的手术治疗。Allphin等提出,OM首次治疗可采用相对保守的方法,必要时再进行根治性手术。当进行根治性手术时,由于复发率高,约为25%,通常发生在切除后的前2年内,建议选择二期重建。具体情况,应视手术切除的彻底性而定。牙源性黏液瘤具有放射抵抗性,尽管少数研究建议可在术前或术后放疗,但目前的共识认为放疗在牙源性黏液瘤的治疗中无明显作用。此外,在根治性手术的基础上,配合冷冻治疗也能获得较好的临床疗效。

参考文献

[1] Abrahams JM, McClure SA. Pediatric odontogenic tumors[J]. Oral Maxillofac Surg Clin North Am, 2016, 28(1): 45−58.

[2] Leiser Y, Abu-El-Naaj I, Peled M. Odontogenic myxoma — a case series and review of the surgical management[J]. J Craniomaxillofac Surg, 2009, 37(4): 206−209.

[3] Francisco AL, Chulam TC, Silva FO, et al. Clinicopathologic analysis of 14 cases of odontogenic myxoma and review of the literature[J]. J Clin Exp Dent, 2017, 9(4): e560−e563.

［4］ Gomes CC, Diniz MG, Duarte AP, et al. Molecular review of odontogenic myxoma[J]. Oral Oncol, 2011, 47(5): 325-328.

［5］ Lo Muzio L, Nocini P, Favia G, et al. Odontogenic myxoma of the jaws: a clinical, radiologic, immunohistochemical, and ultrastructural study[J]. Oral Surg Oral Med Oral Pathol Oral Radiol Endod, 1996, 82(4): 426-433.

［6］ Shivashankara C, Nidoni M, Patil S, et al. Odontogenic myxoma: a review with report of an uncommon case with recurrence in the mandible of a teenage male[J]. Saudi Dent J, 2017, 29(3): 93-101.

［7］ Dotta JH, Miotto LN, Spin-Neto R, et al. Odontogenic myxoma: systematic review and bias analysis[J]. Eur J Clin Invest, 2020, 50(4): e13214.

［8］ Kumar N, Kohli M, Pandey S, et al. Odontogenic myxoma[J]. J Maxillofac Oral Surg, 2014, 13(2): 222-226.

［9］ Rocha AC, Gaujac C, Ceccheti MM, et al. Treatment of recurrent mandibular myxoma by curettage and cryotherapy after thirty years[J]. Clinics (Sao Paulo), 2009, 64(2): 149-152.

第二节　成牙骨质细胞瘤
Cementoblastoma

　　成牙骨质细胞瘤（cementoblastoma）是一种生长缓慢的良性牙源性肿瘤，来源于牙周组织的外胚间充质细胞，内含成牙骨质细胞。成牙骨质细胞瘤是一种罕见的颌骨肿瘤，约占所有牙源性肿瘤的1%，主要见于儿童及年轻成人，约50%的病例发生在20岁以下，75%发生在30岁以下，男女发病率无明显差异。下颌骨病变较上颌骨常见，易累及下颌第一恒磨牙，极少侵犯乳牙。目前成牙骨质细胞瘤以手术治疗为主，原则包括病变扩大切除及受累牙拔除。成牙骨质细胞瘤术后总体复发率较高，达21.7%～37.1%，应慎重选择手术方式以获得更佳的临床预后。

病例58

　　患者，女性，21岁。右下颌磨牙后区肿痛不适1周。

　　【现病史】　患者1周前出现右下颌后牙疼痛，摄曲面体层片示：右下颌骨占位。

　　【专科检查】　双侧颜面部基本对称，张口度及张口型正常，48近中阻生，46、47牙龈颊、舌侧肿胀，探诊易出血，46、47Ⅰ度松动，未见瘘管形成。舌居中活动自如，口腔黏膜及口唇皮肤无感觉异常。双侧颌下及颈部未触及肿大淋巴结。

　　【辅助检查】

　　（1）曲面体层片：48近中水平阻生，46、47根尖见骨密度增高影，周边环形骨密度降低（图9-2-1）。

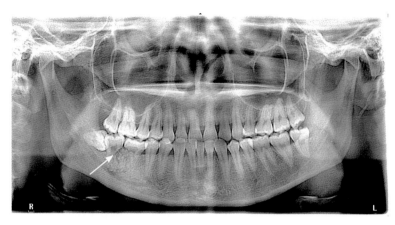

图9-2-1 46～47间见骨性高密度影,密度不均匀(术前)

（2）颌面部CT增强：46～47间见骨性高密度影，范围约16 mm×11 mm×14 mm，密度不均匀，边缘可见低密度影环绕，相邻牙根可见骨质吸收，周围软组织未见明显异常密度影。增强后未见明显异常强化灶。颈部未见明显肿大淋巴结影（图9-2-2）。

【初步诊断】 右下颌骨肿物（性质待查）。

【治疗】 全麻下行"右下颌骨肿物切除术"：龈缘切口，切开，翻瓣，拔除46、47，见46远中根吸收破坏，47根端有1.5 cm×1.0 cm左右骨样组织肿物，完整切除肿物，牙槽骨修整，冲洗，严密止血，对位严密缝合。术中冰冻病理。提示："右下颌"黏膜慢性炎，纤维组织增生，组织

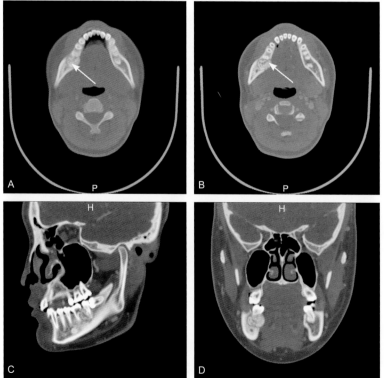

图9-2-2 A. CT平扫横断位：46～47间骨性高密度影，密度不均匀，边缘可见低密度影环绕。B. CT增强横断位：病灶无明显强化。C. CT增强矢状位：病灶相邻牙根骨质吸收。D. CT增强冠状位

水肿,送检大部分为硬组织,具体等石蜡。

【病理检查】 送检为一磨牙,根尖处覆质硬骨样组织,2.5 cm×1.8 cm×1.5 cm,灰黄色。镜下见牙根处牙骨质样硬组织增生,融合成团,含嗜碱性反折线,硬组织周围见肥大的成牙骨质细胞及破骨细胞样多核巨细胞(图9-2-3)。

【病理诊断】 "右下颌骨"成牙骨质细胞,ICD-O编码:9273/0。

【随访】 患者手术后恢复良好,术后半年复查无特殊,肿瘤无复发。

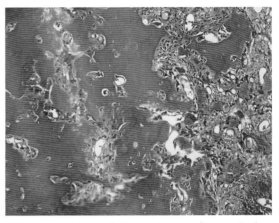

图9-2-3 牙骨质样物质增生,周围见成牙骨质细胞及少量破骨细胞样多核巨细胞(200x)

诊疗要点

成牙骨质细胞瘤最早于1927年由Dewey报道。在2017年世界卫生组织(WHO)有关牙源性肿瘤分类中,成牙骨质细胞瘤仍被定义为良性肿瘤,其特征为形成并附着在牙根上的、类似于牙骨质样的组织。成牙骨质细胞最常累及下颌骨,尤其是下颌骨磨牙和前磨牙区,少于25%的病变发生在上颌骨。

■ **临床表现** 临床上,成牙骨质细胞瘤通常表现为因牙槽嵴颊侧或舌侧骨质膨隆而引起的局部肿胀和疼痛。有文献报道,病变具有局部侵袭性特征,可造成颌骨膨大,邻近牙齿移位,也可累及上颌窦。

■ **影像学与病理学特点** 成牙骨质细胞瘤起源于牙源性外间充质的功能性成牙骨质细胞。病变与根尖1/3的牙骨质层相连,并通过牙周膜与周围骨质分离,这些证据一定程度上也支持其牙源性起源。影像学上表现为颌骨内边界清楚的致密团块,与牙根根尖1/3相融合,周围环绕透亮的边缘。组织病理学特征表现为与牙根相连续的片状牙骨质样结构。绝大多数肿瘤包含成片的厚的矿化组织,内含许多丰满的成牙骨质样细胞和显著的嗜碱性反折线,以及含量丰富的纤维血管组织,此外还可见多核巨细胞。肿瘤周围常由非钙化的基质构成,垂直于纤维壁呈放射样柱状排列,这与影像学上透亮度增高的区域相一致。

■ **鉴别诊断** 成牙骨质细胞瘤的鉴别诊断包括成骨细胞瘤(osteoblastoma)和骨肉瘤(osteosarcoma)。成骨细胞瘤和成牙骨质细胞瘤在组织病理学上基本相同,唯一的区别是成牙骨质细胞瘤附着在牙根上并与其相融合。此外,成牙骨质细胞瘤还需与骨肉瘤相鉴别,组织病理学上,成牙骨质细胞瘤中的成牙骨质样细胞可能较为丰满,细胞核呈多形且深染,但与骨肉瘤不同的是未见核分裂象。除了病理学表现外,上述病变与成牙骨质细胞瘤的鉴别需要结合临床症状和影像学表现进行综合判断。

■ **治疗** 成牙骨质细胞瘤的治疗方法是完整切除肿瘤,同时拔除受累牙齿。不完全切除常导致肿瘤复发,其复发率可达37.1%。因此有人主张拔牙后再切除肿瘤,以降低复发率。目前尚无成牙骨质细胞瘤恶变的相关报道。

参考文献

[1] Pynn BR, Sands TD, Bradley G. Benign cementoblastoma: a case report[J]. J Can Dent Assoc, 2001, 67(5): 260-262.

[2] Subramani V, Narasimhan M, Ramalingam S, et al. Revisiting Cementoblastoma with a Rare Case Presentation[J]. Case Rep Pathol, 2017: 8248691.

[3] Brannon RB, Fowler CB, Carpenter WM, et al. Cementoblastoma: an innocuous neoplasm? a clinicopathologic study of 44 cases and review of the literature with special emphasis on recurrence[J]. Oral Surg Oral Med Oral Pathol Oral Radiol Endod, 2002, 93(3): 311-320.

[4] Chrcanovic BR, Gomez RS. Cementoblastoma: an updated analysis of 258 cases reported in the literature[J]. J Craniomaxillofac Surg, 2017, 45(10): 1759-1766.

[5] Ackermann GL, Altini M. The cementomas — a clinicopathological re-appraisal[J]. J Dent Assoc S Afr, 1992, 47(5): 187-194.

[6] Slootweg PJ. Cementoblastoma and osteoblastoma: a comparison of histologic features[J]. J Oral Pathol Med, 1992, 21(9): 385-389.

[7] Pathak J, Hosalkar RM, Sidana S, et al. Benign cementoblastoma involving left deciduous first molar: a case report and review of literature[J]. J Oral Maxillofac Pathol, 2019, 23(3): 422-428.

第三节 牙源性纤维瘤
Odontogenic Fibroma

牙源性纤维瘤(odontogenic fibroma)是一种间叶性牙源性良性肿瘤,其典型特征是成熟的纤维基质中有不同数量的牙源性上皮,包括两种分型:骨内型/中央型(central odontogenic fibroma, COF)和骨外型/外周型(peripheral odontogenic fibroma, POF)。组织学上,COF有两个主要亚型:简单型COF(上皮细胞贫乏型)和复杂型COF(上皮细胞丰富型)。在2017年的WHO分类中,专家组剔除了牙源性纤维瘤的"上皮贫乏型或简单型"这一亚类,认为其定义不明确。COF组织学分型通常包括牙源性颗粒细胞纤维瘤(granular cell odontogenic fibroma)、由多形性成纤维细胞组成的牙源性纤维瘤以及表现出巨细胞反应的牙源性纤维瘤。COF是一种罕见的牙源性肿瘤,文献报道好发于女性,男女比例约为1:2.2,发病年龄在4～80岁(平均40岁),上颌骨和下颌骨均可发病,好发于上颌第一磨牙之前以及下颌第一磨牙后方,大约1/3的COF可能与未萌出的第三磨牙有关。外周型牙源性纤维瘤较COF更常见,其发病年龄范围较广,文献报道可发生于11～90岁之间,并在20～40岁之间达到高峰,多见于女性,上下颌均可发病,常见于下颌颊侧牙龈。牙源性纤维瘤主要治疗手段为手术刮除或切除,预后较好,无复发倾向。

一、中心性牙源性纤维瘤

病例59

患者,男性,6岁。发现右下颌骨占位3个月。

【现病史】 患儿3个月前因左下后牙疼痛于外院行根管治疗,拍曲面体层片时发现右下颌骨囊性占位可能,无明显疼痛不适;当地医疗机构建议至上级医院就诊。

【专科检查】 双侧颜面部基本对称,上中下比例协调。口唇无畸形及麻木。张口度及张口型正常。84缺失,颊舌侧牙龈未见明显肿胀、膨隆。腭部无溃疡,腭垂无偏斜,软腭动度正常。双侧颏下、颌下及颈部未触及明显肿大淋巴结。

【辅助检查】

曲面体层片:84区牙槽骨可见直径约1.5 cm大小低密度透射影,邻近下颌骨下缘,低密度阴影内见两个高密度影像,似牙体(图9-3-1)。

【初步诊断】 右下颌骨肿物(性质待查)。

【治疗】 全麻下行"右下颌骨肿物切除术":前庭沟外侧梯形切口,切开,翻瓣,去除部分骨皮质,见右下颌骨实性占位,肿物底部近下颌骨下缘,予以完整切除,保留肿物内的牙体组织。标本送冰冻病理。提示:"右下颌骨"牙源性纤维瘤/牙源性纤维黏液瘤,细胞较丰富,轻度异型。冲洗术创,碘仿纱条打包,缝合固定。

【病理检查】 送检为一瘤样组织,0.4 cm×0.3 cm×0.3 cm,灰白色。镜下见纤维组织背景中梭形、短梭形细胞增生,细胞较丰富,具轻度不典型性,内见牙源性上皮团(图9-3-2 A)。

【病理诊断】 "右下颌骨"中心性牙源性纤维瘤,ICD-O编码:9330/0。

【随访】 患者手术后恢复良好,术后3个月复查无特殊,肿瘤无复发(图9-3-2 B)。

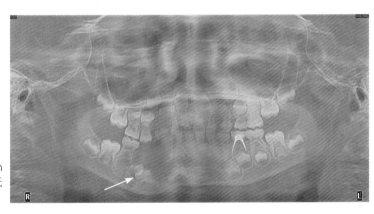

图9-3-1 84区牙槽骨直径约1.5 cm大小低密度透射影,近下颌骨下缘,低密度阴影内见两个似牙体样高密度影

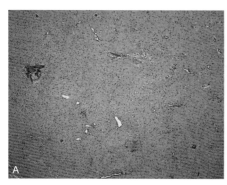
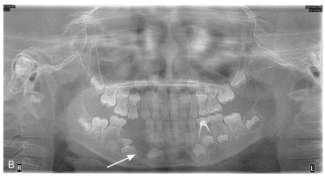

图9-3-2 A.瘤样增生纤维组织中见增生牙源性上皮团（100x）。B.右下颌术后改变

二、外周性牙源性纤维瘤

病例60

患者，女性，84岁。右上牙龈肿物逐渐增大1年余。

【现病史】 患者1年余前发现右上前牙区黄豆粒大小肿块，无破溃，无疼痛症状，牙齿无明显松动，肿块逐渐增大，刷牙时偶有出血。8个月前于门诊就诊，建议必要时活检手术，近来，肿物增大明显，约鹌鹑蛋大小，自觉影响生活，遂再次就诊。

【专科检查】 面部左右基本对称，右上牙龈见一外生型肿物，致右上唇抬起，闭口不全，张口度及张口型正常。口内恒牙列，牙列缺损，多处残根、残冠，牙周卫生差，CI=Ⅱ°～Ⅲ°，DI=Ⅱ°～Ⅲ°，大量食物残渣堆积，龈缘红肿。12～14颊侧牙龈见一带蒂外生型肿物，大小约3.0 cm×1.5 cm，表面无明显破溃及渗血，色红，触诊质韧，触痛（-），基底累及11～15牙龈，12移位，深部浸润，基底活动度差，牙齿无明显松动（图9-3-3 A）。伸舌居中，活动自如。双侧颌下及颈部未及明显肿大淋巴结。

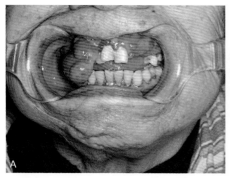
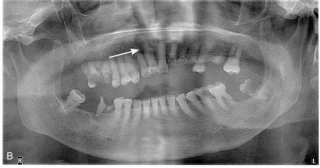

图9-3-3 A.12～14颊侧牙龈见一带蒂外生型肿物，大小约3.0 cm×1.5 cm，表面无明显破溃及渗出，色红，基底累及11～15牙龈，12移位。B.口内多处残根、残冠影，前牙区骨质欠光整

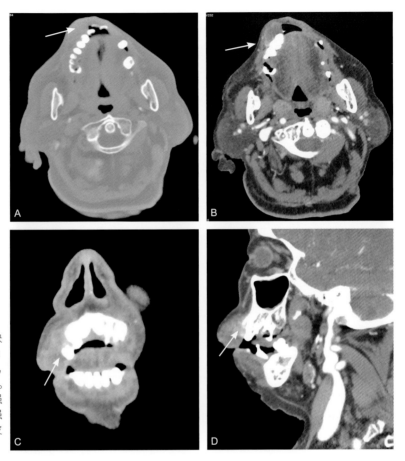

图 9-3-4 A. CT平扫横断位：右上前牙区牙龈见类圆形团块影，边界清晰，大小约 2.1 cm × 1.2 cm × 1.3 cm，似可见薄包膜，内部密度尚均匀，CT值约 17 Hu。B. CT增强横断位：病变轻度强化，CT值 27 Hu。C，D. CT增强冠状位及矢状位：病变周边骨皮质毛糙、欠光整

【辅助检查】

（1）曲面体层片：口内多处残根、残冠影，右上前牙区骨质欠光整（图9-3-3 B）。

（2）颌面部CT增强：右上前牙区牙龈见类圆形团块影，边界清晰，大小约 2.1 cm × 1.2 cm × 1.3 cm，似可见薄包膜，内部密度尚均匀，平扫CT值约 17 Hu。增强后病变轻度强化，CT值 27 Hu。病变周边骨皮质毛糙、欠光整（图9-3-4）。

【初步诊断】　右上牙龈肿物（性质待定）。

【治疗】　全麻下行"右上颌骨部分切除术"：沿肿物外缘 0.5 cm 设计牙龈、腭部切口，完整切除肿物，去除 12～14 牙槽骨，磨除部分上颌骨，连同肿物一并送术中冰冻病理。提示："右上牙龈"病变符合外周性牙源性纤维瘤。磨头修整锐利骨尖、骨缘，止血，冲洗创面，转局部组织瓣修复创面。

【病理检查】　送检为一瘤样肿物，3 cm × 2.5 cm × 2 cm，呈结节状，灰白、灰黄色。镜下见黏膜上皮下纤维组织显著瘤样增生，炎症较轻，散在增生的牙源性上皮团（图9-3-5）。

【病理诊断】　"右上牙龈"外周性牙源性纤维瘤，ICD-O编码：9330/0。

【随访】　患者手术后恢复良好，术后半年复查无特殊，肿瘤无复发。

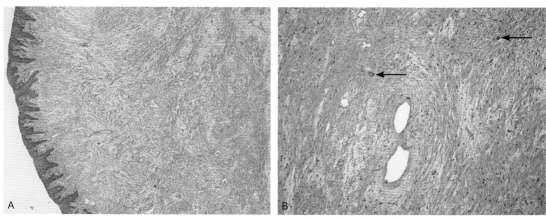

图9-3-5　A.黏膜下纤维组织瘤样增生,与纤维性龈瘤相似(40x)。B.纤维组织内可见小的牙源性上皮团(箭头所指)(100x)

三、牙源性颗粒细胞瘤

病例61

患者,女性,51岁。发现左颊部肿物1年半,伴胀痛10余日。

【现病史】　患者一年半前无明显诱因发现左侧前庭沟颊部黏膜一肿物,约拇指尖大小,无明显红肿、疼痛、发热、下唇麻木、面瘫等症状。1年前至医院就诊,予以抗炎对症治疗,无缓解;3个月前自觉肿物增大明显,曾多次自行用剪刀剪除,少量出血后创面愈合;10余日前自觉左面颊部胀痛,门诊摄曲面体层示:左下颌骨多房低密度影占位。

【专科检查】　双侧颜面部不对称,左侧面颊部明显肿胀膨隆,表面皮肤完整,颜色、皮温正常(图9-3-6 A,B)。张口度及张口型正常,左下颌牙龈及颊部可触及大小约6 cm×6 cm肿物,表面呈菜花状,可触及下颌骨骨质膨隆,质硬,触诊无明显压痛,与周围组织分界欠清,活动度差。双侧颌下及颈部未触及明显肿大淋巴结。

【辅助检查】

曲面体层片:左侧下颌骨下颌角及下颌升支多房性低密度影,边界清楚,无明显牙根吸收征象(图9-3-6 C)。

【初步诊断】　左下颌骨肿物(恶性待排)。

【治疗】　全麻下行"左侧下颌骨节段切除术+左侧颊部肿物扩大切除术+左侧腓骨肌皮瓣转移修复术+气管切开术":沿下颌骨下缘1～2 cm设计切口,切开,翻瓣,见下颌骨体部及角部骨质膨隆,于34近中至乙状切迹将包括肿物在内下颌骨节段切除,送检术中冰冻病理。提示:左下颌骨牙源性肿瘤,颗粒细胞瘤首先考虑。取左侧腓骨肌瓣,塑形,重建恢复下颌骨连续性及咬合关系,将腓动静脉与面动脉、面静脉吻合。冲洗术创,彻底止血,置负压引流管,分层缝合,关闭创口(图9-3-7)。

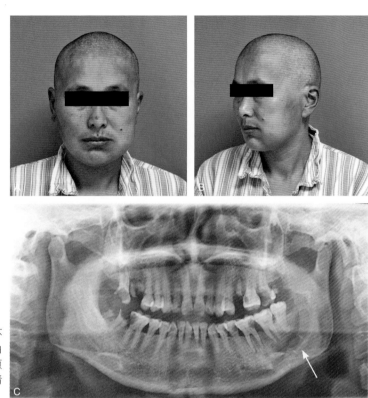

图9-3-6 A,B.患者颌面部左右不对称,左侧面下1/3肿胀膨隆。C.曲面体层片示:左侧下颌骨体部、下颌角及下颌升支多房性透射影,边界清楚,35～38无明显牙根吸收征象

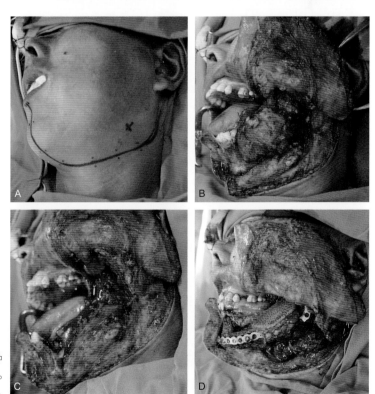

图9-3-7 A.切口设计。B.显露肿物。C.左侧下颌骨节段切除后缺损。D.腓骨肌皮瓣重建恢复下颌骨连续性

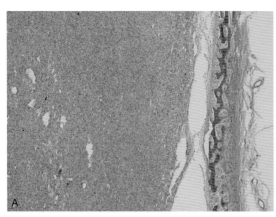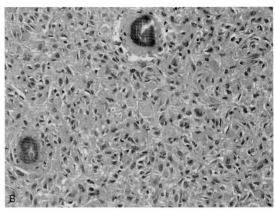

图9-3-8　A.病变较局限,未突破骨皮质(40x)。B.肿瘤细胞胞浆丰富,含嗜酸性颗粒,细胞核多形性明显,但核分裂象少见,局部见钙化物形成(400x)

【病理检查】　送检为部分下颌骨组织,9 cm×5 cm×4 cm,切面见灰褐色肿块,4 cm×4 cm×3 cm,质地脆。镜下见病变较局限,肿瘤细胞较大,成片增生,胞浆丰富、内含嗜酸性颗粒,散在牙源性上皮条索及牙骨质小体样结构,周围反应性新骨形成(图9-3-8)。

【病理诊断】　"左下颌骨"牙源性颗粒细胞瘤,WHO分类中心性牙源性纤维瘤的一种变异类型,ICD-O编码:9321/0。

【随访】　患者手术后恢复良好,术后半年复查,肿瘤无复发,下颌骨重建外形满意,功能恢复良好(图9-3-9)。

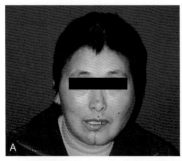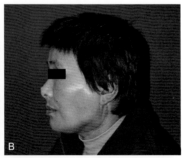

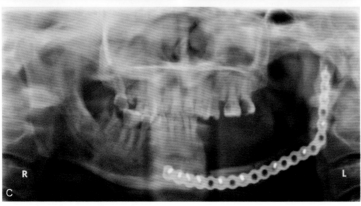

图9-3-9　A,B.术后随访,无肿瘤复发,下颌外形恢复良好。C.下颌骨术后改变

病例62

患者,女性,38岁。左下颌骨颗粒细胞瘤外院多次术后复发7个月。

【现病史】　患者约2年前自觉左侧下颌骨肿胀,于医院就诊,行手术治疗,病理诊断:成釉细胞瘤。术后3个月发现复发,行"左侧下颌骨节段性切除术+右侧游离腓骨移植术",术后病理示:成釉细胞瘤。7个月前再次发现左侧颊部软组织肿胀,行"左侧下颌软组织病损切除术"。术后病理示:符合颗粒细胞型造釉细胞瘤复发恶变,伴坏死,高度恶性。1个月前口腔病理科会诊,诊断:左下颌骨颗粒细胞牙源性肿瘤(牙源性颗粒细胞瘤)首先考虑,本次为复发及恶变,灶性牙源性上皮瘤样增生。

【专科检查】　颌面部左右不对称,左侧下颌及颏部明显肿胀隆起肿物,大小约6.0 cm×3.0 cm,局部皮肤红肿,触诊质软,按压轻度疼痛。左侧下颌骨体部腓骨修复,骨质连续。耳垂下方触及一明显肿物,大小约2.5 cm×2.5 cm,质地较硬,轻度触压痛。张口度约三横指,张口右侧偏斜。口腔卫生较差,左侧颊部腓骨皮瓣在位,色形质良好,下颌31～42唇侧牙龈与下颌骨之间有一肿物,灰色,触诊无明显疼痛,累及舌侧口底黏膜。32～38缺失。颈部Ⅱ区触及明显肿大淋巴结,大小约2.5 cm×2.0 cm,界尚清,质较硬。左侧锁骨上窝触及一肿大淋巴结,大小约1.5 cm×1.5 cm,质地硬,触痛明显(图9-3-10 A,B)。

【辅助检查】

(1)曲面体层片:左下颌骨术后改变,内固定中。两侧上下牙列不齐,多枚牙齿缺如,下

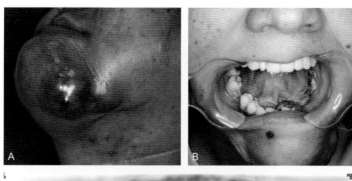

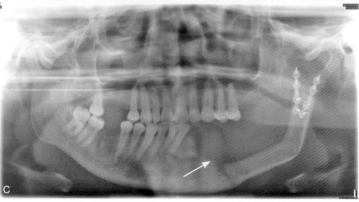

图9-3-10　A.左侧下颌及颏部明显肿胀隆起肿物,大小约6.0 cm×3.0 cm,局部皮肤红肿。B.下颌31～42唇侧牙龈与下颌骨之间有一肿物,灰色,累及舌侧口底黏膜。C.左下颌骨术后改变,内固定中。两侧上下牙列不齐,多枚牙齿缺如,下颌骨局部骨质破坏,密度减低(术前)

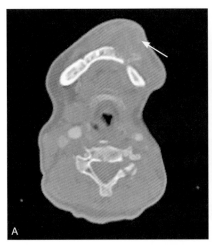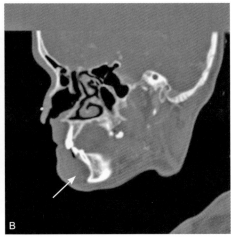

图9-3-11　A.CT横断位：下颌骨局部骨质破坏。B.CT矢状位重建：左侧咽旁及咀嚼肌间隙，腮腺后方可见多发软组织肿块影，增强后不均匀强化

颌骨局部骨质破坏，密度减低（图9-3-10 C）。

　　（2）颌面部CT增强：左侧下颌骨成釉细胞癌多次术后；左下颌骨颏部、体部、升支骨质密度异常伴周围软组织肿块，累及颞下窝及颞颌关节，考虑为肿瘤复发；左颈Ⅱ区淋巴结转移可能；Ia区肿大淋巴结，建议MR增强。左下颌骨成釉细胞瘤术后，伴周围不规则软组织影，范围约5.8 cm，平均CT值42 Hu，增强后不均匀强化，动脉期90 Hu，静脉期103 Hu（图9-3-11）。

　　【初步诊断】　左下颌骨颗粒细胞瘤外院多次术后复发恶变。

　　【治疗】　全麻下行"下颌骨、颅底恶性肿瘤扩大切除术＋根治性颈淋巴结清扫术＋股前外侧皮瓣转移修复术＋气管切开术"。沿下颌骨下缘1～2 cm设计切口至左侧耳下-耳屏前联合切口，自胸锁乳突肌后缘至锁骨中点设计S形切口。沿颏部肿物扩大2 cm设计切口，切口下端与颈清切口一致，上端紧贴下唇红缘。切开、翻瓣，暴露下颌骨。行根治性颈淋巴结清扫术，送术中冰冻病理。提示：送检淋巴结均未见上皮性恶性肿瘤转移（－）；"颈后"肿瘤细胞胞浆富含颗粒，细胞异型显著，核分裂象可见，结合病史，符合原肿瘤（颗粒细胞肿瘤，恶性）转移/复发。分别于下颌正中及左侧髁突颈部截断下颌骨。将左侧腮腺完整摘除，离断颧弓，游离颧弓周围软组织，继续向上分离，至颅底，切除部分颞肌，充分切除茎突、颞部软组织，将病灶与颈部淋巴结完整切除，送术中冰冻病理。提示：送检"颧弓"内见肿瘤累及。继续扩大切除颞部、颅底周边包括颧弓区域组织，再次切取切缘送检冰冻病理。提示：切缘均阴性（－）。动力系统磨除颅底、茎乳孔、乳突部分骨质。切取股前外侧皮瓣，大小约33 cm×8 cm，血管分别与甲状腺上动脉、颈内静脉分支吻合。术中将皮瓣塑形，修复颏部、口底、颊侧、口内软组织缺损。颅底、颞部缺损转颞肌瓣修复术区缺损，充分冲洗创面，彻底止血，置负压引流管，分层缝合，关闭创口（图9-3-12）。

　　【病理检查】　送检为双侧下颌骨组织，13 cm×6 cm×5 cm，上附牙齿6枚，下颌骨颏部颊舌侧膨隆，切面见弥漫性肿块，约6.5 cm×5 cm×5 cm，灰白色，质地中等，界限不清。镜下见肿瘤细胞胞浆富含颗粒，细胞异型显著，核分裂象可见，个别见核内假包涵体，局灶坏死，未见

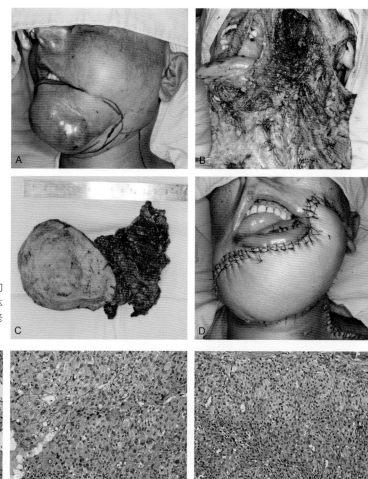

图9-3-12 A.切口设计。B.完整切除肿物后大面积组织缺损。C.离体的肿物大体观。D.股前外侧皮瓣修复创面缺损

图9-3-13 A.肿瘤细胞胞浆丰富,含嗜酸性颗粒,核固缩,异型性明显,部分见核内假包涵体。B.部分区域肿瘤细胞大,胞浆丰富,含嗜酸性颗粒,核为泡状核,可为多核,异型性明显。C.病变中相对较良性的区域。肿瘤细胞及核的大小较均匀一致,轻度异型性(200x)

牙源性上皮(图9-3-13)。

【病理诊断】 "下颌骨"牙源性颗粒细胞瘤恶变,ICD-O编码:9321/3。

【随访】 患者手术后恢复良好,皮瓣愈合良好,术区无特殊异常。

诊疗要点

世界卫生组织(WHO)将牙源性纤维瘤定义为"一种起源于成纤维细胞的良性牙源性肿瘤,其特征是相对成熟的胶原纤维组织和数量不等的牙源性上皮,可能发生在颌骨中心或骨外位置"。中央型牙源性纤维瘤(COF)是一种罕见的牙源性肿瘤,约占所有牙源性肿瘤的4%~5%。临床上,COF可表现为无痛性肿胀,生长缓慢,最终引起颌骨骨质膨

隆,此外,部分患者可因牙齿移位出现牙齿间隙增大,疼痛和感觉异常等临床症状,但并不常见。

■ **COF影像学特点** 影像学上,小的COF主要表现为边界清楚的单囊性透射影,较大的COF可表现出扇形边缘或多囊性透射影。多数病变周围有硬化性骨线,病灶内相关牙齿可见牙根吸收。通常通过影像学诊断COF非常困难,特别是当病变与未萌出牙齿的牙冠相关时,需与含牙囊肿相鉴别。Kaffe和Buchner研究指出,大多数小肿瘤常表现为单囊性,在生长过程中再趋向于多囊性改变。此外,他们还观察到29%的病例发生了牙根吸收。尽管影像学检查COF最大径很少超过3 cm,但许多病例仍会表现出侵袭性的临床和影像学特征,包括皮质骨扩张伴穿孔、相邻牙齿移位和显著的牙根吸收等。因此,COF影像学上需与其他牙源性肿瘤相鉴别,如牙源性角化囊肿、成釉细胞瘤、牙源性黏液瘤和牙源性鳞状细胞瘤。

■ **COF病理学特点** 由于中央型牙源性纤维瘤在组织病理学上表现变化较大,有学者将其分为简单型COF(上皮细胞贫乏型)和复杂型COF(上皮细胞丰富型)等两种组织类型,复杂型COF又称WHO型,其主要区别在于其组织学外观,小的、无活性牙源性上皮剩余量的多少是一个重要评价指标。简单型由星网状成纤维细胞组成,在细的胶原纤维和大量基质背景内,有时可见不明显的散在钙化灶。复杂型或WHO型COF通常由胶原纤维之间的纤维结缔组织组成,细胞丰富,病变内可见呈长条索状或孤立巢状的牙源性上皮剩余,可作为肿瘤的主要成分。部分病例可发现钙化灶,如骨、类牙本质、牙骨质样物质。组织病理学鉴别诊断包括相邻的增大的牙囊、牙源性黏液瘤等。此外,Ikeshima和Utsunomiya等人认为,COF的鉴别诊断应包括多种纤维组织肿瘤,尤其是纤维黏液瘤和纤维增生性纤维瘤,因为这些病变与显著的复发率有关,但COF的复发率并不高。

■ **COF治疗** 目前治疗COF的常用方法是手术摘除术和彻底的刮除术,若处理得当,复发较少,预后良好。尽管影像学上COF可能表现出相对的侵袭性,但在大多数情况下,实施保守的肿瘤摘除术,并尽可能地保留邻近牙齿仍可维持良好的预后。

在极少数情况下,COF可由不同数量的大颗粒细胞组成,以前被称为“颗粒细胞成釉细胞纤维瘤”或“牙源性颗粒细胞瘤”(granular cell odontogenic fibroma),现在被统一命名为“牙源性颗粒细胞瘤”(granular cell odontogenic fibroma, GCOT),这种较少见的亚型被认为是COF的亚型,是颌骨内最少见的牙源性肿瘤之一。该类型的肿瘤尚未被纳入2017年世界卫生组织(WHO)的牙源性肿瘤分类中。GCOT在中年女性发病较多,常见于下颌骨后牙区,一般只发生在颌骨的牙齿承载区,可表现为无痛性肿胀。影像学上多表现为边界清楚的透射影或混合透射-不透射病灶。骨外型和颗粒细胞牙源性肉瘤也有文献报道。组织病理学检查显示肿瘤由片状和小叶状大嗜酸性颗粒细胞组成,中间散在分布着狭长的条索状或小岛状的牙源性上皮,偶见与颗粒细胞相关的类牙骨质样物质或营养不良性钙化。鉴别诊断应包括软组织颗粒细胞瘤、成釉细胞瘤颗粒细胞变异和先天性龈瘤。绝大多数GCOT是良性肿瘤,刮除术治疗效果良好。尽管如此,密切的随访仍至关重要。

■ **POF特点** 外周型牙源性纤维瘤也是一种罕见的良性外胚叶间质病变,临床表现为坚硬、无痛、表面光滑的牙龈结节。文献报道少数可呈多灶性或弥漫性病变。主要发生在下颌骨的颊侧牙龈,切牙、尖牙和前磨牙是最常见的部位,患者通常无明显不适症状,少数患者可出现牙齿移位。其临床表现与其他发生在牙龈的增生性病变难以区分,鉴别诊断应包括周围巨细胞肉芽肿、化脓性肉芽肿、牙龈局灶性纤维增生、周围骨化性纤维瘤、周围成釉细胞瘤和周围牙源性钙化上皮肿瘤等。目前认为其是中央型牙源性纤维瘤的黏膜类似物,可表现出与COF相似的病理学特征,肿瘤内包括不同密度的纤维结缔组织基质和散在的牙源性上皮剩余,偶尔可见类似牙本质、牙骨质或骨样钙化灶结构。少数病例结缔组织成分中见颗粒细胞改变及巨细胞肉芽肿样区域。影像学上可见软组织肿块,少数区域可见钙化,一般不累及深面的骨组织。

■ **POF治疗** 外周型牙源性纤维瘤可采用局部手术切除治疗,预后良好,仅少数报道存在复发的情况,切除不彻底可能是病变复发的主要原因。然而,在大多数组织病理切片中,很难区分病变结缔组织与正常结缔组织,因此也难以根据病理切片来判断肿瘤是否切除干净。另外,位于牙根之间的病变难以完全切除,也是导致其复发的重要原因。因此,彻底手术切除可能是预防复发的最重要因素,术后还应给予长期的随访。

参考文献

[1] Daniels JS. Central odontogenic fibroma of mandible: a case report and review of the literature[J]. Oral Surg Oral Med Oral Pathol Oral Radiol Endod, 2004, 98(3): 295-300.

[2] Gardner DG. Central odontogenic fibroma current concepts[J]. J Oral Pathol Med, 1996, 25(10): 556-561.

[3] Daskala I, Kalyvas D, Kolokoudias M, et al. Central odontogenic fibroma of the mandible: a case report[J]. J Oral Sci, 2009, 51(3): 457-461.

[4] Cicconetti A, Bartoli A, Tallarico M, et al. Central odontogenic fibroma interesting the maxillary sinus: a case report and literature survey[J]. Minerva Stomatol. 2006, 55(4): 229-239.

[5] Günhan O, Erseven G, Ruacan S, et al. Odontogenic tumours: a series of 409 cases[J]. Aust Dent J, 1990, 35(6): 518-522.

[6] Kaffe I, Buchner A. Radiologic features of central odontogenic fibroma[J]. Oral Surg Oral Med Oral Pathol, 1994, 78(6): 811-818.

[7] Upadhyaya JD, Cohen DM, Islam MN, et al. Hybrid central odontogenic fibroma with giant cell granuloma like lesion: a report of three additional cases and review of the literature[J]. Head Neck Pathol, 2018, 12(2): 166-174.

[8] Roza A, Sousa EM, Leite AA, et al. Central odontogenic fibroma: an international multicentric study of 62 cases[J]. Oral Surg Oral Med Oral Pathol Oral Radiol, 2020.

[9] Sarode SC, Sarode GS, Vaidya K. Central granular cell odontogenic tumor: a systematic review[J]. J Oral Pathol Med, 2014, 43(3): 167-176.

[10] Meer S, Altini M, Coleman H, et al. Central granular cell odontogenic tumor: immunohistochemistry and ultrastructure[J]. Am J Otolaryngol, 2004, 25(1): 73-78.

[11] Rinaggio J, Cleveland D, Koshy R, et al. Peripheral granular cell odontogenic fibroma[J]. Oral Surg Oral

Med Oral Pathol Oral Radiol Endod, 2007, 104(5)：676－679.

［12］ Piattelli A, Rubini C, Goteri G, et al. Central granular cell odontogenic tumour：report of the first malignant case and review of the literature[J]. Oral Oncol, 2003, 39(1)：78－82.

［13］ Atarbashi-Moghadam S, Saebnoori H, Shamloo N, et al. Granular cell odontogenic tumor, an extremely rare case report[J]. J Dent (Shiraz), 2019, 20(3)：220－223.

［14］ Buchner A, Merrell PW, Carpenter WM. Relative frequency of central odontogenic tumors：a study of 1, 088 cases from Northern California and comparison to studies from other parts of the world[J]. J Oral Maxillofac Surg, 2006, 64(9)：1343－1352.

［15］ Daley TD, Wysocki GP. Peripheral odontogenic fibroma[J]. Oral Surg Oral Med Oral Pathol, 1994, 78(3)：329－336.

［16］ Weber A, van Heerden WF, Ligthelm AJ, et al. Diffuse peripheral odontogenic fibroma：report of 3 cases[J]. J Oral Pathol Med, 1992, 21(2)：82－84.

［17］ Baiju CS, Rohatgi S. Peripheral odontogenic fibroma：a case report and review[J]. J Indian Soc Periodontol, 2011, 15(3)：273－275.

（侯劲松　田　臻　朱　凌）

第十章
恶性牙源性肿瘤
Malignant Odontogenic Tumors

第一节　成釉细胞癌
Ameloblastic Carcinoma

　　成釉细胞癌（ameloblastic carcinoma）是一种罕见的牙源性恶性肿瘤，约占所有颌骨肿瘤和囊肿的1%～3%，主要发生在下颌骨，具有侵袭性的临床病程，预后较差。它可能在临床上表现为具有良性临床特征的囊性病变，也可表现为具有溃疡、明显的骨吸收和局部牙齿松动脱落的较大的肿块，可伴有区域淋巴结转移或远处转移，临床特点不典型，临床误诊率较高。广泛的局部切除手术和区域淋巴结清扫是治疗成釉细胞癌的首选治疗方法。由于成釉细胞癌具有较高复发率，建议对患者进行密切的定期随访。

病例63

　　患者，男性，49岁。左下颌骨无痛性肿块逐渐增大1年。

　　【现病史】　患者1年前无意中发现左侧下颌骨颊侧黄豆粒大小质硬肿块，逐渐增大，无牙齿疼痛、下唇麻木等不适症状，未予处置，肿块逐渐增大，现颊侧膨隆约鸡蛋大小。

　　【专科检查】　面部左右不对称，左侧下颌骨体部明显膨隆，可及大小约4.0 cm×3.0 cm骨质隆起，表面皮肤完整，颜色正常，无明显破溃，触诊质硬，界尚清，与皮肤无明显粘连。张口度及张口型正常，口内恒牙列，下颌牙列拥挤，33～37颊侧膨隆，黏膜完整，无明显破溃、窦道及瘘管，前庭沟饱满，34～36松动Ⅰ°，叩（－），31～33舌侧轻度膨隆，累及中线。46牙体缺损，稳，叩（－）（图10-1-1A，B）。双侧颌下及颈部可及散在活动小淋巴结，触痛（－）。

　　【辅助检查】

　　（1）曲面体层片：下颌骨双侧颏部、体部低密度骨质破坏，边界不清（图10-1-1C）。

　　（2）颌面部CT增强：下颌骨双侧颏部、体部低密度骨质破坏，内见软组织密度影，向左侧

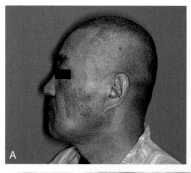
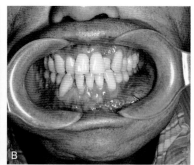
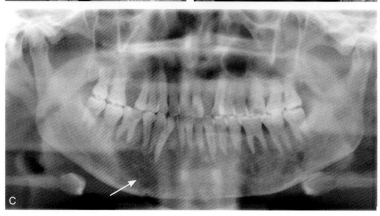

图10-1-1 A.左侧下颌膨隆。B.口内黏膜完整,左侧下颌膨隆。C.下颌骨双侧颏部、体部低密度骨质破坏,边界不清(术前)

颊部突出,C-为37 Hu,C+为82 Hu,延时C+为100 Hu,增强后呈明显强化。病变内见骨性分隔,牙根未见明显吸收,病变周边骨皮质变薄、不连续。双侧上颌窦、筛窦黏膜略增厚。颈部未见明显肿大淋巴结影(图10-1-2)。

【初步诊断】 左下颌骨肿物。

【治疗】 全麻下行"下颌骨扩大切除术+腓骨肌皮瓣转移修复术+气管切开术":沿下颌骨下缘1～2 cm设计切口,切开,翻瓣。见肿瘤突破左侧下颌骨体部骨皮质,颊侧明显膨隆,近中线处舌侧膨隆,按术前截骨导板设计,在肿瘤外围分别于左侧乙状切迹中点及47远中截断下颌骨,将肿瘤及下颌骨完整切除,取部分肿瘤组织及双侧颌下肿大淋巴结。送术中冰冻病理。提示:"下颌骨"上皮性肿瘤,细胞丰富,有异型,倾向牙源性,恶性不能完全除外。常规制备左侧带血管蒂游离腓骨,沿术前设计腓骨截骨板切取长约18 cm腓骨,塑形,重建恢复下颌骨连续性,腓骨动静脉血管分别与右侧面动静脉行血管吻合。将皮岛修整塑形,修复口内口底、唇颊黏膜组织缺损。冲洗创面,彻底止血,留置负压引流管,分层缝合,关闭创口(图10-1-3)。

【病理检查】 送检为部分下颌骨及周围软组织,10 cm×9 cm×7 cm,上附牙齿15枚,左下颌骨体部切面见实性肿块,5 cm×4 cm×3 cm,灰白色,质地中等,界限尚清。镜下见肿瘤由良性区域及恶变区域组成。良性区域肿瘤细胞巢互相连接成网状,周边细胞呈立方状,栅栏状排列,中央细胞鳞状分化,排列较稀疏,呈成釉细胞瘤图像。恶变区域细胞形态多样,部分

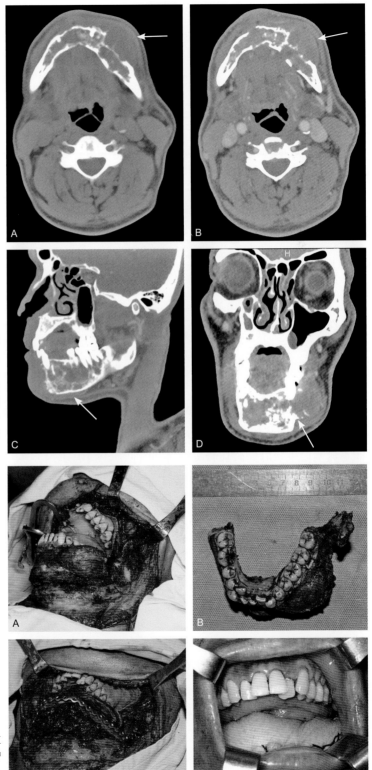

图10-1-2　A. CT平扫横断位：下颌骨双侧颏部、体部低密度骨质破坏，内见软组织密度影，向左侧颊部突出，CT值37Hu。 B. CT增强横断位：病变明显强化，CT值82Hu。C,D.冠状位及矢状位增强：病变内见骨性分隔，牙根未见明显吸收，病变周边骨皮质变薄、不连续

图10-1-3　A.显露下颌骨体部，左侧膨隆明显。B.离体的下颌骨及肿物。C.腓骨重建恢复下颌骨连续性。D.皮岛修复口内黏膜缺损

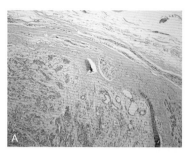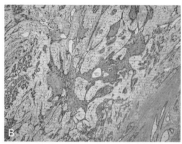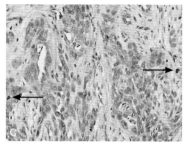

图10-1-4　A.肿瘤破坏骨皮质,侵犯神经(10x)。B.良性的区域肿瘤呈成釉细胞瘤图像,中央星网状细胞伴鳞状分化(100x)。C.恶变区域细胞异型,核分裂象易见(箭头所指)(400x)

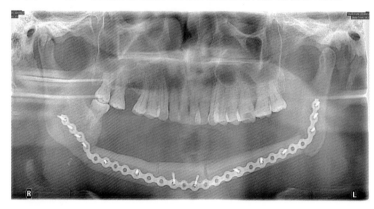

图10-1-5　下颌骨术后改变,内固定中,局部骨质缺损,骨断端愈合良好

区域细胞核浆比增大,核为泡状核,核仁明显,核分裂象易见,胞浆较少,嗜伊红;部分区域胞核异型明显,胞浆较透明;部分区域细胞较大,胞浆嗜酸性、颗粒状。恶变区域的间质细胞亦伴不典型增生。肿瘤破坏骨皮质,侵犯神经(图10-1-4)。

【病理诊断】　"下颌骨"牙源性癌,考虑为成釉细胞瘤恶变而来,成釉细胞癌,ICD-O编码:9270/3。

【随访】　患者手术后恢复良好,术后半年复查无特殊,肿瘤无复发,下颌骨重建外形满意(图10-1-5)。

诊疗要点

成釉细胞癌(ameloblastic carcinoma)1974年由Shafer等首次描述,2017年世界卫生组织(WHO)牙源性肿瘤分类中,成釉细胞癌被定义为一种罕见的牙源性恶性肿瘤,结合了成釉细胞瘤的组织学特征和细胞学上的异型性,具有成釉细胞瘤的组织学特征,而不论是否存在转移。目前国际上报道显示该病发病的中位年龄为44岁,男女性别比例为1.75∶1,下颌骨与上颌骨发病率比为2.14∶1,5年生存率约为69.1%。特别需要注意转移性成釉细胞瘤(metastasizing ameloblastoma)不同于成釉细胞癌,其定义为转移至远处的组织学表现为良性的典型成釉细胞瘤,确诊的依据是其临床行为而非组织学表现。根据是否由原有

的良性成釉细胞瘤转化而来,成釉细胞癌可分为原发型和继发型,继发型又分为骨内型和外周型。

■ **临床表现**　成釉细胞癌的临床表现具有多样性,最常见的症状为颌骨膨隆,下颌骨可累及下颌升支、髁突,上颌骨可局限于硬腭,亦可侵犯至上颌窦、鼻底、眶底;其次可表现为肿胀、疼痛、张口受限,伴或不伴牙龈肿胀、溃疡,波及牙齿可引起牙齿松动、脱落。严重者可波及眼、鼻以及上颌窦,引起相应的不良反应。与成釉细胞瘤相比,成釉细胞癌表现出更具侵袭性的临床特征,例如快速生长,骨皮质穿孔倾向,疼痛和感觉障碍等。成釉细胞癌的转移率约为15%,主要转移到区域淋巴结,肺是成釉细胞癌远处转移的常见部位,也有肋骨、脊柱骨、颅骨、胸壁及小肠等处转移的报道,出现远处转移提示患者预后较差。

■ **病理学特点**　成釉细胞癌较罕见,且临床特点不典型,临床诊断较难,需以术后病理诊断为最终诊断依据。成釉细胞癌镜下具有典型成釉细胞瘤的组织学特点,即肿瘤岛状团块或条索部分由周边的成栅栏状排列的柱状细胞和中央的星网状细胞组成;此外,还存在明显的细胞学恶性表现,即中央星网状细胞多数消失,由低分化纺锤形上皮细胞、卵圆形或短梭形基底细胞取代,核呈多形性、深染,有丝分裂增加,可存在坏死及钙化灶,可见神经及血管周浸润。成釉细胞癌的肿瘤细胞中有较高比例的p53、p63和Ki-67,显示出显著的细胞增殖活性,这可与成釉细胞瘤鉴别。

■ **影像学特点**　成釉细胞癌的X线表现与成釉细胞瘤基本相同,多呈边界不清晰的透射性病灶,骨皮质破坏;与其他骨内恶性肿瘤相比,成釉细胞癌的X线及CT扫描表现不具备特异性。个案报道显示正电子发射断层扫描(PET-CT)检查技术可用于区分成釉细胞癌与良性成釉细胞瘤,但仍需进一步研究验证。

■ **鉴别诊断**　在成釉细胞癌的诊断过程中,鉴别诊断主要包括但不限于成釉细胞瘤、牙源性角化囊肿、原发性骨内癌、牙源性肉瘤、成釉细胞癌肉瘤、黏液表皮样癌和颌骨转移癌等。

■ **治疗**　成釉细胞癌的治疗尚无明确的治疗指南。成釉细胞癌首选治疗方法为手术切除,以肿瘤扩大切除为主,因其侵袭性强,故应在正常组织内切除肿物,文献建议在肿物外2～3 cm正常骨质凿开,完整切除肿物,累及的牙也应一并切除,必要时合并颌骨重建术及颈淋巴结清扫术。现有文献报道指出放疗对防止成釉细胞癌复发与转移的作用不大,McClary等发现仅接受外科手术治疗成釉细胞癌患者的复发率与同时接受辅助放疗的患者复发率没有统计学差异。但当病变为局部晚期或已发生转移而不适合手术治疗时,仍建议进行放疗,而化学疗法目前尚无证据显示对成釉细胞癌有效,文献报道中环磷酰胺、卡铂、紫杉醇、5-氟尿嘧啶等化学疗法均未取得令人满意的治疗效果。BRAF V600E抑制剂(如Vemurafenib)和免疫查点抑制剂在有望被开发用于成釉细胞癌的靶向治疗,但目前仍在临床试验阶段,尚未被批准用于临床治疗。成釉细胞癌治疗后有明显复发倾向,多次复发和组织学检查发现透明细胞提示预后不良,需要进行长期随访。

参考文献

[1] McClary AC, West RB, McClary AC, et al. Ameloblastoma：a clinical review and trends in management[J]. Eur Arch Otorhinolaryngol, 2016, 273(7)：1649-1661.

[2] Benlyazid A, Lacroix-Triki M, Aziza R, et al. Ameloblastic carcinoma of the maxilla：case report and review of the literature[J]. Oral Surg Oral Med Oral Pathol Oral Radiol Endod, 2007, 104(6)：e17-e24.

[3] Routray S, Majumdar S. Ameloblastic carcinoma：Sometimes a challenge[J]. J Oral Maxillofac Pathol, 2012, 16(1)：156-158.

[4] Ganjre AP, Sarode G, Sarode S. Molecular characterization of metastasizing ameloblastoma：a comprehensive review[J]. J Cancer Res Ther, 2019, 15(3)：455-462.

[5] Fujita S, Anami M, Satoh N, et al. Cytopathologic features of secondary peripheral ameloblastic carcinoma：a case report[J]. Diagn Cytopathol, 2011, 39(5)：354-358.

[6] Dutta M, Kundu S, Bera H, et al. Ameloblastic carcinoma of mandible：facts and dilemmas[J]. Tumori, 2014, 100(5)：e189-e196.

[7] Gawande PD, Khande K, Agrawal G, et al. Ameloblastic Carcinoma：a rare malignant tumour in maxillofacial region[J]. J Maxillofac Oral Surg, 2017, 16(3)：377-381.

[8] Kikuta S, Furukawa Y, Hino K, et al. Huge ameloblastic carcinoma of the mandible with metastases treated in several different ways[J]. Br J Oral Maxillofac Surg, 2019, 57(2)：182-184.

[9] Yoon HJ, Hong SP, Lee JI, et al. Ameloblastic carcinoma：an analysis of 6 cases with review of the literature[J]. Oral Surg Oral Med Oral Pathol Oral Radiol Endod, 2009, 108(6)：904-913.

[10] Gunaratne DA, Coleman HG, Lim L, et al. Ameloblastic carcinoma[J]. Am J Case Rep, 2015, 16：415-419.

[11] 胡济安.牙源性恶性肿瘤的病理学诊断[J].中国实用口腔科杂志,2010,3（12）：705-708.

[12] Coulibaly B, Le Hemon A, Sorbier C, et al. Ameloblastic carcinoma：primary or secondary?[J]. Ann Pathol, 2009, 29(1)：28-31.

[13] Matsuzaki H, Katase N, Hara M, et al. Ameloblastic carcinoma：a case report with radiological features of computed tomography and magnetic resonance imaging and positron emission tomography[J]. Oral Surg Oral Med Oral Pathol Oral Radiol Endod, 2011, 112(1)：e40-e47.

[14] Makiguchi T, Yokoo S, Miyazaki H, et al. Treatment strategy of a huge ameloblastic carcinoma[J]. J Craniofac Surg, 2013, 24(1)：287-290.

[15] Kar IB, Subramanyam RV, Mishra N, et al. Ameloblastic carcinoma：a clinicopathologic dilemma — report of two cases with total review of literature from 1984 to 2012[J]. Ann Maxillofac Surg, 2014, 4(1)：70-77.

[16] Slootweg PJ, Muller H. Malignant ameloblastoma or ameloblastic carcinoma[J]. Oral Surg Oral Med Oral Pathol, 1984, 57(2)：168-176.

[17] Li J, Du H, Li P, et al. Ameloblastic carcinoma：an analysis of 12 cases with a review of the literature[J]. Oncol Lett, 2014, 8(2)：914-920.

[18] Roy Chowdhury SK, Ramen S, Chattopadhyay PK, et al. Ameloblastic carcinoma of the mandible[J]. J Maxillofac Oral Surg, 2010, 9(2)：198-201.

[19] Angiero F, Borloni R, Macchi M, et al. Ameloblastic carcinoma of the maxillary sinus[J]. Anticancer Res, 2008, 28(6B)：3847-3854.

[20] Kallianpur S, Jadwani S, Misra B, et al. Ameloblastic carcinoma of the mandible：report of a case and review[J]. J Oral Maxillofac Pathol, 2014, 18(Suppl 1)：S96-S102.

[21] Saluja TS, Hosalkar R. Reconnoitre ameloblastic carcinoma：a prognostic update[J]. Oral Oncol, 2018, 77：118-124.

[22] Brown NA, Betz BL. Ameloblastoma：a review of recent molecular pathogenetic discoveries[J]. Biomark Cancer, 2015, 7(Suppl 2)：19-24.

[23] Kennedy WR, Werning JW, Kaye FJ, et al. Treatment of ameloblastoma and ameloblastic carcinoma with radiotherapy[J]. Eur Arch Otorhinolaryngol, 2016, 273(10)：3293-3297.

第二节 牙源性影细胞癌
Ghost Cell Odontogenic Carcinoma

牙源性影细胞癌（ghost cell odontogenic carcinoma, GCOC）是一种罕见的牙源性肿瘤，既有牙源性钙化囊性瘤的特点，含有不等量的影细胞，又具有恶性细胞学特征，其生物学行为不可预测，临床及影像学诊断困难，保证切缘阴性的广泛的局部切除被认为是首选治疗方法，但是仍需要更多的研究来确定是否需要辅助治疗。由于GCOC具有较高的局部复发率，建议在术后进行长期随访。

病例64

患者，男性，61岁。下颌骨肿物外院不彻底术后复发1年。

【现病史】 患者1年前因"下牙龈肿物"于医院就诊，行"下牙龈肿瘤及局部下颌骨矩形切除术"，术后病理：下颌骨成釉细胞瘤，长、短切缘内均见瘤组织，基底部未见瘤组织。1个多月前颏部再次出现肿物，当时约核仁大小，质地中等，活动性一般，快速增大，现直径约8 cm，上级医院原手术切片病理会诊：牙龈基底样鳞状细胞癌。口腔病理科会诊：考虑牙源性影细胞癌。

【专科检查】 颏部可见明显突起性肿物，大小约8.0 cm×5.0 cm×5.0 cm，质地中等，界限尚清，活动性差，局部皮肤红肿，皮温较高正常，未见明显破溃，无明显触痛，无明显波动感。张口度正常，下前牙术后改变，黏膜基本正常，下前牙缺失。颏下及颌下可触及活动淋巴结，质中，触（－）（图10-2-1 A，B）。

【辅助检查】

（1）曲面体层片：下颌骨体正中部骨质破坏，口底、颏下区见低密度区提示占位（图10-2-1C）。

（2）颌面部CT增强：下颌骨体部局部骨质破坏，口底、颏下区可见软组织肿块影，范围约6.7 cm×6.3 cm，软组织隆起明显，肿块内可见线状骨脊影，CT值24 Hu，增强后不均匀强化，CT值动脉期50 Hu，静脉期66 Hu，可见多发增粗供血动脉影（图10-2-2）。

【初步诊断】 下颌骨肿物外院不彻底术后复发。

【治疗】 全麻下行"下颌骨节段切除术＋重建钛板植入术＋股前外侧皮瓣转移修复术"：沿下颌骨肿物周围1～1.5 cm正常组织设计切口，保留部分下唇，切开，翻瓣，分别于38、48牙位截断下颌骨，将肿物及下颌骨完整切除，取切缘及颌下淋巴结，送术中冰冻病理。提示："下颌肿物"结合病史，倾向原牙源性影细胞癌复发；送检切缘均阴性

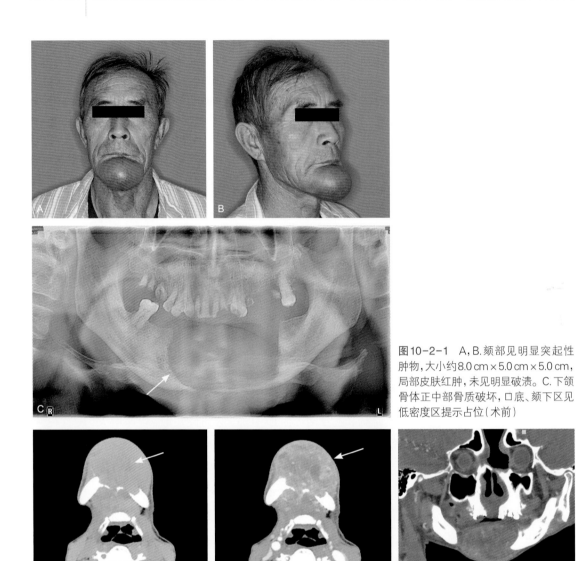

图10-2-1 A,B.颏部见明显突起性肿物,大小约8.0 cm×5.0 cm×5.0 cm,局部皮肤红肿,未见明显破溃。C.下颌骨体正中部骨质破坏,口底、颏下区见低密度区提示占位(术前)

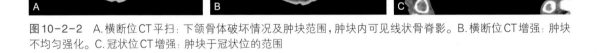

图10-2-2 A.横断位CT平扫:下颌骨体破坏情况及肿块范围,肿块内可见线状骨脊影。B.横断位CT增强:肿块不均匀强化。C.冠状位CT增强:肿块于冠状位的范围

(一)。重建板钛板成型,双侧下颌骨剩余端固定,维持下颌骨连续性。制备左股前外侧皮瓣,动静脉分别与甲状腺上动脉及颈外静脉分支行血管吻合,将皮瓣修整塑形,包绕重建钛板,修复颏部缺损。冲洗术创,严密止血,留置负压引流管,分层缝合,关闭创口(图10-2-3)。

【病理检查】 送检为一带皮肤组织,11 cm×7 cm×7.5 cm,表面呈隆起状,切面见暗红色、实性肿块,7 cm×7 cm×6.8 cm,伴出血,质嫩,下方为骨组织。镜下见基底样细胞

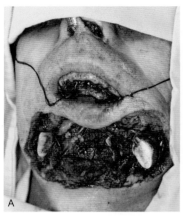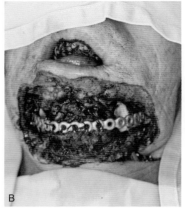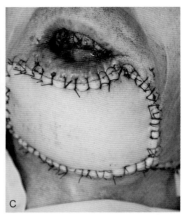

图10-2-3 A.节段切除下颌骨及肿物后术区缺损。B.重建钛板恢复下颌骨连续性。C.股前外侧皮瓣包绕重建钛板,修复颏部缺损

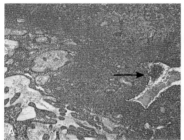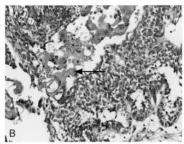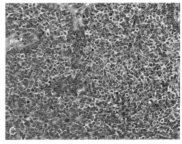

图10-2-4 A.肿瘤细胞丰富,成巢、成片生长,局部见坏死(箭头所指)(100x)。B.局部见少量胞核消失的影细胞(400x)。C.肿瘤细胞核浆比增大,异型性明显,核分裂象易见(400x)

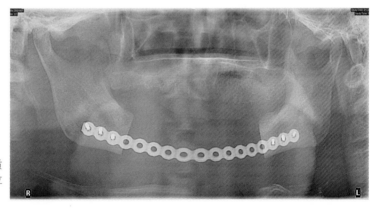

图10-2-5 下颌骨术后改变,骨质缺损,重建钛板固定在位,双侧髁突位置无明显改变

排列致密,呈巢状或大片状。部分肿瘤巢周边细胞排列整齐,中央细胞相对疏松。肿瘤细胞异形明显,核分裂象易见,伴坏死。局部可见少量胞浆红染、胞核消失的影细胞(图10-2-4)。

【病理诊断】 "下颌骨"牙源性影细胞癌,ICD-O编码:9302/3。

【随访】 患者手术后恢复良好,术后半年复查,肿瘤无复发,下颌骨重建钛板在位,无钛板排异、外露等不良反应,患者张闭口功能正常(图10-2-5)。

诊疗要点

牙源性影细胞癌（ghost cell odontogenic carcinoma, GCOC）是一种罕见的牙源性肿瘤，约占牙源性肿瘤的0.37%～2.1%，占所有颌骨影细胞病变的3%，其既有牙源性钙化囊性瘤的特点，含有不等量的影细胞，又具有恶性细胞学特征。牙源性影细胞癌可以直接形成，也可以从既有的牙源性钙化囊性瘤（calcifying odontogenic cyst, COC）或牙本质生成性影细胞瘤（dentinogenic ghost cell tumour, DGCT）恶变产生。

1962年Gorlin等报告了第一例GCOC，迄今为止医学文献中仅报道了50余例。GCOC具有高度的局部侵袭性特征和较高的局部复发率，男性比女性具有更高的患病风险（3.2∶1），上颌骨较下颌骨多见（2.1∶1），平均患病年龄约为40岁，5年生存率约为73%。

■ **临床表现** GCOC临床多表现为无痛性的颌骨膨隆，可以缓慢进展或出现快速的破坏性生长，少数伴有疼痛，部分患者同时伴有局部感觉异常、牙齿松动脱落和黏膜溃疡，可发生远处转移，而罕见出现颈部淋巴结转移。

■ **影像学特点** GCOC缺乏特征性的影像学表现，呈边缘清晰或不清的透光区，可呈单囊性或多囊性，内可有放射阻射团块，多可见牙根移位和不同程度的骨质破坏，少数可见牙根吸收。

■ **病理学特点** 肉眼观察GCOC肿瘤呈实性或囊性，实性质地较硬，剖面呈黄灰色，切之可有沙砾感。显微镜观察可见具有恶性特征的上皮成分与牙源性钙化囊肿分别存在或混合在一起。肿瘤细胞呈小圆形未分化的基底样细胞，较大的细胞具有泡状细胞核，肿瘤细胞排列呈团块或条索状，其周围细胞呈栅栏状排列，中心可见坏死，局部有钙化。在细胞之间可出现很多影细胞，或影细胞在大量坏死组织中成团成片出现，病理性核分裂象多见。影细胞镜下呈圆形或卵圆形，细胞质红染，胞核消失而不着色，在胞核部位出现空亮区。间质为纤维结缔组织，可玻璃样变或黏液性变。免疫组织化学染色见细胞角蛋白强阳性，P53阳性，波形蛋白，结蛋白，SMA和CD34阴性，Ki-67和MMP-9的表达被认为可能与GCOC的增殖、侵袭和预后有关。

■ **鉴别诊断** GCOC的诊断不应仅基于临床症状或影像学检查，必须以组织病理学作为最终诊断依据。在GCOC的诊断过程中，鉴别诊断主要包括但不限于COC、DGCT、成釉细胞癌、原发性颌骨肉瘤和颌骨转移癌等。

■ **治疗** 仅接受局部刮除术的GCOC患者表现出较高的局部复发率，研究显示56.2%的患者在3个月至7年的随访期间表现出复发。目前大多数学者认为。对于GCOC必须采取根治性的手术治疗，即保证切缘阴性的上颌骨扩大切除、下颌骨边缘切除、节段切除或下颌骨全切除，时序需要术后补充放射治疗和/或化疗仍有争议，迄今为止尚无研究能够证明放疗、化疗对GCOC有效。由于其高度的侵袭性生物学行为，接受根治性手术后GCOC仍表现出较高的复发率，建议对患者进行长期随访以跟踪和评估其病情变化。

参考文献

[1]　Kasahara K, Iizuka T, Kobayashi I, et al. A recurrent case of odontogenic ghost cell tumour of the mandible[J]. Int J Oral Maxillofac Surg, 2002, 31(6)：684-687.

[2]　Goldenberg D, Sciubba J, Tufano RP. Odontogenic ghost cell carcinoma[J]. Head Neck, 2004, 26(4)：378-381.

[3]　Nel C, Robinson L, van Heerden WFP. Ghost cell odontogenic carcinoma arising in the background of a calcifying odontogenic cyst[J]. Oral Radiol, 2020.

[4]　de Arruda JAA, Monteiro J, Abreu LG, et al. Calcifying odontogenic cyst, dentinogenic ghost cell tumor, and ghost cell odontogenic carcinoma：a systematic review[J]. J Oral Pathol Med, 2018, 47(8)：721-730.

[5]　Jia MQ, Jia J, Wang L, et al. Ghost cell odontogenic carcinoma of the jaws：report of two cases and a literature review[J]. World J Clin Cases, 2019, 7(3)：357-365.

[6]　Martos-Fernandez M, Alberola-Ferranti M, Hueto-Madrid JA, et al. Ghost cell odontogenic carcinoma：a rare case report and review of literature[J]. J Clin Exp Dent, 2014, 6(5)：e602-e606.

[7]　Tarakji B, Ashok N, Alzoghaibi I, et al. Malignant transformation of calcifying cystic odontogenic tumour — a review of literature[J]. Contemp Oncol (Pozn), 2015, 19(3)：184-186.

[8]　Martos-Fernández M, Alberola-Ferranti M, Hueto-Madrid JA, et al. Ghost cell odontogenic carcinoma：a rare case report and review of literature[J]. J Clin Exp Dent, 2014, 6(5)：e602-e606.

[9]　Remya K, Sudha S, Nair RG, et al. An unusual presentation of ghost cell odontogenic carcinoma：a case report with review of literature[J]. Indian J Dent Res, 2018, 29(2)：238-243.

[10]　Gomes da Silva W, Ribeiro Bartholomeu Dos Santos TC, Cabral MG, et al. Clinicopathologic analysis and syndecan-1 and Ki-67 expression in calcifying cystic odontogenic tumors, dentinogenic ghost cell tumor, and ghost cell odontogenic carcinoma[J]. Oral Surg Oral Med Oral Pathol Oral Radiol, 2014, 117(5)：626-633.

[11]　Arashiyama T, Kodama Y, Kobayashi T, et al. Ghost cell odontogenic carcinoma arising in the background of a benign calcifying cystic odontogenic tumor of the mandible[J]. Oral Surg Oral Med Oral Pathol Oral Radiol, 2012, 114(3)：e35-e40.

[12]　Qin Y, Lu Y, Zheng L, et al. Ghost cell odontogenic carcinoma with suspected cholesterol granuloma of the maxillary sinus in a patient treated with combined modality therapy：a case report and the review of literature[J]. Medicine (Baltimore), 2018, 97(7)：e9816.

[13]　Ledesma-Montes C, Gorlin RJ, Shear M, et al. International collaborative study on ghost cell odontogenic tumours：calcifying cystic odontogenic tumour, dentinogenic ghost cell tumour and ghost cell odontogenic carcinoma[J]. J Oral Pathol Med, 2008, 37(5)：302-308.

第三节　成釉细胞纤维肉瘤
Ameloblastic Fibrosarcoma

牙源性肉瘤（odontogenic sarcoma, OS）是一组混合的牙源性肿瘤，其中上皮成分在细胞学上是良性的，而其间充质成分显示出恶性的细胞学特征。成釉细胞纤维肉瘤（ameloblastic fibrosarcoma, AFS）是迄今为止最常见的类型，通常被认为是成釉细胞纤维瘤（ameloblastic fibroma, AF）对应的恶性肿瘤。一些牙源性肉瘤（成釉细胞纤维牙本质肉瘤，ameloblastic fibrodentinosarcoma）会产生牙本质/类牙本质，而成釉细胞纤维牙肉瘤（ameloblastic fibroodontosarcoma）产生牙釉质/类牙釉质和牙本质。AFS分为原发性和继发性（继发于AF）。

病例65

患者，男性，53岁。左侧下颌无痛性肿物逐渐增大9个月。

【现病史】 患者9个月前无意中发现左侧下颌后牙区牙齿疼痛，牙龈逐渐隆起，至当地牙科诊所治疗患牙，期间下颌骨隆起逐渐加重，6个月前到医院拍片检查，发现左侧下颌骨占位性病变，建议转上级医院诊治。门诊完善相关检查后行活检术，病理提示：考虑"下颌骨造釉细胞瘤"，建议住院手术切除治疗。

【专科检查】 双侧颌面部不对称，左侧下颌骨膨隆，范围从中线至下颌骨升支后缘，表面皮肤色泽正常，触之有"乒乓球"样感觉。张口度及张口型正常，口腔内见左侧下颌后牙区牙齿移位、松动，37牙位颊侧牙龈黏膜处有外生样软组织，左侧下颌前庭沟膨隆，触压有波动感。咽无红肿，扁桃体不肿大，舌居中，活动自如。左侧颊部及口角皮肤痛觉减退。左侧颌下可以触及数枚肿大淋巴结，质软，活动度好（图10-3-1 A，B）。

【辅助检查】

（1）曲面体层片：下颌颏部、左侧下颌骨体、角部及升支部骨质破坏，膨胀性改变，密度减低（图10-3-1 C）。

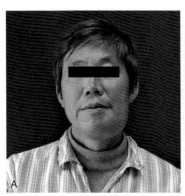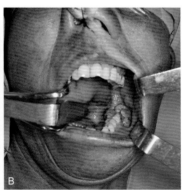
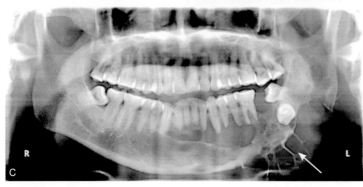

图10-3-1 A.面型左右不对称，左侧下颌肿胀膨隆。B.左下后牙区牙齿移位、松动，37颊侧牙龈黏膜处有外生样软组织，左侧下颌前庭沟膨隆。C.下颌颏部、左侧下颌骨体、角部及升支部骨质破坏，膨胀性改变，密度减低（术前）

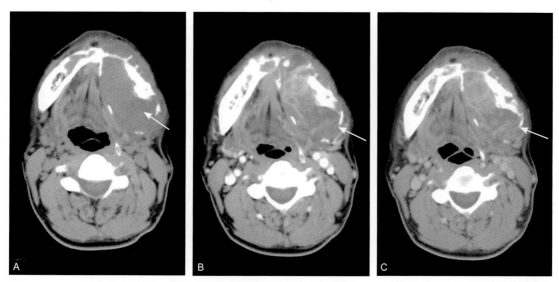

图10-3-2 A.横断位CT平扫：病变部位骨质膨胀性破坏，伴软组织肿块，周围骨皮质变薄，向舌侧膨隆，局部骨皮质吸收破坏，连续性中断。B,C.横断位CT增强：肿块不均匀强化

（2）颌面部CT增强：下颌颏部、左侧下颌骨体、角部及升支部骨质破坏范围增大，膨胀明显，范围约9.3 cm×5.0 cm×3.8 cm，其内可见分房及牙，增强后明显不均匀强化，周围骨皮质变薄，向舌侧膨隆，局部骨皮质吸收破坏，连续性中断，累及唇侧软组织（图10-3-2）。

【初步诊断】 左下颌骨肿物。

【治疗】 全麻下行"左下颌骨节段切除术+腓骨肌皮瓣转移修复术+气管切开术"：沿下颌骨下缘1～2 cm设计切口，切开，翻瓣，见下颌骨体部及角部骨质膨隆，过中线，于46处截断下颌骨，保留左侧髁突将下颌骨及肿物完整切除。取左侧腓骨肌瓣，塑形，重建恢复下颌骨连续性及咬合关系，将腓动静脉与面动脉、面静脉吻合。冲洗术创，严密止血，留置负压引流管，分层缝合，关闭创口（图10-3-3）。

【病理检查】 送检为部分下颌骨及周围软组织，13 cm×7 cm×6 cm，下颌骨切面见一实性肿块，6 cm×5 cm×4 cm，灰黄色，质嫩。镜下见肿瘤由条索状、蕾状增生的牙源性上皮团及上皮团之间的梭形细胞组成。牙源性上皮团呈成釉细胞瘤样图像，部分区域牙源性上皮团周边细胞极性倒置不明显，中央细胞较多，无星网状层样分化，细胞具不典型性；周围梭形细胞较幼稚，局部细胞丰富，异型明显，核分裂可见（图10-3-4）。

【病理诊断】 "下颌骨"成釉细胞纤维瘤恶变，为成釉细胞纤维肉瘤，伴牙源性上皮细胞生长活跃（不典型增生），属牙源性肉瘤（odontogenic sarcomas），ICD-O编码：9330/3。

【随访】 患者手术后恢复良好，术后半年复查，肿瘤无复发，患者张闭口功能正常，右侧后牙咬合关系可。

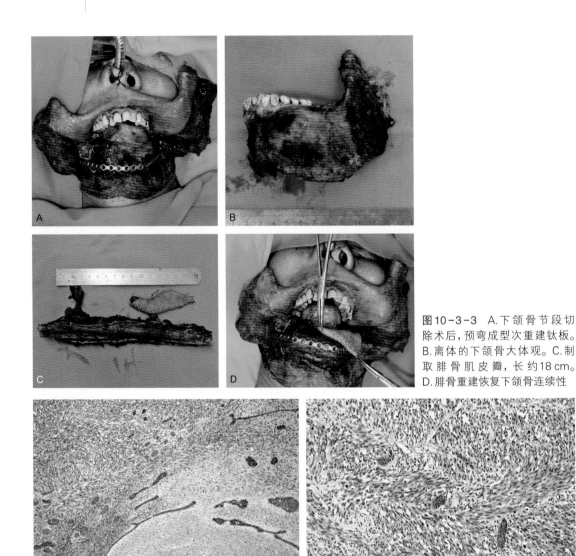

图10-3-3 A.下颌骨节段切除术后，预弯成型次重建钛板。B.离体的下颌骨大体观。C.制取腓骨肌皮瓣，长约18 cm。D.腓骨重建恢复下颌骨连续性

图10-3-4 A.良性区域(右下方)与恶变区域(左上方)界限清楚(100x)。B.牙源性间叶细胞呈胖梭形，局部编织状排列，细胞异型明显，核分裂象可见。散在其中的牙源性上皮团细胞具不典型性(200x)

诊疗要点

  恶性牙源性肿瘤约占牙源性肿瘤的10%，而OS约占文献报道的口腔颌面部所有肉瘤的5%。OS常发生于下颌骨，占80%，而上颌骨占20%。下颌好发于磨牙区，也可累及升支及颏部。上颌好发于后牙区，可引起鼻窦、鼻腔、眶底的破坏。OS已有报道发生于3～89岁，而大多发生于年轻人群。影像学上，牙源性肉瘤通常表现为颌骨膨胀性改变，伴有透射样的骨质

破坏,边界不清。OS被认为是低中度恶性肿瘤,伴有局部侵袭性。OS有37%的复发率,但转移很少见。

参考文献

[1]　Ramani P, Krishnan RP, Karunagaran M, et al. Odontogenic sarcoma: first report after new who nomenclature with systematic review[J]. J Oral Maxillofac Pathol, 2020, 24(1): 157-163.

[2]　Bregni RC, Taylor AM, García AM. Ameloblastic fibrosarcoma of the mandible: report of two cases and review of the literature[J]. J Oral Pathol Med, 2001, 30(5): 316-320.

[3]　Al Shetawi AH, Alpert EH, Buchbinder D, et al. Ameloblastic fibrosarcoma of the mandible: a case report and a review of the literature[J]. J Oral Maxillofac Surg, 2015, 73(8): 1661.e1-e7.

第四节　牙源性癌肉瘤
Odontogenic Carcinosarcoma

　　牙源性癌肉瘤(odontogenic carcinosarcoma, OCS)是一种极为罕见的恶性肿瘤,1992年被纳入WHO颌骨病变的分类中。该恶性肿瘤的整体结构类似于成釉细胞纤维瘤(ameloblastic fibroma, AF),其上皮和间充质成分均为恶性肿瘤的形态。这种恶性肿瘤可以作为原发肿瘤发生,起源于牙源发生的胚胎学过程,或者可以由原本的牙源性病变发展而来。在临床上,OCS具有侵袭性行为,复发率高且转移频繁。由于未能识别它的恶性间质成分,某些OCS病例很容易被误诊为成釉细胞癌。

病例66

　　患者,男性,9岁。左上颌骨癌肉瘤术后放化疗后颈部转移2个月余。

　　【现病史】　患者3个月前因左上颌骨肿痛于医院就诊,诊断为"左上颌骨囊肿",并行开窗术,术后半月肿物自开窗口长出,遂于医院再次就诊,再行上颌骨肿物刮治术。首次术后病理考虑囊肿,二次术后病理不明确,此次术后半月肿物再次长出,口腔病理科复片考虑首次病变符合囊肿,二次病变类型难定,建议完整切除。

　　【专科检查】　颌面部对称,双侧颌下颈部未及明显肿大淋巴结。口内左上颌前牙区可见巨大外生样肿物,表面糜烂出血。口内因巨大肿物无法见内部情况。

　　【辅助检查】

　　颌面部CT增强:"左上颌骨肿物术后",左上1缺失,左上1~2处牙槽骨骨质不完整,左上颌及唇侧见软组织肿块影,范围约1 cm×2.5 cm,唇侧骨皮质不连续,CT-为67 Hu,增强扫描

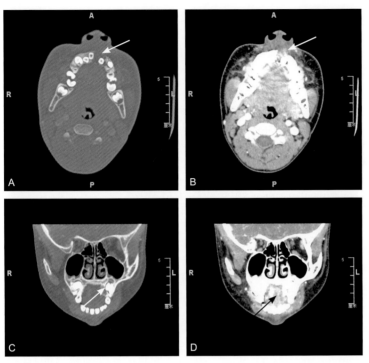

图10-4-1　A. CT增强横断位(骨窗): 左上1~2处牙槽骨骨质不完整, 唇侧骨皮质不连续。B. CT增强横断位(软组织窗): 左上颌及唇侧见软组织肿块影, 范围约1 cm×2.5 cm, 增强扫描可见不均匀强化, CT+: 82 Hu。C, D.冠状位

可见不均匀强化, CT+为82 Hu。双侧颈IB区可见小淋巴结影(图10-4-1)。

【初步诊断】　左上颌骨肿物外院不彻底术后。

【治疗】

(1) 全麻下切取活检术, 病理提示: "左上牙龈"送检组织黏膜上皮下见牙源性上皮及牙源性间叶成分, 两种成分均伴中-重度异常增生, 可见核分裂象, 结合影像学表现, 考虑为牙源性恶性肿瘤, 低度恶性或低-中度恶性, 具体类型待肿瘤完整切除。

(2) 全麻下行"双侧上颌骨前份部分切除术+碘仿打包": 设计Weber切口, 切开, 翻瓣暴露上颌骨前壁, 见肿物自23牙龈处生长, 后至磨牙区。前界切至11近中, 后至25远中位置, 行左侧上颌骨+右侧上颌骨前份部分切除术。见上颌窦底已破裂, 予以刮除部分上颌窦黏膜。送切缘冰冻。提示: "右、左上颌窦"为阳性(+), 余为阴性(-), 予以扩大切除, 再次送检切缘。提示: 阴性。止血, 冲洗, 口内予以碘仿纱包固定。

【病理检查】　送检为部分左上颌骨组织, 4 cm×4 cm×3 cm, 上附牙齿4枚, 颌骨骨质破坏, 切面见一肿块, 3 cm×2.5 cm×2 cm, 灰白、灰红色, 质嫩, 含碎骨样组织。镜下见肿瘤侵袭性生长, 穿插于骨组织之间。肿瘤由牙源性上皮及间充质两种成分组成。间充质细胞呈梭形, 排列较稀疏, 牙源性上皮细胞成巢分布, 核浆比增大, 染色质深。两种成分细胞均具不典型性, 增生活跃, 核分裂象可见(图10-4-2)。

【病理诊断】　"上颌骨"牙源性上皮及间充质来源肿瘤, 考虑为成釉细胞纤维瘤恶变, 呈牙源性癌肉瘤表现, ICD-O编码: 8980/3, 中级别。

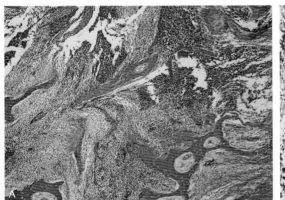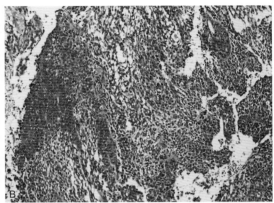

图10-4-2　A.肿瘤侵袭性生长,由排列较稀疏的梭形间叶成分及巢状排列的上皮成分构成(100x)。B.两种成分细胞具不典型性,核浆比增大,增生活跃,核分裂象可见(200x)

【随访】　患者术后1个月复查MRI显示病灶复发进展,行阿帕替尼靶向治疗1周并随后行术后辅助放疗,具体剂量不详。放疗结束后于外院行7周期化疗,化疗疗效评价为PD,并显示左侧颌下区转移可能(图10-4-3),全麻下行"左上颌骨全切术+左肩胛舌骨上清扫术",术后病理。提示:"左上颌骨"牙源性癌肉瘤复发(肉瘤成分复发)(图10-4-4)。

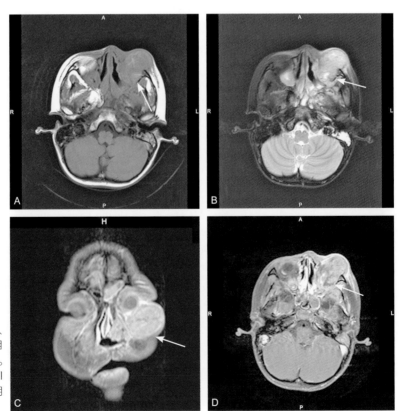

图10-4-3　A,B.横断位T1WI、T2WI序列: 肿块侵及左侧鼻泪管、鼻旁、左侧眶下裂、翼腭窝。C,D.冠状位及横断位增强T1WI序列: 肿块不均匀强化,局部明显强化

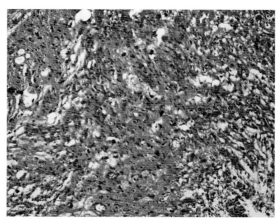

图10-4-4　肿瘤由梭形细胞构成,细胞有异型,可见核分裂象,比对首次手术后病理切片,符合牙源性癌肉瘤(肉瘤成分)复发(200x)

诊疗要点

目前文献报道的OCS仅有9例。其中2例为原发肿瘤,7例为既往的病变恶变为OCS。OCS常由AF或成釉细胞瘤恶变而来。向OCS的恶性转化往往在多次手术复发后发生。OCS患者的临床表现常为下颌骨后份的缓慢肿胀、疼痛、溃疡和牙齿松动,然而这些表现与成釉细胞癌、原发性颌骨内癌、牙源性透明细胞癌、牙源性硬化性癌等一致。由于病例稀少,无法得出OCS的影像学特征,它的影像学表现与大部分溶骨性病变相似。在已有的报道中OCS的平均病变为6 cm,边界不清,常出现骨皮质破坏及牙根吸收。OCS主要通过根治性切除进行治疗,而辅助治疗仍是一个有争议的问题。OCS有转移的倾向,在4例报道的病例中,转移分别发生在淋巴结、肺、肋骨和骨盆。OCS的预后较差,7例有随访的患者中仅有3例存活,平均随访时间为21个月。死亡患者的平均生存时间是42.7个月。

参考文献

[1] Kramer IR, Pindborg JJ, Shear M. The World Health Organization histological typing of odontogenic tumours. Introducing the second edition[J]. Eur J Cancer B Oral Oncol, 1993, 29B(3): 169-171.

[2] Kim IK, Pae SP, Cho HY, et al. Odontogenic carcinosarcoma of the mandible: a case report and review[J]. J Korean Assoc Oral Maxillofac Surg, 2015, 41(3): 139-144.

[3] da Silva KD, Flores IL, Etges A, et al. Unusual osteolytic lesion of the jaw[J]. Oral Surg Oral Med Oral Pathol Oral Radiol, 2017, 124(5): 443-448.

[4] Schuch LF, de Arruda JAA, Silva LVO, et al. Odontogenic carcinosarcoma: a systematic review[J]. Oral Oncol, 2018, 85: 52-59.

[5] Kunkel M, Ghalibafian M, Radner H, et al. Ameloblastic fibrosarcoma or odontogenic carcinosarcoma: a matter of classification[J]. Oral Oncol, 2004, 40(4): 444-449.

（侯劲松　田　臻　朱　凌）

第十一章
颅颌面骨和软骨良性肿瘤
Benign Craniomaxillofacial Bone and Cartilage Tumors

第一节 骨 瘤
Osteoma

骨瘤(osteoma)是由分化成熟的骨组织构成的良性肿瘤,此肿瘤可发生于任何年龄,好发年龄10～49岁,男性多于女性,下颌骨常见,多发生于髁突、下颌骨体的舌侧及下颌角下缘,常为单侧发生,双侧或者多发病例少见。

病例67

患者,女性,37岁。左颌下无痛性肿物缓慢增长10年余。

【现病史】 患者10年前即发现左侧下颌区黄豆粒大小肿物,缓慢生长,未诉疼痛及其他不适感,未经任何治疗,现肿物约"鸡蛋黄"大小。

【专科检查】 颌面部不对称,左颌下区明显肿物,直径约2 cm,类圆形,质硬,境界尚清,不可活动,压痛(−)。张口度及张口型正常,口内恒牙列,牙齿及牙龈未及明显异常。颌下及颈部未及肿大淋巴结。

【辅助检查】

颌面部CT平扫:下颌骨左侧骨性突起,大小约15 mm × 17 mm × 14 mm,CT值1 100 Hu,其余下颌骨骨皮质连续,未见明显骨质异常,颞颌关节在位;周围软组织无明显肿胀。会厌部黏膜毛糙(图11-1-1)。

【初步诊断】 左下颌骨骨瘤。

【治疗】 全麻下行"左下颌骨肿物切除术":沿下颌骨下缘1～2 cm设计切口,切开,翻瓣,显露肿物,动力系统切除肿物,送病理检查,磨头修整术区骨质至光滑圆钝,冲洗,止血,分层缝合。

【病理检查】 送检为两骨样组织,3 cm × 2 cm × 1.2 cm,灰黄、灰红色。镜下见骨组

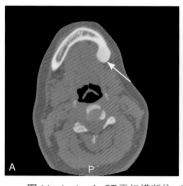
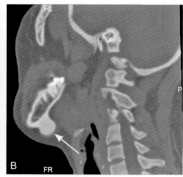
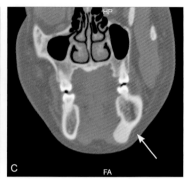

图11-1-1　A.CT平扫横断位：下颌骨左侧骨性突起，边缘光整，密度均匀。B,C.CT平扫矢状位、冠状位

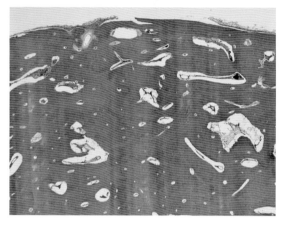

图11-1-2　板层骨组织显著增生，见少量骨髓组织(40x)

织增生、致密，融合成瘤样团块，有板层结构，骨髓腔变狭窄，内为脂肪血管等骨髓组织(图11-1-2)。

【病理诊断】"左下颌骨"骨瘤，ICD-O编码：9180/0。

【随访】 患者手术后恢复良好，术后半年复查，肿瘤无复发。

诊疗要点

主流观点认为骨瘤为良性肿瘤，也有学者认为是错构瘤，容易与外伤和炎症刺激引起的反应性骨组织增生、呈进行性骨化的牙骨质-骨化性纤维瘤以及骨软骨瘤相混淆，与骨隆突和外生性骨疣等发育异常的区别也不明显。

骨瘤发生于骨内者称为中心型，发生于骨膜下者称为周围型，可在骨膜下形成有蒂或无蒂的局限性肿物。少数情况下，骨瘤也可发生于软组织内。

■ **临床表现** 颌面部骨瘤的临床表现与发生部位有关，常见的临床表现为口腔颌面部出现缓慢生长、质硬、无压痛、无波动和搏动的肿物，常表现为颌骨膨隆，压迫神经可引起麻木和疼痛，发生于髁突可引起张口受限。颌骨和颅骨多发性骨瘤同时伴有大肠多发性息肉、皮肤纤维瘤、表皮样囊肿、阻生牙或牙瘤，可诊断为Gardner综合征。X线片表现为密质骨的骨小梁密集和粗大，为境界清楚的密度增高区。

■ **病理特点**　病理学上，肉眼观察中心型骨瘤周围有被膜，切面呈海绵状骨或致密骨，周围型骨瘤呈圆形或卵圆形，表面光滑或呈结节状，有宽广的基底附着于骨面。镜下见由成熟的骨小梁构成，排列不规则。骨小梁间有纤维、血管和脂肪组织，有时可见造血成分。根据骨与纤维的比例不同，骨瘤可分为致密性骨瘤和海绵状骨瘤两种类型。

■ **治疗**　骨瘤生长缓慢，较大的骨瘤会产生相关的临床症状，一般选择从病灶底部进行手术切除。如骨瘤无明显生长也无伴发的临床不适，可暂时观察。手术切除后骨瘤的复发罕见。到目前为止，未见有骨瘤恶变的相关报道。

参考文献

[1] Valente L, Tieghi R, Mandrioli S, et al. Mandibular condyle osteoma[J]. Ann Maxillofac Surg, 2019, 9(2)：434-438.

[2] Ostrofsky M, Morkel JA, Titinchi F. Osteoma of the mandibular condyle：a rare case report and review of the literature[J]. J Stomatol Oral Maxillofac Surg, 2019, 120(6)：584-587.

[3] Ata-Ali J, Ata-Ali F. Giant peripheral osteoma of the mandible simulating a parotid gland tumor[J]. Braz J Otorhinolaryngol, 2019, 85(3)：393-395.

[4] Nilesh K, A VV, S KV. Solitary peripheral ivory osteoma of the mandible presenting with difficulty in deglutition：a case report[J]. J Dent Res Dent Clin Dent Prospects, 2017, 11(1)：56-60.

[5] Debta P, Debta FM, Bussari S, et al. Cancellous osteoma of maxilla：a rare case report[J]. J Int Soc Prev Community Dent, 2016, 6(3)：261-264.

[6] Ragupathy K, Priyadharsini I, Sanjay P, et al. Peripheral osteoma of the body of mandible：a case report[J]. J Maxillofac Oral Surg, 2015, 14(4)：1004-1008.

[7] Kshirsagar K, Bhate K, Pawar V, et al. Solitary peripheral osteoma of the angle of the mandible[J]. Case Rep Dent, 2015：430619.

[8] Nojima K, Niizuma-Kosaka F, Nishii Y, et al. Multidisciplinary treatment of peripheral osteoma arising from mandibular condyle in patient presenting with facial asymmetry[J]. Bull Tokyo Dent Coll, 2014, 55(1)：39-47.

[9] Batra N, Batra R, Singh G, et al. Peripheral osteoma of maxilla：a case report[J]. Natl J Maxillofac Surg, 2014, 5(2)：240-242.

[10] Prabhuji ML, Kishore HC, Sethna G, et al. Peripheral osteoma of the hard palate[J]. J Indian Soc Periodontol, 2012, 16(1)：134-137.

[11] Panjwani S, Bagewadi A, Keluskar V, et al. Gardner's syndrome[J]. J Clin Imaging Sci, 2011, 1：65.

[12] Kaplan I, Nicolaou Z, Hatuel D, et al. Solitary central osteoma of the jaws：a diagnostic dilemma[J]. Oral Surg Oral Med Oral Pathol Oral Radiol Endod, 2008, 106(3)：e22-e29.

[13] Lew D, DeWitt A, Hicks RJ, et al. Osteomas of the condyle associated with gardner's syndrome causing limited mandibular movement[J]. J Oral Maxillofac Surg, 1999, 57(8)：1004-1009.

第二节　软骨瘤
Chondroma

软骨瘤（chondroma）为一种透明软骨肿瘤（多为孤立性，偶尔可累及一个以上的骨或同一骨的多个部位），常发生于肢体骨骼中，发生于颌骨的软骨瘤罕见，发病部位和临床特征各有不同，可发生于骨中心部位，也可发生于骨膜表面，偶见发生于舌和颊内的口腔颌面部软组织。其中多发者称为多发性软骨瘤病，如合并软组织血管病则称为Maffucci综合征。

病例68

患者，男性，24岁。左侧耳前区疼痛5年。

【现病史】　患者5年前左侧颞下颌关节区外伤后疼痛不适，于医院理疗，症状有好转，未治愈。1年前自觉左侧耳前区疼痛加重，无麻木，无弹响，出现张口受限，于医院行封闭治疗，无好转。门诊行关节MRI检查示：左侧髁突骨质结构异常：强直可能。

【专科检查】　面型基本对称，双侧颞下颌关节区张闭口时未及明显弹响杂音，左侧髁突运动度明显减小，左侧耳前髁突区压痛。张口度约一横指半，张口型正常。口内恒牙列，下颌中线右偏约1 mm，下颌后缩，前牙深覆盖，后牙咬合关系尚可。

【辅助检查】

（1）曲面体层片：左侧髁突局部骨质密度异常减低（图11-2-1 A）。

（2）颞下颌关节MR示：① 右侧TMJ：张、闭口矢状位时盘髁关系基本正常，冠状位示关节盘向内侧移位，髁突前斜面低平。② 左侧TMJ：髁突嵴顶骨质形态异常，呈团块状，T2信号稍高，关节盘显示不清，似与病变相粘连（图11-2-2）。

【初步诊断】　左侧髁突肿物（软骨瘤可能）。

【治疗】　全麻下行"左侧髁突/关节盘/肿物切除＋肋软骨移植/颞肌筋膜瓣转移关节重建术"：采用改良耳颞切口，切开，翻瓣，切开腮腺，显露并保护好面神经颞支，"T"形切开关节囊及下方骨膜，打开关节上下腔，见髁突表面凹凸不平，软骨增生，表面可见一软骨样肿物。用矢状锯于髁顶下方1.5 cm处髁颈部截断髁突，取出标本送病理；制备植骨床。口内植入IMF支抗钉8根，戴入术前预制咬合板，颌间结扎。复位关节盘，同侧颞肌筋膜瓣2 cm×3 cm带颞中动静脉蒂转移间置于关节盘前方间隙。取对侧第6肋6 cm，软骨部分0.5 cm，修整后植入植骨床；内镜辅助下，颊部穿通器辅助用8孔6钛钉行坚强内固定。彻底止血，冲洗，置橡皮引流条一根，分层缝合；去除颌间结扎，局部加压包扎。

【病理检查】　送检为白色软骨样组织一块，1.5 cm×1 cm×1 cm。镜下见髁突表面软骨

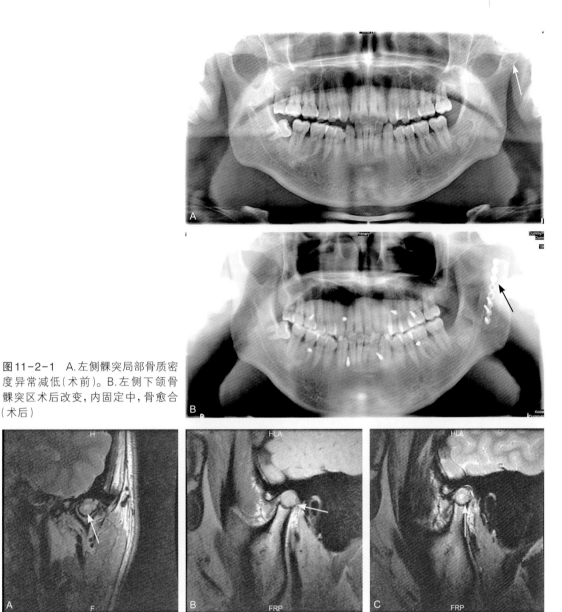

图11-2-1 A.左侧髁突局部骨质密度异常减低(术前)。B.左侧下颌骨髁突区术后改变,内固定中,骨愈合(术后)

图11-2-2 A.颞颌关节MRI冠状位:左侧髁突嵴顶骨质异常,伴异常信号团。B,C.颞颌关节MRI矢状位闭口、张口图像

组织瘤样、分叶状增生,与周围组织边界清楚,大量嗜碱性透明软骨基质中见成片分布的软骨细胞,细胞较丰富,具轻度不典型性,可见多核细胞(图11-2-3)。

【病理诊断】 "左颞颌关节"髁突表面软骨组织瘤样增生,符合软骨瘤,ICD-O编码:9220/0,部分细胞轻度异形。

【随访】 患者手术后恢复良好,术后半年复查,肿瘤无复发,患者张闭口功能正常(图11-2-1 B)。

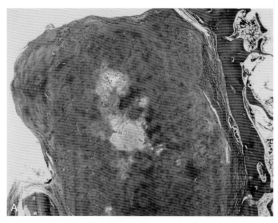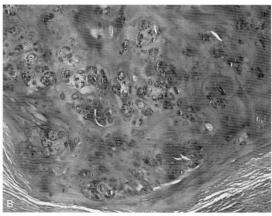

图 11-2-3　A.肿瘤边界清楚,呈分叶状生长(20x)。B.软骨细胞大小不等,有的软骨细胞体积较大,可为多核,细胞具轻度不典型性,细胞间为大量嗜碱性软骨基质(100x)

诊疗要点

　　软骨瘤发病年龄多在40～60岁之间,男女之间无明显差异。在上颌骨,主要发生于前牙区牙槽骨、鼻、磨牙区和硬腭,下颌者主要见于磨牙区、正中联合、髁突和喙突等。软骨瘤发病部位和临床特征各有不同,通常将发生于骨中心部位的称为中央型软骨瘤,将来自骨膜表面的称为骨膜软骨瘤。临床常表现为颌骨的疼痛和肿胀,由于骨质破坏常引起牙齿松动脱落,发生于髁突可导致颌面部非对称性变形和下颌运动障碍。

　　■ **影像学特点**　中央型软骨瘤X线表现常为边界清晰的透亮到矿化不等的肿物,矿化可表现为点状、絮状、环状和弧状等极具特征性的方式。骨膜软骨瘤呈现为透明或矿化的骨表面肿瘤,并在骨皮质形成边界清晰的蝶形凹陷,基底部骨皮质常增厚,肿瘤常被覆增生的骨膜。在Maffucci综合征,由于血管瘤内静脉石形成导致软组织钙化,X线片上可见点状高密度影。软骨瘤需要与骨瘤、成骨细胞瘤、骨软骨瘤、软骨肉瘤和骨肉瘤等鉴别诊断。

　　■ **病理学特点**　病理学观察肿瘤一般为灰白色或乳白色,其内可见黄色或红色的沙砾样病灶代表钙化或骨化区域。组织学上表现为成熟的透明软骨细胞,软骨细胞胞质丰富,内有空泡。软骨瘤内细胞成分少,细胞可见异型性,可有多核细胞,缺乏血管但含有丰富透明软骨基质,肿瘤内矿化程度变化较大。

　　■ **治疗**　颌面部软骨瘤治疗的主要方式是手术切除,一般认为手术切除后肿瘤少有复发,可见发生于髁突和上颌骨的软骨瘤术后复发的单病例报道。

参考文献

[1]　Nao EE, Ndiaye M, Tall A, et al. Chondroma of the tongue：about a case[J]. Rev Stomatol Chir Maxillofac Chir Orale, 2014, 115(6)：e47-e48.

［2］ Marchetti C, Mazzoni S, Bertoni F. Chondroma of the mandibular condyle-relapse of a rare benign chondroid tumour after 5 years' follow-up：case report[J]. Br J Oral Maxillofac Surg, 2012, 50(5)：e69-e71.

［3］ Heitz C, Vogt BF, Bergoli RD, et al. Chondroma in temporomandibular region — case report and therapeutic considerations[J]. Oral Maxillofac Surg, 2012, 16(1)：75-78.

［4］ Kiralj A, Ilic M, Markov B, et al. Chondroma of the skull base and maxilla[J]. Med Pregl, 2007, 60(11-12)：649-651.

［5］ Onodera K, Xu H, Kimizuka S, et al. Chondroma of the cheek：a case report[J]. Int J Oral Maxillofac Surg, 2005, 34(8)：924-926.

［6］ Rico Niria R, Perez Mejia R, Galvez G. Chondroma of the soft tissues of the oral cavity：report of two cases[J]. Pract Odontol, 1987, 8(2)：212-224.

［7］ Carnelutti S, Mantero F. On a case of recurrent chondroma of the maxilla[J]. Stomatologica (Genova), 1965, 9(3)：241-254.

［8］ Bardach J, Pruszczynski A. An exceptionally large chondroma of the maxilla：case report[J]. Br J Plast Surg, 1965, 18：105-108.

［9］ Cimino A. Clinical and developmental aspects of chondroma of the superior maxilla[J]. Boll Mal Orecch Gola Naso, 1960, 78：158-175.

第三节　成骨细胞瘤
Osteoblastoma

成骨细胞瘤（osteoblastoma）是一种少见的良性骨母细胞肿瘤，又称为骨母细胞瘤、骨化性巨细胞瘤或巨大骨样骨瘤。临床上成骨细胞瘤多发生于脊柱和长骨，口腔颌面部少见，约有15%的患者发生于颌骨。

病例69

患者，女性，48岁。拍片发现右下颌骨占位1个月余。

【现病史】　患者1个多月前于外院行曲面体层片检查发现右侧下颌骨低密度影占位，否认肿痛史，否认出血史，否认张口受限，否认外伤史，否认局部特殊药物注射史。

【专科检查】　双侧颌面部基本对称，于右下颌骨45、46颊侧根方触及骨皮质膨隆约1.5 cm×1.0 cm，未及骨皮质缺损，无触压痛，双侧下颌骨连续性良好。张口度及张口型正常，口内黏膜完整，无异常红肿渗出。双侧颌下区及颈部未及明显肿大淋巴结。

【辅助检查】

（1）曲面体层片：右下颌骨45～46间异常低密度影，边界不清，未见骨白线（图11-3-1）。

（2）颌面部CT增强：右下牙槽骨面颊侧（45～46根尖区）见囊样低密度影，截面8 mm×10 mm，CT值120 Hu。其余下颌骨、颧弓骨皮质连续，未见明显错位性骨折征象，颞颌关节在

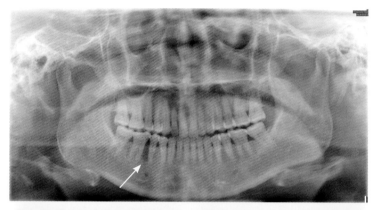

图11-3-1 右下颌骨35～36间异常低密度影,边界不清,未见骨白线(术前)

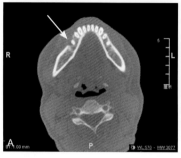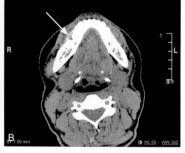

图11-3-2 A.CT横断位(骨窗):右下牙槽骨面颊侧(45～46根尖区)见囊样低密度影。B.CT横断位(软组织窗):周围软组织无明显肿胀

位;周围软组织无明显肿胀。上颌窦、蝶窦未见积液。筛窦黏膜增厚,下鼻甲肥厚。鼻部术后改变(图11-3-2)。

【初步诊断】 右下颌骨肿物。

【治疗】 全麻下行"右下颌骨肿物切除术":于44近中至46远中设计切口,切开,翻瓣,磨除部分骨质后显露45、46颊侧根方肿物,完整切除,送术中冰冻病理。提示:"右下颌骨"成骨性病变,骨母细胞丰富,骨母细胞瘤首先考虑;冲洗术区,止血,对位缝合。

【病理检查】 送检为瘤样组织,1.2 cm×0.8 cm×0.4 cm,灰黄色,质地稍硬。镜下见肿瘤较局限,可见编织状骨小梁形成,周围骨母细胞丰富,细胞无明显异型,核分裂象少见(图11-3-3)。

【病理诊断】 "右下颌骨"成骨性病变,骨母细胞丰富,结合影像学表现,考虑为成骨细胞瘤,ICD-O编码:9200/0。

【随访】 患者手术后恢复良好,术后半年复查,无明显异常。

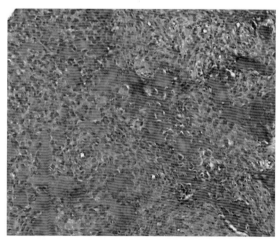

图11-3-3 肿瘤由大量增生编织骨及骨母细胞构成(200×)

诊疗要点

　　成骨细胞瘤很少发生在颌骨。创伤、炎症、颌骨对损伤的异常局部反应可能是该肿瘤的病因。发生于颌骨的成骨细胞瘤，下颌骨比上颌骨多见，特别是下颌的升支、髁突或颞下颌关节处。多数病例年龄小于30岁，男性多见。

　　■ **临床表现**　临床症状主要是疼痛，夜间疼痛是其主要症状，口服阿司匹林可缓解。颌骨成骨细胞瘤往往表现为牙痛和肿胀、牙移位、牙吸收或牙列紊乱，侵及上颌窦与眼睛者，可有眼裂变窄、眼球移位、视力改变等。少数有下牙槽神经麻木现象。

　　■ **影像学特点**　X线片上，成骨细胞瘤表现为圆形或椭圆形溶骨缺损，边界清晰，发生在骨膜下的病例，其边界仍有一薄层反应骨壳。1/3的患者会出现局部骨化，表明瘤骨钙化。不透射和透射混合，以及病灶周围硬化边缘的缺失是成骨细胞瘤的常见放射学表现。

　　■ **病理学特点**　在组织学上，成骨细胞瘤是一种骨形成肿瘤，其特征是可见类骨质和编织骨沉积以及大量成骨细胞，这些成骨细胞经常与新形成的骨紧密相关。病理学检查可见肿瘤病变具有针状、编织状骨，周边衬覆明显的成骨细胞，成骨细胞可见核分裂，但没有不典型核分裂，此类型为良性型。在部分病例中，有些成骨细胞可以表现为大而肥硕，核仁和细胞核明显，可见核分裂象，此类型称为"上皮样成骨细胞瘤"，该类型在X线和组织结构上具有成骨细胞瘤的特点，但表现出明显的异型性，局部呈浸润性生长，并具有局部复发倾向，有发生肺和肝脏远处转移的报道，具有低度恶性的特点，该特殊类型称为侵袭性成骨细胞瘤。

　　【**鉴别诊断**】　颌骨的成骨细胞瘤属于罕见的良性肿瘤，但可以发生恶变。颌骨成骨细胞瘤应与骨瘤、骨化纤维瘤和骨纤维异常增殖症相鉴别。

　　【**治疗**】　成骨细胞瘤最广泛接受的治疗手段是单纯手术切除，刮治的复发概率较高，不建议使用。成骨细胞瘤预后较好，复发率为13.6%。在侵袭性的上皮样成骨细胞瘤，建议颌骨扩大切除，术后进行放疗和/或化疗。

参考文献

[1] Sahu S, Padhiary S, Banerjee R, et al. Osteoblastoma of mandible：a unique entity[J]. Contemp Clin Dent, 2019, 10(2)：402-405.

[2] Khokhar S, Mumtaz S, Liggins S. Osteoblastoma of the mandible：a rare locally aggressive benign tumour[J]. Oral Oncol, 2018, 82：198-199.

[3] Caltabiano R, Serra A, Bonfiglio M, et al. A rare location of benign osteoblastoma：case study and a review of the literature[J]. Eur Rev Med Pharmacol Sci, 2012, 16(13)：1891-1894.

[4] Bokhari K, Hameed MS, Ajmal M, et al. Benign osteoblastoma involving maxilla：a case report and review of the literature[J]. Case Rep Dent, 2012, 2012：351241.

[5] Manjunatha BS, Sunit P, Amit M, et al. Osteoblastoma of the jaws：report of a case and review of

literature[J]. Clin Pract, 2011, 1(4)：e118.

[6] Jones AC, Prihoda TJ, Kacher JE, et al. Osteoblastoma of the maxilla and mandible：a report of 24 cases, review of the literature and discussion of its relationship to osteoid osteoma of the jaws[J]. Oral Surg Oral Med Oral Pathol Oral Radiol Endod, 2006, 102(5)：639-650.

[7] Angiero F, Mellone P, Baldi A, et al. Osteoblastoma of the jaw：report of two cases and review of the literature[J]. In Vivo, 2006, 20(5)：665-670.

[8] Weinberg S, Katsikeris N, Pharoah M. Osteoblastoma of the mandibular condyle：review of the literature and report of a case[J]. J Oral Maxillofac Surg, 1987, 45(4)：350-355.

第四节　骨样骨瘤
Osteoid Osteoma

骨样骨瘤（osteoid osteoma）是一种过度形成未矿化骨基质的良性成骨性肿瘤，大多发生于脊柱和下肢长骨，但也可发生在颌骨等非典型的部位。典型的临床特点是体积小，有自限性生长倾向和不相称的疼痛。

病例70

患者，女性，15岁。发现左下颌骨无痛性肿物半年。

【现病史】 患者半年前于医院行正畸治疗时摄曲面体层片，发现左下颌骨高密度影占位，未行治疗，4个月前于上级医院行CT检查，提示：左下颌骨肿物，牙骨质瘤可能。

【专科检查】 双侧面部基本对称，张口度张口型正常，双侧颌下及颈部未见明显肿大淋巴结。口内见牙列完整，咬合关系正常，双侧下颌骨未及明显异常隆起，双侧腮腺及颌下腺导管口未及明显炎性分泌物，舌运动正常，无明显下唇麻木症状。

【辅助检查】

（1）曲面体层片：33～34根尖区类圆形异常高密度影。

（2）颌面部CT平扫：33～34根尖区见一类圆形异常密度影，约11 mm直径大小，病变略呈膨胀性、磨玻璃样改变，境界清晰可见环形高密度边缘，内似含牙密度影。邻近下颌骨骨皮质完整，周围未见软组织肿块影（图11-4-1）。

【初步诊断】 左下颌骨肿物。

【治疗】 全麻下行"左下颌骨肿物切除术"：沿龈缘设计切口，切开，翻瓣，见肿物位于34根方颊侧，去除部分下颌骨，完整切除肿物，送病理检查。修整锐利骨尖及边缘，止血，冲洗创口，严密关闭创口。

【病理检查】 送检为硬组织三块，1.2 cm×0.8 cm×0.5 cm，灰黄色。镜下见不成熟骨小

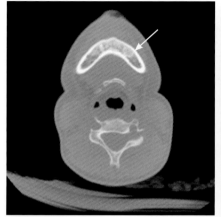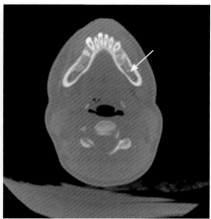

图 11-4-1　左侧下颌 3～4 根尖区类圆形磨玻璃密度灶,病变略呈膨胀性

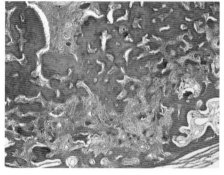

图 11-4-2　肿瘤由排列杂乱无章、钙化程度不一的骨小梁及其周围较丰富的骨母细胞组成(100x)

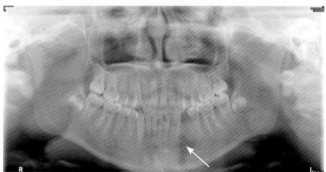

图 11-4-3　左下颌 34 缺失,根方下颌骨密度减低,术后改变

梁瘤样增生,伴不同程度的钙化,周围骨母细胞丰富,细胞无明显异形。病变外周为增生的骨组织,骨髓腔内为纤维血管性骨髓(图 11-4-2)。

【病理诊断】　"左下颌骨"骨样骨瘤,ICD-O 编码: 9191/0。

【随访】　患者手术后恢复良好,术后半年复查,肿瘤无复发(图 11-4-3)。

诊疗要点

　　骨样骨瘤是一种产生骨样未矿化骨的良性骨肿瘤。它主要发生在青少年和年轻人中,男性常见,通常发生于椎骨以及股骨和胫骨等长骨中,目前文献报道的颌骨骨样骨瘤少见(低于 1%),主要集中在下颌骨。

　　■ **临床表现**　肿瘤直径小于 1 cm 和疼痛明显是本病的特征。早期为轻微、间歇性钝痛,夜间加重,以后发展至重度疼痛,影响睡眠,可持续数周或数年,口服阿司匹林或非甾体类抗炎药物可完全缓解疼痛数小时,一般认为疼痛跟肿瘤中前列腺素升高有关。体检常有病变部位的局部压痛及红肿。

■ **影像学特点** X线片显示,其特点为致密的皮质硬化包绕穿透射线的瘤巢,特别是呈偏心性梭形硬化。CT是检查骨样骨瘤最有效的影像学手段,扫描平面间隔应定为1 mm。因为骨样骨瘤病灶可能非常小,因此在全景片或CT扫描中也可能无法检测到。CBCT具有更小的层厚,因此,针对颌骨骨样骨瘤的检查诊断中,CBCT更具有诊断价值。相关的鉴别诊断包括成骨细胞瘤、成牙骨质细胞瘤、硬化性骨髓炎、骨化纤维瘤。

■ **病理学特点** 组织学上骨样骨瘤主要位于骨皮质内,肿瘤中央区是高度血管化的结缔组织,内含分化的成骨细胞,产生骨样基质,有时可见骨化,细胞无异型性,周边是反应性硬化骨,两者之间界限清晰。

■ **治疗** 颌骨骨样骨瘤的治疗主要是手术完整切除,术后患者的疼痛临床症状可立刻改善,该病预后良好,复发少见,部分病例有自限性消失的特点。此外,针对手术损伤大的患者,射频消融治疗可为替代治疗方法,该治疗方法虽然损伤较小,但不提供组织学标本。然而,两种技术在复发方面显示出相似的远期临床效果。

参考文献

[1] Matthies L, Rolvien T, Pakusa TJ, et al. Osteoid osteoma of the mandible — clinical and histological findings[J]. Anticancer Res, 2019, 39(1): 291-296.

[2] Diaz-Rengifo IA, Diaz-Caballero AJ, Oro KR, et al. Painless osteoid osteoma in the maxilla of an elderly female patient[J]. J Oral Maxillofac Pathol, 2019, 23(2): 280-283.

[3] Bajpai M, Pardhe N. Osteoid osteoma of jaw in a 54-year male[J]. J Coll Physicians Surg Pak, 2018, 28(6): 498.

[4] Singh A, Solomon MC. Osteoid osteoma of the mandible: a case report with review of the literature[J]. J Dent Sci, 2017, 12(2): 185-189.

[5] Infante-Cossio P, Restoy-Lozano A, Espin-Galvez F, et al. Mandibular osteoid osteoma[J]. J Emerg Med, 2017, 52(3): e83-e84.

[6] Weber MA, Sprengel SD, Omlor GW, et al. Clinical long-term outcome, technical success and cost analysis of radiofrequency ablation for the treatment of osteoblastomas and spinal osteoid osteomas in comparison to open surgical resection[J]. Skeletal Radiol, 2015, 44(7): 981-993.

[7] Rahsepar B, Nikgoo A, Fatemitabar SA. Osteoid osteoma of subcondylar region: case report and review of the literature[J]. J Oral Maxillofac Surg, 2009, 67(4): 888-893.

[8] Kransdorf MJ, Stull MA, Gilkey FW, et al. Osteoid osteoma[J]. Radiographics, 1991, 11(4): 671-696.

第五节 成软骨细胞瘤
Chondroblastoma

成软骨细胞瘤,即软骨母细胞瘤(chondroblastoma, CB),是一种相对少见的软骨源性的原发性骨肿瘤,常见部位是四肢长骨骨骺和骨突区,如股骨大粗隆、胫骨结节、肱骨大结节等,颌面部少见,由于发病率较低,不易被临床医师认识。成软骨细胞瘤多数为良性,少数病变有局部侵袭性,局部复发率高,可恶变。

病例71

患者,男性,20岁。右侧面部肿胀膨隆逐渐加重4年余。

【现病史】　患者约4年前发现右侧面部肿胀膨隆,伴轻微不适,曾于医院就诊,因患者尚处于生长发育期,建议推迟手术,近一年来,患者验光时发现散光度高,出现视物模糊,门诊行颌面部增强CT提示:右侧上颌颧骨区占位,牙源性钙化上皮瘤可能,低度恶性肿瘤待排。

【专科检查】　患者面型不对称,右侧上颌颧骨区肿胀明显,右眼推挤变形,触诊质地硬,呈骨性,大小约6 cm×6 cm,无明显触痛,双侧眼球运动自如,视物无重影。张口度及张口型正常,口内恒牙列,咬合关系正常,黏膜完整,未见明显异常(图11-5-1 A,B)。双侧颌下及颈部未及明显肿大淋巴结。

【辅助检查】

(1)曲面体层片:右侧上颌骨异常密度占位影,骨质破坏,边界不清(图11-5-1 C)。

(2)颌面部CT增强:右侧上颌颧骨区可见膨胀性骨质破坏,大小约59 mm×48 mm×60 mm,密度不均匀,内可见斑点状高密度影,骨皮质变薄中断,病变向上累及右侧眼眶外侧

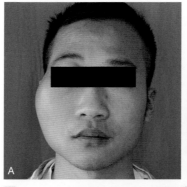
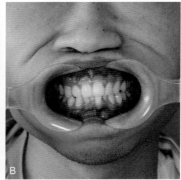
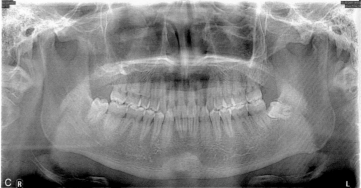

图11-5-1　A.面型不对称,右侧上颌颧面部明显肿胀膨隆。B.口内咬合关系正常。C.右侧上颌骨异常密度占位影,骨质破坏,边界不清

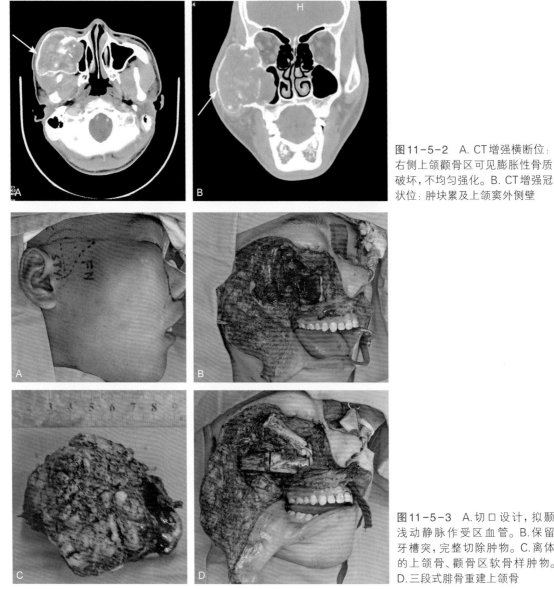

图 11-5-2　A. CT 增强横断位：右侧上颌颧骨区可见膨胀性骨质破坏，不均匀强化。B. CT 增强冠状位：肿块累及上颌窦外侧壁

图 11-5-3　A. 切口设计，拟颞浅动静脉作受区血管。B. 保留牙槽突，完整切除肿物。C. 离体的上颌骨、颧骨区软骨样肿物。D. 三段式腓骨重建上颌骨

壁，向后累及右侧颧弓，向下累及右侧上颌窦外侧壁及前壁，平扫 CT 值 56 Hu，增强后不均匀强化，C+ 为 91 Hu。周围软组织未见明显增厚（图 11-5-2）。

【初步诊断】　右上颌颧骨区肿物。

【治疗】　全麻下行"右上颌骨扩大切除术+腓骨肌瓣转移修复术"：设计 Weber 切口，切开、翻瓣，暴露肿瘤，离断颧弓、眶外侧缘、鼻骨外侧，沿 lefort I 型骨折线截骨，保留牙槽突，完整切除肿物。切取左侧腓骨约 15 cm。分段塑形，分别修复眶底及上颌骨前外侧壁及颧弓外型，腓动静脉分别与颞浅动静脉吻合，止血、冲洗创面，留置负压引流管，缝合（图 11-5-3）。

【病理检查】　送检为部分上颌骨组织，7.5 cm×6 cm×5 cm，切面见灰白色肿块，

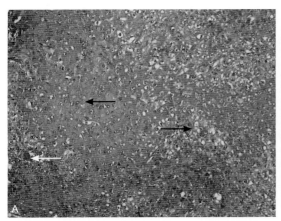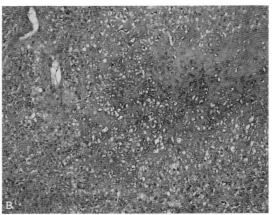

图11-5-4　A.软骨母细胞周围粉红色软骨基质形成(黑色箭头所指),区别于其他软骨肿瘤的淡蓝色基质。局部可见多核巨细胞浸润(黄色箭头所指)。B.明显的软骨组织分化(200x)

6 cm×5 cm×4 cm。镜下见软骨母细胞增生,胞浆嗜伊红或透明,有核沟,细胞有轻度异型性,核分裂象不易见。肿瘤细胞间粉红色软骨基质形成,使细胞间距增大,可见特征性的窗格样钙化,多核巨细胞散在分布(图11-5-4)。

【病理诊断】　"右上颌骨"成软骨细胞瘤,ICD-O编码:9230/1。

【随访】　患者手术后恢复顺利,术后半年复查,肿瘤无复发。

诊疗要点

成软骨细胞瘤主要发生在5～25岁,男性多于女性(约为2:1)。成软骨细胞瘤临床表现无特征性,上颌骨多见,主要的临床表现是颌骨的肿胀、膨隆及功能障碍,部分患者可伴有疼痛。

■ **影像学特点**　肿瘤在X线片上主要表现为病变区骨质圆形或卵圆形溶骨性病灶,边界清晰,中心或偏心性分布。部分病灶周围存在硬化带,病灶内有斑点状分布的钙化,病灶直径一般在2～6 cm。

■ **病理学特点**　成软骨细胞瘤的大体组织类似于肉芽组织,呈蓝灰色-暗红色,因部分组织钙化可有砂粒感。镜下观察肿瘤由弥漫或片块状分布的软骨母细胞和散在分布的多核巨细胞组成。细胞间质多少不等,可含有未成熟的软骨基质,间质内可存有黏液样变区或小灶坏死区。沉着于软骨母细胞周围的钙盐可以形成"窗格样钙化"征,成为成软骨细胞瘤所特有的病理学表现。

■ **鉴别诊断**　成软骨细胞瘤的鉴别诊断需要与骨巨细胞瘤、动脉瘤样骨囊肿和软骨肉瘤相鉴别。骨巨细胞瘤发病年龄常见于20～40岁左右,病灶范围较大,边缘较模糊,病变内常无钙化,周围常无明显骨质硬化带,也无骨髓水肿和骨膜反应。软骨肉瘤发病年龄较大,病程较短。病灶呈溶骨性破坏，边缘模糊，无硬化缘，伴有明显软组织肿块，肿瘤及软组织肿块内可见直径小于1 cm的环状、半环状及斑点状钙化。该疾病的诊断最后确诊还需病理明确。

■ **治疗**　成软骨细胞瘤对放、化疗不敏感，治疗以手术为主，对于较大病损行扩大手术切除，防止复发。对于较小的病损，单纯手术刮治复发率约10%，建议在彻底暴露刮治后配合并应用石炭酸、酒精、过氧化氢或液氮等辅助灼烧处理瘤壁，彻底灭活肿瘤，降低复发概率。

参考文献

［1］ Limaiem F, Tafti D, Rawla P. Chondroblastoma. In：StarPearls[Internet]. Treasure Island (FL)：StatPearls Publishing, 2020.

［2］ Chen W, DiFrancesco LM. Chondroblastoma：An Update[J]. Arch Pathol Lab Med, 2017, 141(6)：867-871.

［3］ Deventer N, Deventer N, Gosheger G, et al. Chondroblastoma：Is intralesional curettage with the use of adjuvants a sufficient way of therapy?[J]. J Bone Oncol, 2021, 26：100342.

［4］ Muhammed A, Meshneb M, Saro H, et al. Management of cranial chondroblastoma in adults：a pooled analysis[J]. Am J Otolaryngol, 2020, 41(4)：102486.

第六节　骨软骨瘤
Osteochondroma

骨软骨瘤（osteochondroma）是发生于骨外表面的带有软骨帽的骨性突起，瘤体包含髓腔，并与基底骨的髓腔延续相通，又称为骨软骨性外生骨疣，目前病因不明。按发生部位分为：① 孤立性骨软骨瘤，最常见；② 多发性骨软骨瘤，为常染色体显性遗传。

病例72

患者，女性，42岁。下颌向左偏斜3年，伴张口受限3个月。

【**现病史**】　患者3年前无意中发现下颌向左偏斜，逐渐加重，半年前出现右侧颞下颌关节区疼痛麻木，自行服用止痛药（具体不详）后未有缓解，3个月前出现张口受限及右侧关节弹响，渐进性加重，于医院就诊，行曲面体层片检查，未予处理。门诊行CT检查示：右侧髁突骨软骨瘤。患者否认左侧关节弹响史，否认外伤史，否认磨牙史，否认偏侧咀嚼史。

【**专科检查**】　双侧颌面部不对称，下颌向左偏斜约半指，右侧颞下颌关节区稍膨隆，左侧关节区向内稍凹陷。右侧关节区扪及一肿块，约4 cm×2.5 cm左右，质硬，界限不清，不可活动，有轻压痛。左侧髁突及双侧盘后区无压痛，双侧颞肌、咬肌无压痛。右侧髁突动度消失，左侧髁突动度减弱，右侧关节闭口时有弹响。张口型向左偏斜，张口度中度受限，约17 mm。双侧翼外肌、翼内肌均无压痛。恒牙列，38～45反合，前牙明显磨耗（图11-6-1）。颊、舌、腭

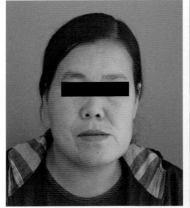
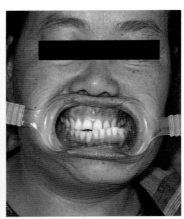

图11-6-1 面型左右不对称,下颌向左偏斜,咬合关系紊乱

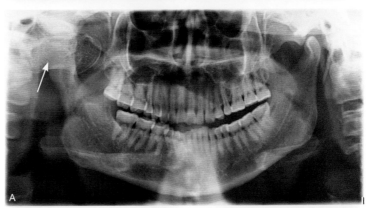

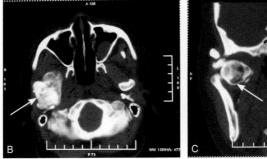
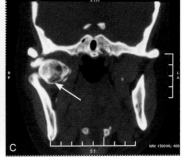

图11-6-2 A.右上颌骨髁突骨质膨胀性改变,骨质密度不均,骨皮质连续,未见明显骨膜反应。B,C.侧上颌骨髁突内缘骨质膨胀性改变,伴骨质密度不均,内见磨玻璃样密度增高影及囊样低密度区,骨皮质连续,未见明显骨膜反应,周围软组织未见异常

及口底黏膜未见异常,双侧颌下腺、腮腺及舌下腺未及异常。双侧下颌下、颏下及颈部未触及肿大淋巴结。

【辅助检查】

(1)曲面体层片:右上颌骨髁突骨质膨胀性改变,骨质密度不均,骨皮质连续,未见明显骨膜反应(图11-6-2 A)。

(2)颌面部CT平扫:右侧上颌骨髁突内缘骨质膨胀性改变,伴骨质密度不均,内见磨玻璃样密度增高影及囊样低密度区,骨皮质连续,未见明显骨膜反应,周围软组织未见异常,所示颈部未见肿大淋巴结(图11-6-2 B,C)。

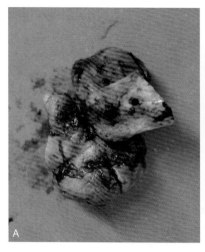
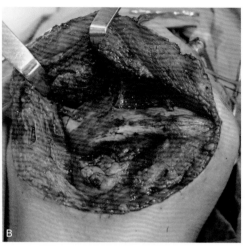

图11-6-3　A.离体的髁突骨软骨样肿瘤。B.体外将肿瘤与髁突完整分离，髁突复位，坚固内固定

【初步诊断】　右侧髁突骨软骨瘤。

【治疗】　全麻下行"右侧髁突肿瘤切除术"：沿下颌骨下缘1～2 cm至耳后设计切口，切开，翻瓣，显露右侧下颌骨升支。打开关节囊，见肿物位于髁突表面，类软骨样，于髁突颈部截断下颌骨，将肿物完整切除，体外将肿瘤与髁突完整分离，髁突复位，坚固内固定（图11-6-3）。冲洗术创，严密止血，留置负压引流管，分层缝合，关闭创口。

【病理检查】　送检为一髁突组织，5 cm×3 cm×3 cm，灰黄色。镜下见病变表面纤维组织增生，软骨帽厚薄不均，为分化良好的透明软骨，下方为软骨化骨形成的松质骨，松质骨与髁突骨髓腔相连（图11-6-4）。

【病理诊断】　"右侧髁突"软骨瘤，ICD-O编码：9210/0。

【随访】　患者手术后恢复良好，双侧后牙咬合关系恢复可，肿瘤无复发。

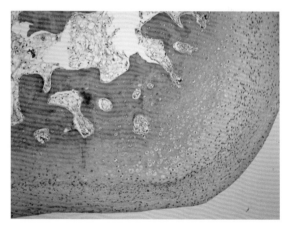

图11-6-4　表层纤维组织增生，中间为分化良好的透明软骨组织，为增厚的软骨帽，内层为软骨化骨，与骨髓腔相连，骨髓腔内为正常脂肪组织（100×）

诊疗要点

　　骨软骨瘤最常见的累计部位为股骨远端、肱骨近端、胫骨近端和腓骨近端的干骺端，颌面部骨软骨瘤发病率相对较低，颌骨的骨软骨瘤多发生在30岁之前的青年人，男女之间无明显差异，口腔颌面部多见于下颌髁突及喙突，偶发于上颌的尖牙窝。多数病例无明显临床症状，一些病例的症状可与其相应的并发症有关，包括张口受限、面部不对称畸形，严重者可出现咬

合关系紊乱。肿瘤生长缓慢，渐进性的疼痛和肿块逐渐增大可能提示该病恶变，孤立性骨软骨瘤恶变率低于1%，多发性骨软骨瘤恶变率约为1%～3%。

■ **影像学特点**　X线上，骨软骨瘤一般表现为高密度团块影，孤立性骨软骨瘤为带蒂或基底广泛性病变，常可见到不规则的钙化，当瘤体软骨灶出现骨化时，肿瘤内松质骨与软骨共存，为边界清晰、密度不均匀的团块影。当瘤体软骨灶绝大部分或全部骨化时，为边界清晰，均匀一致的高密度影像，内含骨小梁。当软骨帽发生钙化时，瘤体周边可见不规则斑点状或环形密度增高影。此外过多的软骨内絮状钙化提示恶性变可能。

■ **病理学特点**　病理组织学表现可见病变分为三层，肿瘤表面为软骨膜，下方为软骨、细胞和基质，深部为成熟骨小梁构成的骨质，如果软骨结构消失、软骨膜的纤维增宽、黏液样变、软骨细胞密度增加、分裂活性增强、软骨细胞异型和坏死则提示恶变可能。

■ **治疗**　目前认为，手术是骨软骨瘤的主流治疗方法，不宜采用放疗，以防诱发恶变。软骨瘤手术不彻底术后可复发，骨软骨瘤可恶变为纤维肉瘤和恶性纤维组织细胞瘤。因此，手术主张完整切除，并注意观察临床经过，长期随访。

参考文献

[1] Alabdullrahman LW, Byerly DW. Osteochondroma. In StatPearls [Internet]. Treasure Island (FL)：Stat Pearls Publishing, 2020.

[2] Patel R, Obeid G. Osteochondroma of the zygomatic arch：a case report and review of the literature[J]. J Oral Maxillofac Surg, 2018, 76(9)：1912-1916.

[3] Baumhoer D. Bone-related lesions of the jaws[J]. Surg Pathol Clin, 2017, 10(3)：693-704.

[4] Peroz I. Osteochondroma of the condyle：case report with 15 years of follow-up[J]. Int J Oral Maxillofac Surg, 2016, 45(9)：1120-1122.

[5] Chen MJ, Yang C, Qiu YT, et al. Local resection of the mass to treat the osteochondroma of the mandibular condyle：indications and different methods with 38-case series[J]. Head Neck, 2014, 36(2)：273-279.

第七节　骨化纤维瘤
Ossifying Fibroma

骨化纤维瘤（ossifying fibroma）由Montgomery于1927年命名，是来源于牙周膜的一种边界清楚、由富于细胞的纤维组织和表现多样的矿化组织构成的肿瘤性病变。在2005年WHO头颈部肿瘤分类中将骨化纤维瘤分为三种类型：经典传统骨化纤维瘤，也称为牙骨质-骨化纤维瘤（cementa-ossifying fibroma），青少年小梁状骨化纤维瘤（juvenile trabecular ossifying fibroma, JTOF）和青少年沙瘤样骨化纤维瘤（juvenile psammomatoid ossifying fibroma, JPOF）三种类型。此外，外周性骨化纤维瘤是指发生于颌骨周边软组织中的骨化纤维瘤。

一、牙骨质-骨化纤维瘤

病例73

患者,女性,31岁。右下颌骨肿物术后术区肿胀感逐渐加重3年。

【现病史】　患者3年前因"右下颌骨肿物"于医院行"右下颌骨病灶切除术",术中冰冻及术后病理提示为颌骨囊肿。术后右下颌区持续有肿胀感,逐渐增大,患区大张口时偶有轻微疼痛感,无麻木不适感,无张口受限、咬合不适,否认出血破溃,4个多月前至医院就诊。

【专科检查】　颌面部不对称,右下颌明显膨隆,右下颌体部中份可触及一硬质肿物,无压痛,未及乒乓球样感,大小约5 cm×4 cm,界清,无活动度,表面皮肤未及出血破溃。张口度及张口型正常,口内恒牙列,46～48及36缺失,上前牙邻面龋。右下缺牙区牙龈黏膜可见手术瘢痕,颊侧明显膨隆,可扪及肿物,质硬,无活动度,余黏膜未及明显破溃出血。颌面部及颈部未及明显肿大淋巴结。

【辅助检查】

(1)曲面体层片:(外院术前)右下颌角及升支大范围低密度影,波及47、48根尖,牙根未吸收,48牙根近中移位。密度不均匀,磨玻璃样,边界不清,边缘未见骨白线,右下颌下缘骨皮质变薄。

(一年前)右下颌体后部及升支骨质膨胀,骨小梁消失,大范围密度不均匀降低影,边界不清,部分有多房状囊性阴影区,未见骨白线,47、48缺失(图11-7-1)。

(2)颌面部CT:右下颌骨后部及升支膨隆,骨皮质变薄,内见软组织密度影,有低密度囊性阴影区(图11-7-2)。

【初步诊断】　右下颌骨纤维结构不良可能。

【治疗】　全麻下行"右下颌骨节段切除术+腓骨肌皮瓣转移修复术":沿下颌骨下缘

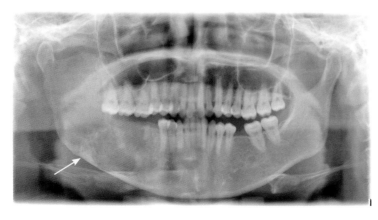

图11-7-1　右下颌骨体部、升支部骨质密度不均减低,骨质膨隆样改变,内见磨玻璃样改变,骨皮质欠连续,未见明显骨膜反应(术前)

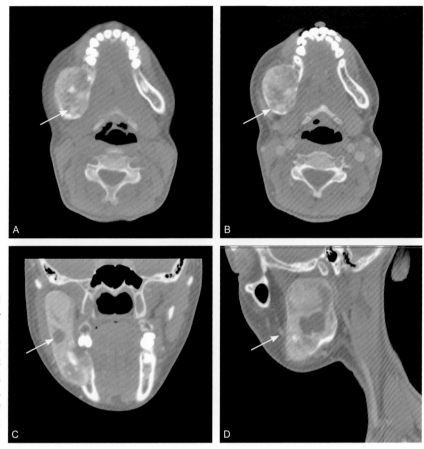

图11-7-2　A. CT平扫横断位：右下颌骨体部、升支部骨质膨隆，密度布局，内见磨砂玻璃状高密度影。B. CT增强横断位：未见明显强化。C. CT增强冠状位：骨皮质连续，未见明显骨膜反应。D. CT增强矢状位：周围软组织未见异常

1～2 cm设计切口，切开，翻瓣，于右侧颏孔处截断下颌骨，将包括髁突在内下颌骨及肿物完整切除，术中冰冻病理。提示："右下颌骨"骨纤维性病变，符合骨化纤维瘤。取左侧腓骨肌瓣，塑形，重建恢复下颌骨连续性及咬合关系，将腓动静脉与面动脉、面静脉吻合。冲洗术创，严密止血，留置负压引流管，分层缝合，关闭创口。

【病理检查】　送检组织为部分下颌骨及周围组织，9 cm×5 cm×4.5 cm，局部骨质膨隆，范围约6.5 cm×4 cm×3.5 cm，切面见病变骨组织与周围正常骨组织界限较清，灰黄，质稍硬，有砂砾感。镜下见纤维组织背景中见大量的矿化物形成，病变与周围正常骨组织界限清楚。成纤维细胞呈胖梭形，局部稀疏，局部丰富、排列紧密，矿化物为无细胞的牙骨质样物质，边缘见嗜伊红刷状缘。局部见多个大小不等的囊腔，囊壁为增生的纤维组织，囊腔内含血液（图11-7-3）。

【病理诊断】　"右下颌骨"牙骨质-骨化纤维瘤，ICD-O编码：9274/0，细胞丰富，灶性动脉瘤样骨囊肿形成。

【随访】　患者手术后恢复良好，术后半年复查，下颌骨重建外形满意，咬合关系恢复良好。

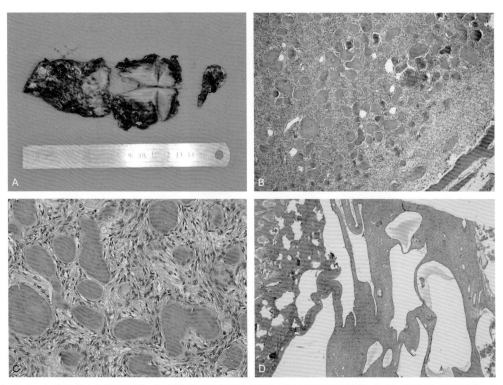

图11-7-3　A.离体的右下颌骨肿物,切面见病变骨组织与周围正常骨组织界限较清,灰黄,质稍硬,有砂砾感。B.纤维组织背景中见大量牙骨质样钙化物形成,细胞较丰富,病变与右下方宿主骨之间界限清楚(100x)。C.成纤维细胞较丰富,呈胖梭形,内见牙骨质样物质形成,边缘可见淡嗜伊红刷状缘(400x)。D.病变局部见动脉瘤样骨囊肿形成(40x)

二、外周性骨化纤维瘤

病例74

患者,男性,30岁。发现左上牙龈肿物5个月余。

【现病史】　患者5个月前无明显诱因发现左上牙龈肿物,无明显自发或激发性疼痛,无自发性出血;否认相应区域牙痛病史,否认外伤史,否认特殊药物服用史。期间肿物缓慢增大,无明显消长史。

【专科检查】　双侧颌面部对称,张口度及张口型正常,口内恒牙列,22、23唇侧可及隆起肿物,大小约1.5 cm×1 cm,色粉红,质地软,似有蒂,触之无明显出血;22松动Ⅰ°,22舌侧可见两个米粒大小突出小肿物,色粉红。全口卫生状况差,牙结石Ⅰ°～Ⅲ°,多牙牙颈部软垢沉积。双侧颈部未及明显肿大淋巴结。

【辅助检查】

曲面体层片:18、28残冠,38、48低位水平阻生,骨埋伏,上颌前牙区未见明显骨质破坏(图11-7-4)。

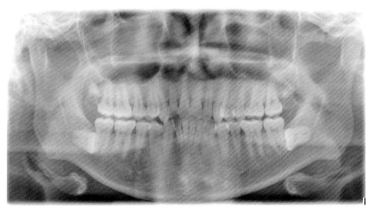

图11-7-4 18、28残冠，38、48低位水平阻生，骨埋伏，上颌前牙区未见明显骨质破坏

【初步诊断】 左上牙龈肿物。

【治疗】 局麻下行"左上牙龈肿物扩大切除术"：沿牙龈肿物外0.5 cm做梭形切口，完整切除肿物。送检术中冰冻病理。提示："左上牙龈"外周性骨化纤维瘤，伴感染。拔除22，搔刮牙槽窝，冲洗，严密止血，缝合。

【病理检查】 送检为一瘤样组织，1.2 cm×0.8 cm×0.4 cm，切面灰白色，质地中等。镜下见病变无包膜，但与周围组织分界尚清。黏膜上皮下纤维组织瘤样增生，炎症细胞浸润，局部成纤维细胞丰富，伴牙骨质样矿化物质形成（图11-7-5）。

【病理诊断】 "左上牙龈"外周性骨化纤维瘤，ICD-O编码：9262/0，伴继发感染。

【随访】 患者手术后恢复良好，肿瘤无复发。

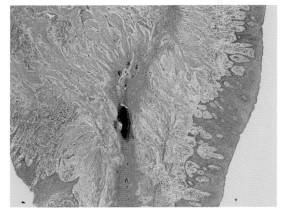

图11-7-5 病变局限于牙龈，成纤维细胞增生，细胞丰富，染色较深，与周围成熟的胶原纤维界限清楚，伴牙骨质样钙化物形成（40x）

三、青少年小梁状骨化纤维瘤

病例75

患者，男性，12岁。左下颌骨肿物外院不彻底术后4年。

【现病史】 患者4年前因"左下颌骨肿物"于医院行"下颌骨修整术"，病理结果示：骨纤维结构不良。近年发现左下颌骨逐渐膨隆，无不适症状，否认下唇、颏部麻木。门诊行CT提示：左下颌骨占位，青少年骨化性纤维瘤可能。

【专科检查】 双侧颌面部不对称，左下颌膨隆，表面皮肤完整，颜色、皮温正常，触诊质硬，无明显界限，无触痛。张口度及张口型正常，口内恒牙列，口腔卫生一般。31～38对应下

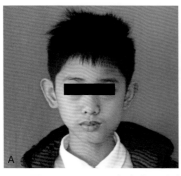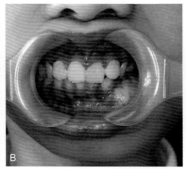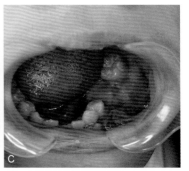

图11-7-6　A.面部左右不对称,左侧下颌膨隆。B,C.左侧下颌颊舌侧膨隆,黏膜完整,无明显异常渗出

颌骨颊舌侧膨隆,黏膜无明显红肿渗出,触诊质硬,无触痛(图11-7-6)。口内涎腺导管口无红肿,分泌物清亮。伸舌居中,运动自如,味觉正常。双侧颌下及颈部未及明显肿大淋巴结。

【辅助检查】

(1)曲面体层片:左侧下颌骨体部骨质破坏伴软组织肿块,形态不规则,境界欠清,骨皮质连续,未见明显骨膜反应,邻近软组织未见异常肿胀(图11-7-7)。

(2)颌面部CT增强:31~38颌骨见膨胀性骨质改变,边缘光整,其内密度高低不均,C-为96 Hu,C+为132 Hu,范围约5.9 cm×4.6 cm,周围软组织未见异常。双侧颈部未见明显肿大淋巴结。考虑为左下颌骨占位,青少年骨化性纤维瘤可能(图11-7-8)。

【初步诊断】　左下颌骨肿物。

【治疗】　全麻下行"左下颌骨节段切除术+腓骨肌瓣转移修复术":沿下颌骨下缘1~2 cm设计切口,切开,翻瓣,于下颌骨正中、左侧乙状切迹中点节段切除下颌骨,送术中冰冻病理示:"右下颌骨"纤维骨病变,符合骨化性纤维瘤。取右侧腓骨肌瓣,依数字化模型塑形,重建恢复下颌骨连续性及咬合关系,将腓动静脉与面动脉、面静脉吻合。冲洗术创,彻底止血,留置负压引流管,分层缝合,关闭创口(图11-7-9)。

【病理检查】　送检为部分下颌骨组织,8 cm×5 cm×4 cm,局部骨质膨隆,切面见病变与周围组织界限清楚,灰白、灰红色,质稍硬。镜下见富于细胞的纤维组织背景中见纤细幼稚的

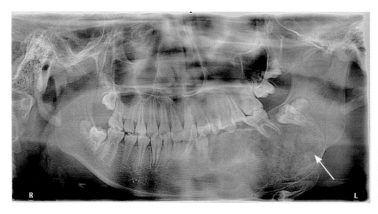

图11-7-7　左侧下颌骨体部骨质破坏伴软组织肿块,形态不规则,境界欠清,骨皮质连续,未见明显骨膜反应,邻近软组织未见异常肿胀

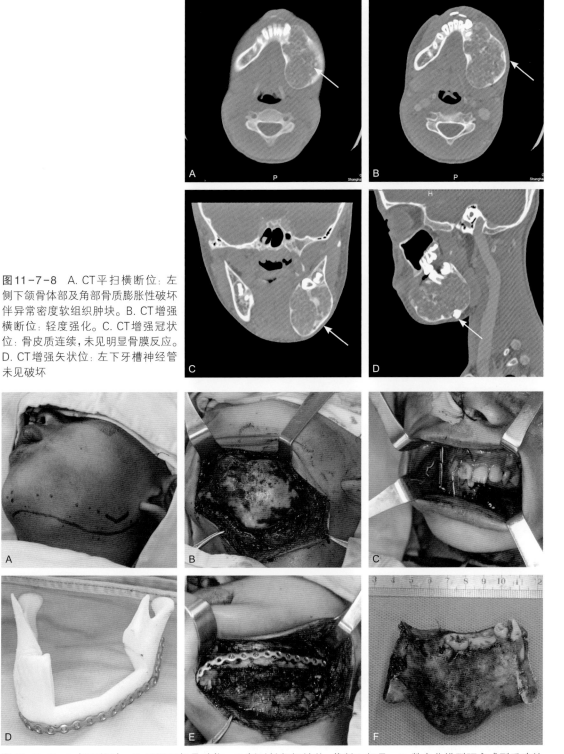

图11-7-8　A.CT平扫横断位：左侧下颌骨体部及角部骨质膨胀性破坏伴异常密度软组织肿块。B.CT增强横断位：轻度强化。C.CT增强冠状位：骨皮质连续，未见明显骨膜反应。D.CT增强矢状位：左下牙槽神经管未见破坏

图11-7-9　A.切口设计。B.显露下颌骨肿物。C.暂时性颌间结扎，截断下颌骨。D.数字化模型预弯成型重建钛板。E.腓骨重建恢复下颌骨连续性。F.离体的下颌骨肿物

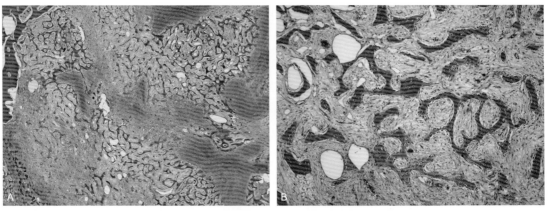

图11-7-10　A.病变与左上方正常骨组织界限清楚,主要表现为增生的纤维组织背景中见编织状骨小梁形成,成纤维细胞疏密相间(20x)。B.编织状骨小梁纤细,无明显钙化,骨小梁周围有成骨细胞镶边状排列,编织骨之间纤维细胞增生,血管丰富(100x)

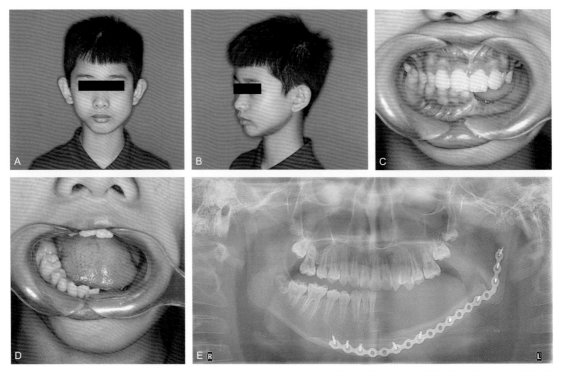

图11-7-11　A,B.术后半年复查,面型对称。C.右侧牙齿咬合关系恢复良好。D.张口度及张口型正常,术区黏膜完整。E.左侧下颌骨术后,骨断端愈合良好

骨小梁,骨小梁互相吻合成网状,周围有成骨细胞围绕(图11-7-10)。

　　【病理诊断】　"下颌骨"纤维骨病变,结合影像学表现,考虑为青少年小梁状骨化纤维瘤,ICD-O编码:9262/0,部分区域细胞丰富,血管丰富。

　　【随访】　患者手术后恢复良好,术后半年复查,下颌骨重建外形满意,咬合关系恢复良好(图11-7-11)。

四、青少年沙瘤样骨化纤维瘤

病例76

患者,男性,12岁。左侧面部膨隆2年余,渐加重。

【现病史】　患者2年余偶然发现左侧面部膨隆,渐进性加重,就诊于医院,耳鼻喉科内镜下局麻活检,病理提示:考虑为青少年骨化性纤维瘤。

【专科检查】　颜面部左右不对称,左侧眶下,左侧鼻根处可及瘢痕,左侧面部膨隆,眼球上抬,左侧睑裂较右侧窄,无复视,无视力障碍。张口度及张口型正常,口内恒牙列,上颌中线左偏,上颌平面降低。双侧颌下及颈部未及明显肿大淋巴结。

【辅助检查】

(1)曲面体层片:左侧上颌骨骨质膨胀性破坏,境界模糊不清,其内密度不均匀,部分呈磨玻璃样改变及囊性变,邻近骨皮质连续,未见明显骨膜反应,未见异常软组织肿块(图11-7-12)。

(2)颌面部CT增强:"左上颌骨术后"改变,术区软硬组织缺如,左筛骨、上颌骨骨质膨胀性破坏,其内密度不均匀,部分呈磨玻璃样改变、部分囊性变,平扫约22～216 Hu,增强后强化不明显,C+为25～239 Hu。与前片比较,病灶范围增大。周围软组织未见明显异常。左侧上颌窦、筛窦及额窦内软组织密度影填充,左上颌窦狭窄。颅底骨质未见明显异常。颈根部见长圆形低密度影,约2.5 cm×1.2 cm,CT值为30 Hu。颈部未见明显肿大淋巴结影(图11-7-13)。

【初步诊断】　左上颌骨骨化性纤维瘤。

【治疗】　全麻下行"左上颌骨肿物扩大切除术+PEEK植入修复":作左上唇改良weber切口,切开,翻瓣,显露左上颌骨肿物,见上界达眶底,下达牙槽突,后至颧牙槽嵴,前至鼻翼,内至颅底,利用截骨导板引导切除左上颌骨及颅底肿物,送术中冰冻病理。提示:"左

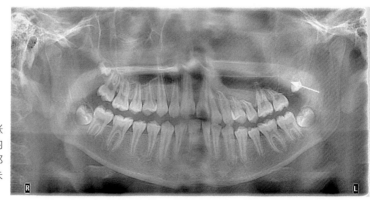

图11-7-12　左侧上颌骨骨质膨胀性破坏,境界模糊不清,其内密度不均匀,部分呈磨玻璃样改变及囊性变,邻近骨皮质连续,未见明显骨膜反应,未见异常软组织肿块(术前)

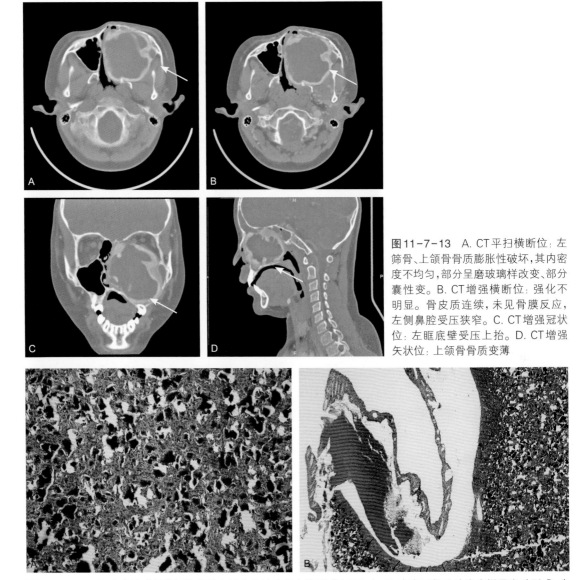

图11-7-13   A.CT平扫横断位：左筛骨、上颌骨骨质膨胀性破坏，其内密度不均匀，部分呈磨玻璃样改变、部分囊性变。B.CT增强横断位：强化不明显。骨皮质连续，未见骨膜反应，左侧鼻腔受压狭窄。C.CT增强冠状位：左眶底壁受压上抬。D.CT增强矢状位：上颌骨骨质变薄

图11-7-14   A.丰富的成纤维细胞背景中见大量沙瘤样小体形成（100x）。B.病变局部见动脉瘤样骨囊肿形成，内含血液（40x）

上颌骨"纤维骨病变，结合影像学表现，考虑为青少年沙瘤样骨化纤维瘤。严密止血，将个体化PEEK材料植入，调整位置后，固定，上颌窦腔填塞碘仿从鼻腔引流，严密对位缝合皮肤及皮下组织。

【病理检查】   送检为灰白色囊壁样组织及一带骨组织，呈蛋壳样，6 cm×3.5 cm×2.5 cm，囊壁厚薄不等，厚度0.2～1.5 cm，囊内见血凝块样组织少许。镜下见纤维结缔组织增生，成纤维细胞丰富，大量牙骨质样结构形成，局部与周围组织界限清楚，部分区域呈囊性，内含血液，周围血管丰富，多核巨细胞浸润（图11-7-14）。

【病理诊断】 "左上颌骨"青少年沙瘤样骨化纤维瘤,ICD-O编码:9262/0,细胞丰富,伴动脉瘤样骨囊肿形成。

【随访】 患者手术后恢复良好,术后复查无复发。

诊疗要点

骨化纤维瘤主要发生于10～40岁之间,多为单发性肿物,女性多于男性,可发生于上下颌骨,但以下颌骨多见,不同组织学亚型的发病年龄有差异,JTOF发病年龄较小(8～12岁),JPOF患者平均年龄约20岁左右,而经典的骨化纤维瘤为35岁,外周性骨化纤维发病年龄在30～40岁之间。经典骨化纤维瘤主要见于下颌后部,JTOF好发于上颌,而JPOF主要发生于鼻窦骨壁,外周性骨化纤维瘤好发于上颌的软组织。

■ **临床表现** 临床早期无明显症状,不易被发现,随着肿瘤增大,可由于颌骨膨隆引起牙移位、咬合关系紊乱和颌面部畸形。发生于上颌骨者,常波及颧骨,并可能波及上颌窦及腭部,使眼眶变形,眼球突出或移位,甚或产生复视。下颌骨的骨化纤维瘤除引起面部畸形外,可导致咬合关系紊乱,有时可继发感染,伴发骨髓炎。X线表现为境界清楚的、单房性密度减低区,由于伴有硬组织形成,在病变中央区域常见不透光区。

■ **病理学特点** 经典骨化纤维瘤镜下富含成纤维细胞的结缔组织,小梁状编织骨常见,周围围绕成排的成骨细胞。肿瘤内可见无细胞的嗜碱性类牙骨质沉积。JTOF由含丰富细胞的纤维组织构成,可见含细胞的带状类骨质,另外可见纤细幼稚的骨小梁,内有骨陷窝和骨细胞,骨小梁外周围绕一排较大的成骨细胞,细胞丰富区可见核分裂。JPOF的特征是在成纤维性间质内含有丰富的沙瘤样小体,小体周边无放射状胶原纤维。

■ **鉴别诊断** 骨化纤维瘤主要与纤维结构不良相鉴别,单纯组织学鉴别诊断较难,往往需要结合X线及临床特点。骨化纤维瘤是一种良性肿瘤,多发生于青年人,常为单发性,好发于下颌,X线上表现为颌骨局限性膨隆,病变向四周发展,界限清楚,圆形或卵圆形,密度减低影像,病变内可见不等量的和不规则的钙化阴影。纤维结构不良为发育畸形,发病年龄较早,病程较长,以上颌骨多见,常为多发性。X线表现为颌面骨广泛性或局限性不同程度膨胀,沿着骨长轴方向发展,病变与正常骨之间无明显界限。其密度根据病变中含有骨量多少而异,有的呈密度高低不等阴影,有的呈磨玻璃样,少数表现为多房性囊状阴影。组织学上,骨化纤维瘤骨小梁周围常见成排的成骨细胞,而纤维结构不良无此特征。

■ **治疗** 一般认为,骨化纤维瘤属于真性肿瘤,来源于牙周膜,如不治疗可持续生长,治疗应完整切除。青少年骨化纤维瘤在形态学上表现极为活跃,但手术切除一般无复发,而刮除术复发率高。回顾性文献报告发现,外周性骨化纤维瘤保守的局部手术切除复发率较高,为8%～20%。局部复发的原因可能是外周性骨化纤维瘤周边的牙周膜组织残留,因此主张切除应包括病变底部的牙周韧带和骨膜组织,且患者在出院后长期随访。此外,肿瘤内类牙骨质含量越高,成熟的骨小梁越少,肿瘤复发概率越高。

参考文献

［1］ Chrcanovic BR, Gomez RS. Juvenile ossifying fibroma of the jaws and paranasal sinuses: a systematic review of the cases reported in the literature[J]. Int J Oral Maxillofac Surg, 2020, 49(1): 28−37.

［2］ Lazare H, Peteiro A, Perez Sayans M, et al. Clinicopathological features of peripheral ossifying fibroma in a series of 41 patients[J]. Br J Oral Maxillofac Surg, 2019, 57(10): 1081−1085.

［3］ Nadimpalli H, Kadakampally D. Recurrent peripheral ossifying fibroma: case report[J]. Dent Med Probl, 2018, 55(1): 83−86.

［4］ Mainville GN, Turgeon DP, Kauzman A. Diagnosis and management of benign fibro-osseous lesions of the jaws: a current review for the dental clinician[J]. Oral Dis, 2017, 23(4): 440−450.

［5］ Franco-Barrera MJ, Zavala-Cerna MG, Fernandez-Tamayo R, et al. An update on peripheral ossifying fibroma: case report and literature review[J]. Oral Maxillofac Surg, 2016, 20(1): 1−7.

［6］ Ranganath K, Kamath SM, Munoyath SK, et al. Juvenile psammomatoid ossifying fibroma of maxillary sinus: case report with review of literature[J]. J Maxillofac Oral Surg, 2014, 13(2): 109−114.

［7］ Triantafillidou K, Venetis G, Karakinaris G, et al. Ossifying fibroma of the jaws: a clinical study of 14 cases and review of the literature[J]. Oral Surg Oral Med Oral Pathol Oral Radiol, 2012, 114(2): 193−199.

［8］ Trasad VA, Devarsa GM, Subba Reddy VV, et al. Peripheral ossifying fibroma in the maxillary arch[J]. J Indian Soc Pedod Prev Dent, 2011, 29(3): 255−259.

［9］ Yadav R, Gulati A. Peripheral ossifying fibroma: a case report[J]. J Oral Sci, 2009, 51(1): 151−154.

［10］ MacDonald-Jankowski DS. Ossifying fibroma: a systematic review[J]. Dentomaxillofac Radiol, 2009, 38(8): 495−513.

第八节　软骨黏液样纤维瘤
Chondromyxoid Fibroma

　　软骨黏液样纤维瘤(chondromyxoid fibroma)是一种以分叶状生长的黏液样和软骨样分化为特征的良性肿瘤,起源于形成软骨的结缔组织,是一种较少见的软骨性肿瘤。虽然软骨黏液样纤维瘤一直被归入良性肿瘤,但该肿瘤具有一定的复发风险。

病例77

　　患者,女性,41岁。发现面部畸形伴疼痛2年余。

　　【现病史】　患者2年前发现右侧面部肿痛,于医院就诊,未予特殊处置,病程中症状无明显好转,1个月前门诊CT检查提示右颧骨占位。

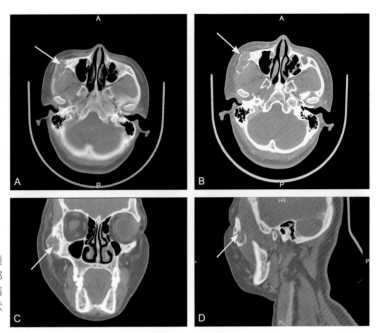

图11-8-1 A.平扫横断位：右侧颧骨局部膨胀性骨质密度减低区，内部见纤细骨嵴样影。B.增强横断位：病变部分有强化。C，D.增强序列冠状位、矢状位重建图像

【**专科检查**】 面部形态不对称，右侧颧部较对侧隆起，范围自眶下缘至颧弓根部，上至颧额缝。大小约5cm×3cm，界限不清，无活动，质硬，触痛明显。无复视，无面瘫，张口度及张口型正常，牙列齐，咬合关系正常，腮腺导管口未见明显红肿，舌运动正常，口内余黏膜未见明显异常，颈部未扪及明显肿大淋巴结。

【**辅助检查**】

颌面部CT增强：右侧颧骨局部膨胀性骨质密度减低区，内部见纤细骨嵴样影，增强后轻度强化，周围未见明显软组织肿胀，考虑良性，脉管畸形或巨细胞病变待排（图11-8-1）。

【**初步诊断**】 右颧骨肿物。

【**治疗**】 全麻下行"右颧骨肿物扩大切除术"：于右侧眶下缘睑缘处皱褶作切口，向眶外侧延伸，切开，可见颧骨内至眶下缘，外至颧弓局部肿物占位破坏，边界不规则，呈透明状实性，质脆。沿肿物边界予以完整切除，磨除病变骨质。术中冰冻病理检查。提示："右颧骨"间叶性肿瘤，纤维、黏液样组织为主，部分区域细胞丰富，倾向交界性。冲洗术创，严密止血，留置负压引流管，分层缝合，关闭创口。

【**病理检查**】 送检为部分瘤样组织2.5cm×2cm×1.8cm，灰白、灰红色，质地嫩，周围为骨组织，质硬。镜下见肿瘤与周围组织界限清楚，肿瘤细胞分叶状排列，小叶中央细胞稀疏，可显示软骨细胞分化，周边细胞较密集，呈梭形或星形，细胞之间含丰富的黏液样或软骨样基质（图11-8-2）。

【**病理诊断**】 "右颧骨"软骨黏液样纤维瘤，ICD-O编码：9241/0。

【**随访**】 患者手术后恢复良好，术后半年复查，肿瘤无复发。

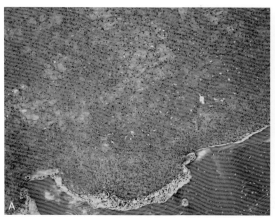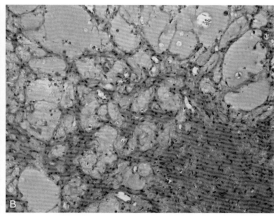

图11-8-2 A.肿瘤与周围组织界限清楚(100x)。B.肿瘤呈特征性的分叶状排列,小叶中央细胞稀疏,周边细胞相对密集。细胞间含丰富的黏液样及软骨样基质(200x)

诊疗要点

软骨黏液样纤维瘤好发于10~30岁,男性多于女性,可发生于任何骨,最常见于长骨,以胫骨近端和股骨远端最多见,其次为髂骨,椎骨及颅面骨等头颈部的骨罕见累及,国内外文献均以个案报道为主。

■ **临床表现** 该病起病缓慢,病程比较长,可达数年。本病全身症状不明显,主要表现为局部疼痛或肿胀,口腔颌面部软骨黏液样纤维瘤患者可出现面部肿胀、咬合关系紊乱、张口受限及复视等临床表现。

■ **影像学特点** 软骨黏液样纤维瘤所含软骨比例低,具有特征性的影像学表现。X线典型病变特征为偏心性、边界清楚的类圆形溶骨样骨质破坏。病变处骨皮质膨胀变薄,偶见骨皮质破坏,病变可由粗细不一的骨性间隔分成单房或多房性透亮区,很少有骨膜反应,病变周边可见硬化边缘,也可呈扇形边缘,病灶内很少有钙化。但也有文献报道,发生在骨皮质的病例常见骨膜反应和钙化、骨化。

■ **病理学特点** 软骨黏液样纤维瘤组织学表现为特征性的分叶状结构,梭形或星芒状肿瘤细胞位于丰富的黏液样或软骨样基质中。

■ **鉴别诊断** 软骨黏液样纤维瘤需要与软骨肉瘤和牙源性黏液纤维瘤相鉴别。软骨肉瘤是成人和老年人好发的肿瘤,病变体积大,骨皮质浸润性破坏,边界不清,无硬化带,病灶内可见钙化。牙源性黏液纤维瘤同样表现为单房或多房的透射影,但有时呈"肥皂泡"或"蜂房"样,通常肿瘤的界限清楚,并有骨硬化边缘,可引起骨膜反应。

■ **治疗** 软骨黏液样纤维瘤是一种良性软骨性肿瘤,主要的治疗方式是手术切除。病变骨质单纯刮除术后有一定复发倾向,复发率为12.5%~25%,局部刮治患者术后应加强随访。病灶骨质的广泛局灶切除或整块切除术可减少复发,是推荐的治疗方法。

参考文献

［1］ Elsamanody A, den Aardweg MV, Smits A, et al. Chondromyxoid fibroma of the mastoid：a rare entity with comprehensive literature review[J]. J Int Adv Otol, 2020, 16(1)：117－122.

［2］ El-Kouri N, Elghouche A, Chen S, et al. Sinonasal chondromyxoid fibroma：case report and literature review[J]. Cureus, 2019, 11(10)：e5841.

［3］ Zambo I, Vesely K. WHO classification of tumours of soft tissue and bone 2013：the main changes compared to the 3rd edition[J]. Cesk Patol, 2014, 50(2)：64－70.

［4］ McClurg SW, Leon M, Teknos TN, et al. Chondromyxoid fibroma of the nasal septum：case report and review of literature[J]. Head Neck, 2013, 35(1)：E1－E5.

［5］ Khatana S, Singh V, Gupta A. Unilocular anterior mandibular swelling[J]. Int J Pediatr Otorhinolaryngol, 2013, 77(6)：964－971.

［6］ De Mattos CB, Angsanuntsukh C, Arkader A, et al. Chondroblastoma and chondromyxoid fibroma[J]. J Am Acad Orthop Surg, 2013, 21(4)：225－233.

［7］ Wu CT, Inwards CY, O'Laughlin S, et al. Chondromyxoid fibroma of bone：a clinicopathologic review of 278 cases[J]. Hum Pathol, 1998, 29(5)：438－446.

第九节　促结缔组织增生性纤维瘤
Desmoplastic Fibroma

促结缔组织增生性纤维瘤（desmoplastic fibroma，DF）又称韧带样纤维瘤、侵袭性纤维瘤，是一种罕见的肌纤维母细胞来源的局部侵袭性骨肿瘤。发病年龄多小于30岁，颌骨是其最常见的发生部位，其临床及影像学表现缺乏特征性，需要病检确诊。目前尚无统一的治疗标准，临床上DF多以手术切除为主，由于其具有较高复发率，建议在术后进行长期随访。

病例78

患者，男性，20岁。左侧颌面部膨隆4个月余。

【现病史】 患者4个月前无明显诱因下发现左侧颌面部肿胀，自行检查触及拇指大小肿块，无明显疼痛、面部麻木和张口受限，未作治疗，自觉肿块有明显生长变化。2个月前于医院就诊，门诊行CT检查示：左下颌骨占位，考虑左下颌骨成釉细胞瘤。

【专科检查】 颌面部不对称，左侧颌面部膨隆畸形，扪及肿物，上自耳屏前颧弓下方，下至下颌下缘，前自腮腺前缘，后至升支后缘，约6 cm×5 cm大小，质地较硬，触诊少许乒乓球样感，无搏动感，无触压痛，无活动度（图11-9-1 A）。张口度及张口型正常，口内轻度开殆。左侧下颌骨升支颊、舌侧膨隆，磨牙后区至咽侧壁黏膜触及肿物，无触痛，双侧扁桃体肿大，悬雍垂向左侧移位。颌下及颈部未及明显异常肿大淋巴结。

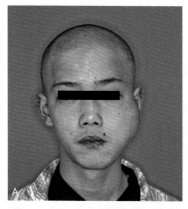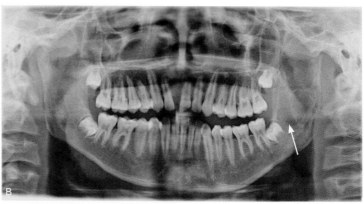

图11-9-1   A.面型不对称,左侧面部明显膨隆畸形。B.左侧下颌升支膨胀性改变,骨皮质不光整,骨质密度减低

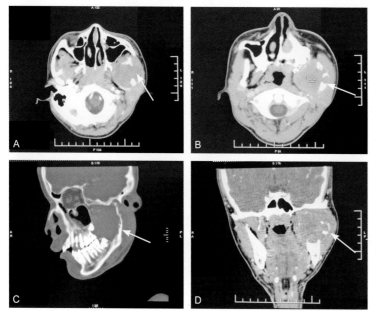

图11-9-2   A,B.CT增强横断位:左下颌支骨质破坏,伴异常软组织团块,边界清楚,密度不均,增强后可见轻度强化。C.增强矢状位。D.增强冠状位

【辅助检查】

(1)曲面体层片:左侧下颌升支膨胀性改变,骨皮质不光整,骨质密度减低(图11-9-1 B)。

(2)颌面部CT增强:左下颌升支骨质破坏,伴异常软组织团块,边界清楚,密度不均,增强后可见轻度强化(图11-9-2)。

【初步诊断】   左下颌骨肿物。

【治疗】   全麻下行"左下颌骨节段切除术+游离髂骨转移修复术":沿下颌骨下缘下1～2 cm设计切口,切开,翻瓣,见肿物位于37远中及下颌支,于36远中截断下颌骨,将包括髁突在内下颌骨及肿物完整切除。制备左侧游离髂骨,塑形,重建恢复下颌骨连续性及咬合关系。冲洗术创,严密止血,留置负压引流管,分层缝合,关闭创口。

【病理检查】   送检为一带下颌骨肿块,7 cm×6 cm×5 cm,切面灰白、灰红色,部分区域呈

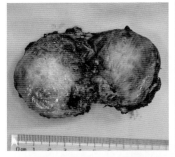
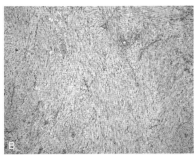

图11-9-3 A.肿物切面灰白、灰红色,部分区域呈编织状。B.梭形肿瘤细胞条束状增生,细胞间为胶原纤维(100x)

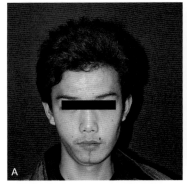
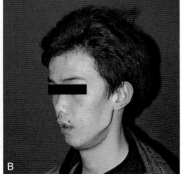
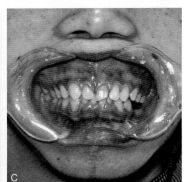

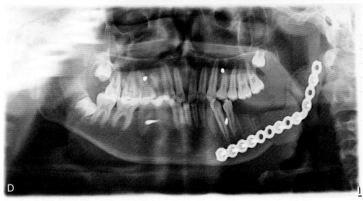

图11-9-4 A,B.下颌骨术后改变,面型基本对称。C.前牙区及左侧后牙咬合关系恢复良好。D.曲面体层片示骨断端愈合良好

编织状,可见明显骨质破坏。镜下见肿瘤周界不清,局部破坏骨组织。由增生的纤维母细胞/肌纤维母细胞及多少不等的胶原纤维组成。肿瘤细胞呈梭形,条束状排列,细胞无明显异形,未见核分裂象(图11-9-3)。

【病理诊断】 "左下颌骨"促结缔组织增生性纤维瘤,ICD-O编码:8823/1。

【随访】 患者手术后恢复良好,术后半年复查,肿瘤无复发,张闭口功能正常,咬合关系恢复良好,下颌骨外形满意(图11-9-4)。

病例79

患者,男性,15岁。张口时左耳前区疼痛半年余,伴肿胀膨隆3个月。

【现病史】　患者半年前无明显诱因出现张口时左耳前区偶有疼痛,于医院就诊,行相关检查后,考虑颞下颌关节炎,予以口服抗炎药物(具体不详),症状无明显缓解,约3个月前出现下颌升支、耳前区肿胀膨隆,伴进行性张口受限,于上级医院就诊,行CT检查,提示左侧下颌升支骨质破坏并伴有周围软组织肿胀。

【专科检查】　面部左右不对称,左侧下颌升支及耳前区肿胀膨隆,皮肤色泽质地正常,可触及直径约4.0 cm大小肿物,边界不清,无活动度,触诊可及骨质膨隆,质中偏硬,无触压痛,无明显波动感,体位试验阴性,无明显面神经受累症状。张口稍偏左,张口度约两横指半,口内恒牙列,黏膜完整,舌无明显感觉运动障碍,双合诊可及下颌升支内侧肿物及骨质膨隆,余未见明显异常。颌下及颈部未及明显异常肿大淋巴结。

【辅助检查】

(1)曲面体层片:左侧下颌升支、髁突可见膨胀性骨质破坏,边界不清(图11-9-5)。

(2)颌面部CT增强:左侧下颌升支、髁突可见膨胀性骨质破坏及软组织肿块影,大小约4 cm×4.8 cm,CT值38 Hu。增强后病变不均强化,CT值59 Hu。病变累及咀嚼肌间隙。病变内可见放射状骨嵴,周边骨皮质中断,边缘可见硬化边(图11-9-6)。

【初步诊断】　左下颌骨升支肿物(性质待定)。

【治疗】　全麻下行"左下颌骨肿瘤颅外扩大切除术":沿下颌骨下缘下1～2 cm设计切口,切开,翻瓣,见肿物位于左下颌骨升支,突破骨皮质,累及髁突,向上压迫颅底,有包膜。于肿瘤下缘切取部分肿瘤组织,术中冰冻病理。提示:"左下颌骨"梭形细胞肿瘤,细胞轻度异型,未见明显核分裂,目前直接诊断恶性肿瘤证据不足。在正常组织内离断肿瘤包膜与压迫软组织的关系,在肿瘤上界小心将肿瘤从颅底剥离,摘除髁突及关节盘,将下颌升支及肿瘤完整摘除,取切缘一并送术中冰冻病理。提示:"左下颌骨"梭形细胞肿瘤,细胞轻度异型,部分区域见嗜伊红胶原样物,恶性待排。送检切缘均阴性(-)。冲洗术创,彻底止血,留置负压引流管,逐层严密缝合创口(图11-9-7)。

【病理检查】　送检为部分下颌骨升支组织,含髁突及喙突,5.5 cm×5 cm×4 cm,升支

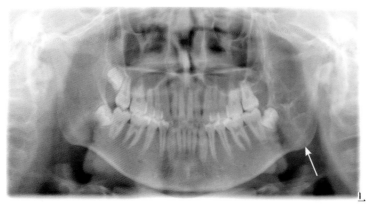

图11-9-5　左侧下颌升支、髁突可见膨胀性骨质破坏,边界不清(术前)

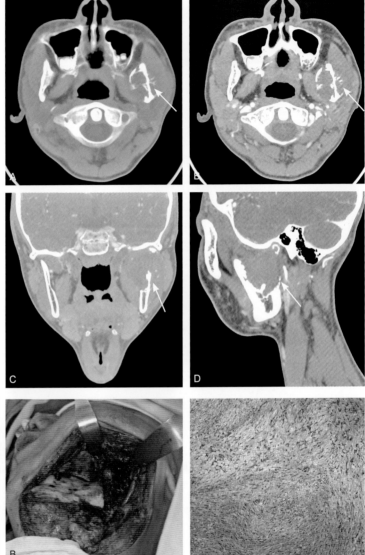

图11-9-6 A.CT平扫横断位：左侧下颌升支、髁突可见膨胀性骨质破坏及软组织肿块影，大小约4cm×4.8cm。B.CT增强横断位：病变不均强化。C,D.CT增强冠状位及矢状位：病变累及咀嚼肌间隙，病变内可见放射状骨嵴，周边骨皮质中断，边缘可见硬化边

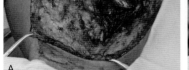

图11-9-7 A.显露下颌骨体部及升支，见下颌支膨隆，骨质破坏。B.切除包括髁突在内的下颌骨

图11-9-8 胶原纤维背景中见梭形纤维/肌纤维母细胞增生（100×）

处切面见肿块4cm×4cm×3.5cm，切面灰白、灰红色，表面骨皮质破坏。镜下见梭形的纤维母细胞及肌纤维母细胞增生，胶原纤维成分较多，病变破坏骨皮质，累及至周围软组织（图11-9-8）。

【病理诊断】 "左下颌骨"促结缔组织增生性纤维瘤，ICD-O编码：8823/1。

【随访】 患者手术后恢复良好，术后半年复查，肿瘤无复发，下颌轻度偏斜，对侧咬合关系维持可（图11-9-9）。

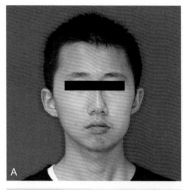
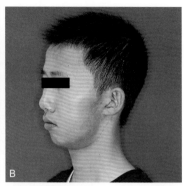
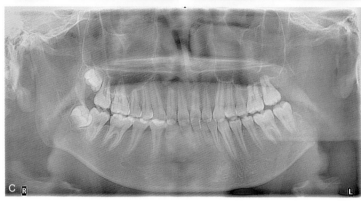

图11-9-9　A,B.左侧面部塌陷,下颌轻度左偏。C.术后改变,左侧下颌升支缺失,牙齿咬合关系正常

诊疗要点

　　骨促结缔组织增生性纤维瘤(desmoplastic fibroma, DF)是一种罕见的肌纤维母细胞来源的局部侵袭性骨肿瘤,因在组织学上与软组织韧带样纤维瘤相似,又称为骨韧带样纤维瘤、骨内硬纤维瘤、骨内侵袭性纤维瘤、骨成纤维性纤维瘤。1958年由Jaffe首先报道,用于描述由成纤维细胞构成的富含胶原纤维的致密纤维肿瘤,约占原发性骨肿瘤的0.1%。发病年龄以30岁以下青少年多见,50岁以上的患者少见,男女发病比例无明显差别,可发生于任何骨,颌骨是最常见的发生部位(22%~27%),依次是股骨(15%)、骨盆(13%)、桡骨(12%)和胫骨(9%)。发生于颌骨的DF,84%的患者初诊年龄小于30岁,女性患者稍多,84%发生于下颌骨,16%发生于上颌骨。

　　肿瘤大多位于髓腔内,骨皮质变薄,肿瘤可穿透颊、舌侧骨皮质形成软组织肿块。临床多表现为无特异性的无痛性颌骨膨隆,病情发展缓慢,症状较轻,部分患者伴有间歇性或持续性钝痛,少数患者以病理性骨折为首发症状。

　　■ **影像学特点**　DF病情发展缓慢,早期难以发现,影像学表现亦缺乏特异性。本病的X线和CT主要表现为单发或多发的膨胀性透光区,呈囊性膨胀性破坏或由假性骨小梁构成的花边状、多房网格状改变,边界清楚或不规则。因DF富含致密的胶原纤维组织,病变区密度可等于或稍高于肌肉的软组织密度,密度偏高反映了病变内致密的结缔组织基质和肿瘤的相对乏细胞性,也有少数病例病变区可见囊变、坏死。DF的MRI表现为T1WI不均匀等信号或低信号,T2WI为不均匀等信号或高信号,尤其是病变区内出现不规则索条状或斑片席纹状的T1WI及T2WI低信号,形态及信号与韧带相似,与病变区的钙化或骨化不完全相对应,低信号区未见明显强化,被认为是DF的典型MRI影像。有学者提出T2WI上病变内低信号区域>50%为DF的特征性表现。MRI显示的病变范围常大于X线平片及CT检查,且可以更清晰地显示肿瘤及周围软组织的水肿范围,是作为DF手术时切除边界的可靠参考依据。

■ **病理学特点**　本病大体标本切面呈灰白色、质韧组织,瘤内一般无钙化或骨化组织,但偶有囊性软化区域。镜下所见具有特征性改变,由增生的轻度异形的梭形细胞及其产生的大量胶原构成。增生的纤维母细胞呈条束状、编织状排列,细胞密度不均匀,很少有核分裂象,细胞间罕见化生性骨或软骨组织。间质不同程度透明变性,胶原成分明显时呈瘢痕疙瘩样,间质内罕见血管,肿瘤周围可见残存的骨小梁。部分肿瘤可突破骨皮质向周围软组织浸润性生长,形成骨痂及反应性骨。免疫组织化学染色见β-catenin、vimentin阳性,部分病例不同程度表达SMA,desmin、S-100、CD34和MDM2均阴性。

■ **鉴别诊断**　DF的正确诊断需结合临床、影像学表现及病理学检查综合分析。其鉴别诊断主要包括但不限于成釉细胞瘤、神经纤维瘤、巨细胞瘤、牙源性黏液瘤、动脉瘤样骨囊肿、软骨黏液样纤维瘤、颌骨中央性血管瘤、嗜酸性肉芽肿、髓内高分化骨肉瘤等。

■ **治疗**　目前尚无DF的统一治疗标准,临床治疗以手术切除为首选,其手术方式的选择仍有争议,肿瘤刮治术、剜除术、截骨术等均有报道,因为DF侵袭性较强,应尽量做到完整切除肿瘤,如手术方式选择不当,复发率较高,文献报道局部刮除术后的复发率高达72%,剜除术后复发率为20%～40%,而广泛切除术后复发率为15.4%～17%。对于不能完整切除的患者,可选择化疗、放疗和/或激素治疗。DF不发生转移,罕见恶变,如治疗恰当预后较好,但由于其具有较高复发率,建议随访时间不少于3年。

参考文献

[1] HL J. Desmoplastic fibroma and fibrosarcoma[J]. Tumors and tumorous conditions of the bones and joints. Philadelphia: Lea & Febiger, 1958: 298-303.

[2] Evans S, Ramasamy A, Jeys L, et al. Desmoplastic fibroma of bone: a rare bone tumour[J]. J Bone Oncol, 2014, 3(3-4): 77-79.

[3] Apaydin M, Gelal F, Avci A, et al. Desmoplastic fibroma in humerus[J]. J Med Imaging Radiat Oncol, 2008, 52(5): 489-490.

[4] Kim SY, Chung HW, Lee SY, et al. Cystic changes in desmoplastic fibroma of bone: a new MRI finding[J]. Clin Radiol, 2012, 67(12): 1170-1174.

[5] Vanhoenacker FM, Hauben E, De Beuckeleer LH, et al. Desmoplastic fibroma of bone: MRI features[J]. Skeletal Radiol, 2000, 29(3): 171-175.

[6] Frick MA, Sundaram M, Unni KK, et al. Imaging findings in desmoplastic fibroma of bone: distinctive T2 characteristics[J]. AJR Am J Roentgenol, 2005, 184(6): 1762-1767.

［ 7 ］ Callahan KS, Eberhardt SC, Fechner RE, et al. Desmoplastic fibroma of bone with extensive cartilaginous metaplasia[J]. Ann Diagn Pathol, 2006, 10(6)：343-346.

［ 8 ］ Yang W, Zhang FY, Sui FY. Desmoplastic fibroma in mandible：a case report[J]. Zhonghua Kou Qiang Yi Xue Za Zhi, 2019, 54(10)：696-698.

［ 9 ］ Madakshira MG, Bal A, Verma RK. Desmoplastic fibroma of the mandible：a rare gnathic bone tumor with a review of the literature[J]. Autops Case Rep, 2019, 9(4)：e2019091.

［10］ Tanwar YS, Kharbanda Y, Rastogi R, et al. Desmoplastic fibroma of bone：a case series and review of literature[J]. Indian J Surg Oncol, 2018, 9(4)：585-591.

［11］ Kahraman D, Karakoyunlu B, Karagece U, et al. Desmoplastic fibroma of the jaw bones：a series of twenty-two cases[J]. J Bone Oncol, 2021, 26：100333.

［12］ Nedopil A, Raab P, Rudert M. Desmoplastic fibroma：a case report with three years of clinical and radiographic observation and review of the literature[J]. Open Orthop J, 2013, 8：40-46.

第十节　婴儿色素性神经外胚叶肿瘤
Melanotic Neuroectodermal Tumour of Infancy

　　婴儿色素性神经外胚叶肿瘤（melanotic neuroectodermal tumour of infancy，MNTI）是一种罕见的起源于神经嵴的快速生长并具有局部侵袭性的肿瘤。超过90% MNTI发生在婴儿时期，中位年龄约5个月，男性略高于女性，上颌骨前部（＞60%）最好发，其次是颅骨、下颌骨和脑、纵隔、卵巢、子宫、睾丸及附睾、四肢骨和软组织等处偶有报道。目前MNTI尚未有明确的治疗指南，由于肿瘤很少转移到远处，因此手术切除被认为是最好的治疗方法。但是，局部复发很常见，并且关于手术切除范围仍存在争议。

病例80

　　患者，男性，6月龄。发现上颌肿物1个月。

　　【现病史】　1个月前患儿母亲喂食时无意中发现患儿左侧上颌骨出现一圆形肿物，渐进性增大。

　　【专科检查】　左上颌骨前份牙槽突一类圆形肿物，大小约2 cm×2 cm，颜色呈淡蓝紫色，质地偏软，无压痛，不可活动，无明显破溃及活动性出血。

　　【辅助检查】

　　颌面部CT平扫：上颌骨正中偏左侧见团块状软组织密度影，CT值约45 Hu，边界尚清，直径约1.7 cm，骨质膨胀变薄，局部中断，其内可见牙齿影；双侧颌面部软组织密度均匀，脂肪带清晰，余颌骨骨质结构未见明显改变（图11-10-1）。

　　【初步诊断】　左上颌肿物。

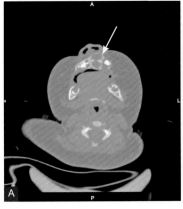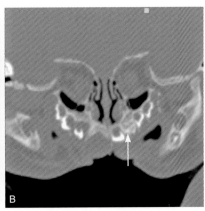

图11-10-1　A.CT平扫横断位：上颌骨正中偏左侧软组织密度占位，示骨质膨胀变薄，局部中断，其内可见牙齿影。B.CT冠状位重建：病变部位骨质破坏伴牙齿影

【治疗】　全麻下行"上颌骨肿物切除术"：沿龈缘设计切口，切开，翻瓣，将肿物上方薄骨皮质去除，见肿物呈囊实性，沿囊壁完整剥离，摘除肿物，一并摘除肿物包绕的牙齿，搔刮创面。取部分组织送术中冰冻病理。提示："上颌骨"婴儿色素性神经外胚叶肿瘤。修整创面，冲洗，止血，缝合关闭创面。

【病理检查】　送检为一瘤样组织，2.7 cm×1.8 cm×1.6 cm，局部灰黑色，内见少量白色硬组织。镜下见黏膜下肿瘤细胞排列呈巢团状，部分细胞较大，空泡状核，呈上皮样，胞浆内含棕黄色色素颗粒，部分细胞较小，胞核染色质浓聚，呈淋巴细胞样或神经母细胞样。局部见牙胚组织（图11-10-2）。

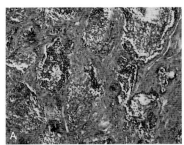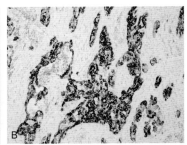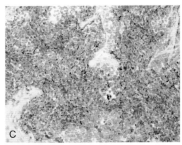

图11-10-2　A.肿瘤细胞由含棕黄色色素颗粒的上皮样细胞和小的神经母细胞样细胞组成（200x）。B.上皮样细胞角蛋白（AE1/AE3）阳性（200x）。C.肿瘤细胞示神经特异性烯醇化酶（NSE）点状核旁阳性（400x）

【病理诊断】　"上颌骨"婴儿色素性神经外胚叶肿瘤，ICD-O编码：9363/0。

【随访】　患者手术后恢复顺利，复查肿瘤无复发。

诊疗要点

　　MNTI自1918年由Krompecher首次报道以来，全世界报道500余例，病例和相关研究报道的相对少见可能导致临床医生对该肿瘤的认识不足。但MNTI生长迅速，具有局部侵袭性，且

发病年龄具有明显特征性,临床医生对其的正确认识将有利于尽快诊断、尽快治疗。

■ 临床表现　MNTI表现为快速生长的无痛性肿块,肿瘤平均大小约3.5 cm,常伴有色素沉着,在肿物增长造成面部不对称前,通常无明显症状。尽管MNTI很罕见,但在评估头颈部快速生长的色素性肿块时,应该将其列入鉴别诊断。虽然神经嵴源性肿瘤可能产生香草扁桃酸(VMA),但高水平的尿VMA水平并不一致,然而却支持MNTI的诊断。

■ 影像学特点　放射学上,MNTI在CT扫描上表现为低密度病变,但MNTI软组织成分中的黑色素成分表现为高密度影。肿瘤侵袭破坏周围的骨组织,表现为溶骨性、膨胀性或囊性骨破坏及骨质增生等。因此,CT扫描是一个很好的选择,以确定肿瘤的范围,制定手术计划。少数病例使用超声检查周围病变。超声检查显示MNTI病变不均匀,界限分明,血管化减少。在磁共振成像(MRI)上,由于黑色素的存在,MNTI通常表现为T1信号的增强。然而,MNTI在MRI上的常见描述是T1加权和T2加权的低信号、界限分明的肿块。

■ 病理学特点　最终可以通过活检和免疫组织化学检查来鉴别MNTI与其他具有相似特征的肿瘤,从而获得明确的诊断。MNTI肿瘤细胞具有明显的双相性特征:一种是大而立方的上皮样细胞,胞浆空亮,内含黑色素,呈巢状或条索状排列,免疫组化NSE、Vimentin、CK等呈阳性,S-100罕见病例呈阳性;一种是小圆形细胞,类似神经母细胞,常常被纤维及上皮样细胞包绕,免疫组化NSE、Vimentin、Synaptophysin呈阳性,CK呈阴性,部分病例GFAP阳性,仅少数病例S-100呈阳性。

■ 鉴别诊断　MNTI一般只表现为无症状的快速增长的肿块,因此可以排除通常具有其他伴随症状出现的其他肿瘤。在MNTI的诊断过程中,鉴别诊断主要包括但不限于神经母细胞瘤、恶性黑色素瘤、尤文肉瘤、神经内分泌癌、淋巴瘤和软组织透明细胞肉瘤等。

■ 治疗　虽然MNTI具有生长迅速、局部侵袭性的特点,但仍一直被认为是良性肿瘤,目前尚无明确的治疗指南。据报道,早期诊断、彻底手术切除、定期随访是MNTI的最佳治疗方案。一项2019年的系统评价表明,切除似乎是最好的选择,因为它与低复发和低发病率相关。关于手术切除,最大的争议在于切除范围的大小。切除范围小,复发的可能性大;切除范围大,造成的缺损、器官和功能破坏就大。少数病例术前行新辅助化疗,可减少大范围切除的需要,从而减轻手术造成的毁容。尽管如此,无论加或不加其他治疗,切除的复发率仍然很高(约22%)。我们认为,在制定手术计划时,不但应考虑肿瘤的根治,还应考虑到患儿术后的生长发育,应尽可能减小手术创伤,保存器官和功能。当彻底切除病变会造成严重器官缺损及/或功能障碍时,可选择较为保守的刮治术,在随访过程中如复发再做进一步处理。

少数MNTI病例仅通过单纯化疗即可成功治愈,而无需进行手术。治疗MNTI的化疗药物是基于神经母细胞瘤的治疗方案,包括长春新碱、阿霉素、依托泊苷和环磷酰胺。在一例MNTI病例报道中,一位10岁女性患者出现双侧高频听力损失,她在8个月大时接受了含顺铂方案的治疗。只有6例报告中放射治疗作为手术或化疗的辅助治疗。

■ 预后　文献报道,约20%的MNTI病例治疗后出现局部复发,女性的5年复发率略高于男性（25% vs. 22%），少数病例可出现远处转移，甚至发生恶变。MNTI预后及复发率与发病年龄、病变部位、肿瘤大小和治疗方式等相关，其中发病年龄小于2个月与较高复发率相关，而发病年龄大于12个月则具有更高的病死率。

　　MNTI的极低发生率通常使其无法鉴别诊断，缺乏对MNTI的了解会导致误诊，而诊断延迟会导致局部组织浸润。MNTI的诊断需要高度敏感性，任何快速生长的肿块，特别是头颈部的肿块，都必须考虑MNTI的诊断。MNTI患者的治疗最好采用多学科协作模式。对患者进行随访十分必要，以在早期阶段发现可能的复发及可能的并发症，避免延误治疗。

参考文献

[1] Krompecher E. Zur Histogenese und morphologie der adamantinoma und sonstiger kiefergeschewulste[J]. Beitr Pathol Anat, 1918, 64：165-197.

[2] Mengide JP, Jaimovich SG, Lubieniecki FJ, et al. Melanotic neuroectodermal tumor of infancy arising from the skull：report of an unusual case, review of the literature, and a diagnostic approach[J]. Childs Nerv Syst, 2020, 36(3)：469-475.

[3] Pontes FSC, de Souza LL, Uchôa DCC, et al. Melanotic neuroectodermal tumor of infancy of the jaw bones：Update on the factors influencing survival and recurrence[J]. Head Neck, 2018, 40(12)：2749-2756.

[4] Chrcanovic BR, Gomez RS. Melanotic neuroectodermal tumour of infancy of the jaws：an analysis of diagnostic features and treatment[J]. Int J Oral Maxillofac Surg, 2019, 48(1)：1-8.

[5] Neven J, Hulsbergen-van der Kaa C, Groot-Loonen J, et al. Recurrent melanotic neuroectodermal tumor of infancy：a proposal for treatment protocol with surgery and adjuvant chemotherapy[J]. Oral Surg Oral Med Oral Pathol Oral Radiol Endod, 2008, 106(4)：493-496.

[6] Rachidi S, Sood AJ, Patel KG, et al. Melanotic neuroectodermal tumor of infancy：a systematic review[J]. J Oral Maxillofac Surg, 2015, 73(10)：1946-1956.

[7] Soles BS, Wilson A, Lucas DR, et al. Melanotic neuroectodermal tumor of infancy[J]. Arch Pathol Lab Med, 2018, 142(11)：1358-1363.

[8] Chaudhary A, Wakhlu A, Mittal N, et al. Melanotic neuroectodermal tumor of infancy：2 decades of clinical experience with 18 patients[J]. J Oral Maxillofac Surg, 2009, 67(1)：47-51.

[9] Fowler DJ, Chisholm J, Roebuck D, et al. Melanotic neuroectodermal tumor of infancy：clinical, radiological and pathological features[J]. Fetal Pediatr Pathol, 2006, 25(2)：59-72.

[10] Haque S, McCarville MB, Sebire N, et al. Melanotic neuroectodermal tumour of infancy：CT and MR findings[J]. Pediatr Radiol, 2012, 42(6)：699-705.

[11] Maroun C, Khalifeh I, Alam E, et al. Mandibular melanotic neuroectodermal tumor of infancy：a role for neoadjuvant chemotherapy[J]. Eur Arch Otorhinolaryngol, 2016, 273(12)：4629-4635.

[12] Kumari TP, Venugopal M, Mathews A, et al. Effectiveness of chemotherapy in melanotic neurectodermal tumor of infancy[J]. Pediatr Hematol Oncol, 2005, 22(3)：199-206.

[13] Woessmann W, Neugebauer M, Gossen R, et al. Successful chemotherapy for melanotic neuroectodermal tumor of infancy in a baby[J]. Med Pediatr Oncol, 2003, 40(3)：198-199.

[14] Emmerling MR, York TA, Caccamese JF. Melanotic neuroectodermal tumor of infancy：case report and review of management[J]. J Oral Maxillofac Surg, 2019, 77(2)：315-320.

[15] Hojan-Jezierska D, Chomiak A, Czopor A, et al. Ototoxicity after platinum-based chemotherapy in the treatment of melanotic neuroectodermal tumour of infancy[J]. Oncol Lett, 2020, 19(5)：3411-3416.

（何　悦　田　臻　朱　凌）

第十二章
颅颌面骨和软骨恶性肿瘤

Malignant Craniomaxillofacial Bone and Cartilage Tumors

第一节　骨肉瘤

Osteosarcoma

·

颌骨骨肉瘤（osteosarcoma of jaws）是一种少见的恶性度较高的肿瘤，占头颈部恶性肿瘤的1%，在全身骨肉瘤中所占的比例大概为5%～13%，好发于20～50岁之间的青壮年，男性发病一般多于女性，上下颌骨发病基本相等或以下颌骨居多，其临床和影像学表现复杂多样，病理检查误诊率高，局部复发率高，5年生存率为40%～60%，诊断与治疗都具有挑战性，首选治疗是根治性的手术切除，建议术后补充化疗，并密切随访。

一、普通型骨肉瘤

病例81

患者，女性，50岁。左下前牙区肿物3个月余。

【现病史】　患者3个月前无意中发现左下前牙区肿物，当时无明显自觉症状，2个月前于医院行CT检查，提示：下颌骨尖牙区多发斑片状致密影并邻近软组织肿块，1个月前局麻下行"颌骨肿物活检"，病理提示：左下颌骨骨肉瘤。2周前口腔病理科会诊：考虑骨肉瘤。

【专科检查】　面部左右不对称，颏部偏左侧肿胀膨隆，表面皮肤完整，无明显充血及皮温升高。张口度及张口型正常，34～42对应颊部骨质膨隆，与颊侧黏膜粘连，局部可见缝线，肿块触诊质地坚硬，界限尚清，无明显活动，对应牙齿Ⅰ°松动，无明显疼痛。左侧颌下可触及数个活动淋巴结，直径小于1 cm，质软，触痛（-）（图12-1-1 A，B）。

【辅助检查】

（1）曲面体层片：左侧下颌骨体部近中线处骨质密度不均匀致密增高，边界不清（图12-1-1 C）。

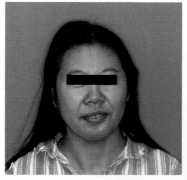
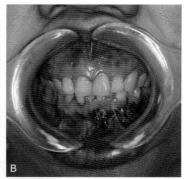
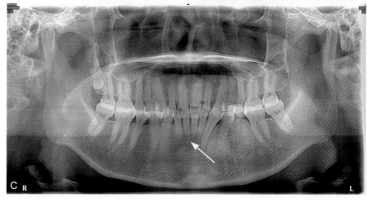

图12-1-1 A.面型不对称,颏部偏左侧膨隆畸形。B.左下前牙区骨质膨隆,活检术后观,缝线在位。C.左侧下颌骨体部近中线处骨质密度不均匀致密增高,边界不清(术前)

（2）颌面部CT增强：左侧下颌骨体部近中线处骨质密度不均匀致密增高,边界不清,前方骨皮质破坏伴软组织肿块影,大小29 mm×13 mm,密度不均,CT值约72 Hu。增强后病变不均强化,CT值90 Hu。可见日光放射样骨膜反应,周围可见软组织肿肿块,病变内部见高密度影,根尖未受累(图12-1-2)。

【初步诊断】 左下颌骨骨肉瘤。

【治疗】 全麻下行"下颌骨扩大切除术+腓骨肌皮瓣转移修复术+气管切开术"：沿下颌骨下缘及肿物外缘1～2 cm设计切口,切开,翻瓣,见肿物骨质膨隆主要位于33～42根方颊侧,与颏部皮肤粘连。于46近中至37远中截断下颌骨,在正常组织范围内将肿物连同表面皮肤及受累黏膜完整切除。送术中冰冻病理。提示：送检淋巴结冰冻切片中未见肿瘤(－);送检切缘均阴性(－)。常规制备左侧带血管蒂游离腓骨肌皮瓣,切取长约12 cm腓骨,塑形,重建恢复下颌骨连续性及颏部高度,右侧后牙咬合关系恢复良好,腓骨动静脉血管分别与左侧面动脉、颈内静脉分支吻合,修整皮岛,折叠,分别修复口内、口外组织缺损。充分冲洗创面,严密止血,留置负压引流管,分层缝合,关闭创(图12-1-3)。

【病理检查】 送检为部分下颌骨组织,8 cm×5.8 cm×5 cm,上附牙齿11枚,颏部皮肤下见肿块3 cm×2.8 cm×2 cm,灰白色,质硬。镜下见肿瘤细胞破坏骨皮质累及周围软组织,细胞有异型,核内染色质细、弥散,核仁明显,有较多红染的肿瘤性骨样组织形成(图12-1-4)。

【病理诊断】 "下颌骨"普通型骨肉瘤,ICD-O编码：9180/3。

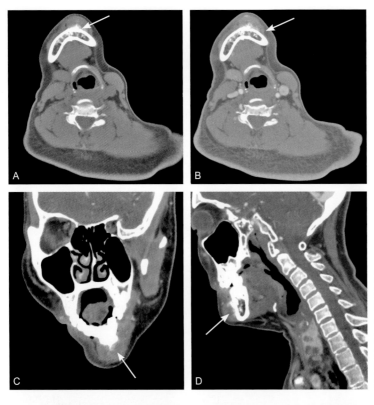

图12-1-2 A.CT平扫横断位:左侧下颌骨体部近中线处骨质密度不均匀致密增高,边界不清,前方骨皮质破坏伴软组织肿块影,大小29mm×13mm,密度不均,CT值约72 Hu。B.CT增强横断位:病变不均匀强化,CT值90 Hu。C,D.冠状位及矢状位

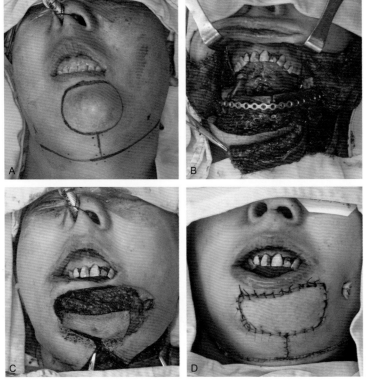

图12-1-3 A.切口设计。B.腓骨重建恢复下颌骨连续性。C.皮岛修整,分别修复口内、口外缺损。D.术后整体观

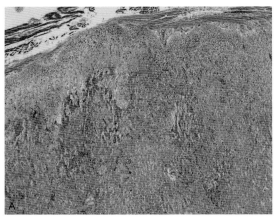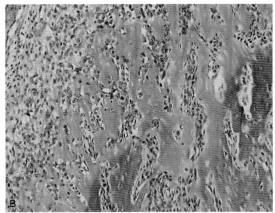

图12-1-4　A.肿瘤突破骨皮质,累及肌肉组织(40x)。B.肿瘤细胞较一致,有异型,核仁明显,细胞旁肿瘤性骨样组织形成(400x)

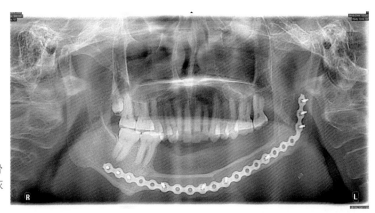

图12-1-5　左下颌骨术后改变,骨断端愈合良好,右侧后牙咬合关系恢复良好

【随访】　患者手术后恢复良好,术后半年复查,肿瘤无复发,后牙咬合关系恢复良好,下颌骨外形满意(图12-1-5)。

二、低级别中央型骨肉瘤

病例82

患者,男性,28岁。左下唇麻木不适1个月。

【现病史】　患者1个月前无明显诱因出现左侧下唇近唇红区麻木,不伴牙痛、发热等不适,未诊治。后唇麻木范围缓慢增大,为完善诊治来医院,门诊行CBCT检查,提示:左侧下颌骨占位。

【专科检查】　面部左右不对称,左下颌骨体部咬肌附着区略膨隆,可触及骨面不平整,未触及明显肿物,无压痛及搏动感,左侧下唇麻木。张口度及张口型正常,口内恒牙列,37略舌倾,无松动,叩(-),37远中舌侧骨质略膨隆,黏膜完整,触诊骨面不光滑,无明显压痛,未触及波动感及搏动感。左侧颌下可触及1枚淋巴结,约1cm×0.8cm大小,质地中等,无压痛,动度好,颈部未触及异常肿大淋巴结。

【辅助检查】

CBCT:左侧下颌骨体部骨质密度不均匀致密增高,累及下颌支,呈膨胀性改变,骨质破坏。

【初步诊断】 左下颌骨肿物。

【治疗】 全麻下行"左下颌骨扩大切除术+左舌骨上颈淋巴结清扫术+右髂骨肌瓣转移重建修复术+气管切开术":沿下颌骨下缘1~2cm设计切口,切开,翻瓣,见下颌骨体部及角部骨质膨隆,颌下见肿大淋巴结,行舌骨上淋巴结清扫,于34远中至髁突颈部将肿物及受累下颌骨完整切除,送检术中冰冻病理。提示:"左下颌骨"符合骨肉瘤。常规制取右侧血管化髂骨肌瓣,塑形,重建恢复下颌骨连续性,右侧后牙咬合关系恢复良好,血管分别与面动静脉吻合。冲洗术创,彻底止血,留置负压引流管,分层缝合,关闭创口。

【病理检查】 送检物为左下颌骨中央病变粉红色碎块组织,镜下可见病变由异型的卵圆形或者梭形细胞构成,片状分布,其内散在骨样基质(图12-1-6)。

【病理诊断】 "左下颌骨中央型病变"符合骨肉瘤,ICD-O编码:9187/3。

【随访】 患者术后恢复良好,术后1年复查,曲面体层片显示下颌骨断端和移植髂骨对位愈合良好,下颌骨形态功能恢复较好(图12-1-7)。

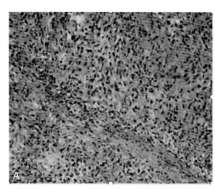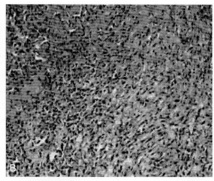

图12-1-6 镜下可见病变由异型的卵圆形或者梭形细胞构成,片状分布,其内散在骨样基质

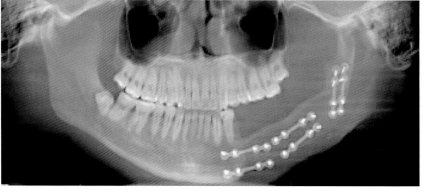

图12-1-7 术后随访无肿瘤复发,下颌骨形态功能恢复良好

三、成软骨细胞型骨肉瘤

病例83

患者，男性，22岁。右侧下唇麻木5个月伴面部肿胀2个月。

【现病史】　患者5个月前无明显诱因出现右侧下唇麻木不适，无疼痛、肿胀、出血等症状，自行口服抗炎药物，麻木症状无明显缓解，2个月前自觉右侧面部开始肿胀，并伴有疼痛感，于医院就诊，行CT检查，提示：右侧下颌骨骨质异常，1个月前于肿瘤科就诊，行病理活检。提示：右下颌骨软骨母细胞型骨肉瘤，软骨肉瘤待排，建议手术治疗。

【专科检查】　患者面部不对称，右侧下颌骨区域肿胀膨隆，表面皮肤完整，颜色、皮温正常，右侧下唇及颏部皮肤麻木。张口度及张口型基本正常，口腔卫生一般，左侧后牙轻度开𬌗，44～47颊侧及舌侧膨隆性肿物，覆盖牙冠的2/3，表面黏膜无破溃、出血，质地中等，轻度压痛，触之易出血，41～44区域牙龈麻木。右侧Ⅰ、Ⅱ区可扪及多个淋巴结，最大直径约1.5 cm，质地中等，界限较清，活动度可，无压痛（图12-1-8 A，B）。

【辅助检查】

（1）曲面体层片：右侧下颌骨骨质密度不均匀改变，累及下颌管，边界不清（图12-1-8 C）。

（2）颌面部CT增强：右侧下颌骨骨质密度不均匀，边缘见不规则骨膜反应，并可见异常软组织

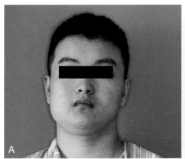
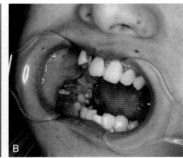
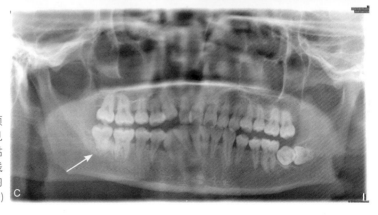

图12-1-8　A.面型不对称，右侧颌面部肿胀膨隆。B.右下颌后牙区见膨隆性肿物，覆盖牙冠的2/3，表面黏膜无破溃、出血，活检术后改变，缝线在位。C.右侧下颌骨骨质密度不均匀改变，累及下颌管，边界不清（术前）

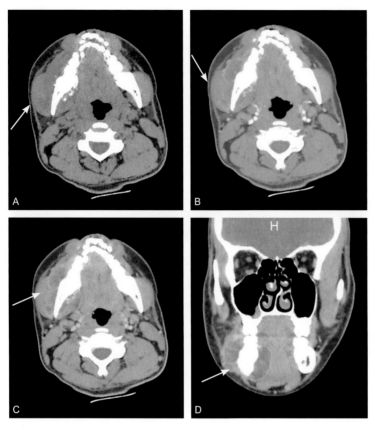

图12-1-9 A.CT平扫横断位：右侧下颌骨骨质异常，骨膜反应及软组织肿块。B,C.CT增强横断位：病灶不均匀强化。D.CT增强冠状位重建：病灶侵犯周围咬肌、颊肌、下颌舌骨肌

肿块影,病灶范围约4.3 cm×6.1 cm×4.1 cm,形态欠规则,边界不清,侵犯周围咬肌、翼内肌、颊肌、下颌舌骨肌及二腹肌前腹,病灶增强后呈不均匀强化,C−为28 Hu,C+为60 Hu、63 Hu(图12-1-9)。

【初步诊断】 右下颌骨骨肉瘤。

【治疗】

(1) 全麻下行"下颌骨扩大切除术+右股前外侧皮瓣转移修复术+气管切开术"：沿下颌骨下缘1～2 cm设计切口,切开,翻瓣,见病变累及颊肌、咬肌、下颌舌骨肌、翼内肌、颞肌,右侧Ⅰ区多个肿大淋巴结,遂行颏下三角及颌下三角淋巴结清扫。动力系统于32、33间截断下颌骨,将上述所累及的肌肉及病变下颌骨包括髁突在内完整切除,送术中冰冻病理。提示：送检切缘均阴性(−)。常规制取股前外侧皮瓣,修复下颌骨、口底缺损,血管分别与面动静脉吻合。冲洗创面、彻底止血,留置负压引流管,分层缝合(图12-1-10)。

(2) 术后辅助化疗。

【病理检查】 送检为部分下颌骨及周围软组织,11 cm×10 cm×6 cm,下颌骨切面见一肿块,8 cm×5 cm×5 cm,灰白色,界限不清。镜下见肿瘤呈结节状,由梭形细胞、多边形细胞组成,细胞具明显异型性,伴少量骨样组织及大量软骨样组织形成,局部钙化。成软骨区含蓝灰色黏液样基质,陷窝大小不一,细胞有异型性(图12-1-11)。

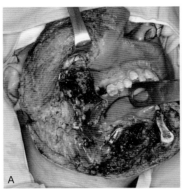
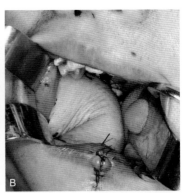

图12-1-10 A.下颌骨扩大切除术后创面缺损。B.股前外侧皮瓣修复下颌骨、口底组织缺损

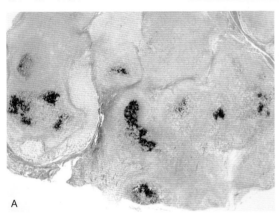
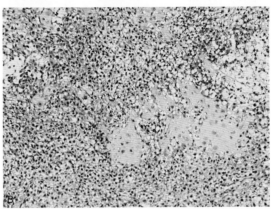

图12-1-11 A.软骨样组织结节状增生,伴钙化(20x)。B.肿瘤细胞异型明显,淡嗜碱性软骨样基质形成,见大小不等的软骨陷窝(200x)

【病理诊断】 "下颌骨"成软骨细胞型骨肉瘤,ICD-O编码:9181/3。

【随访】 患者手术恢复良好,术后3个月复查,肿瘤无复发。

四、骨旁骨肉瘤

病例84

患者,男性,55岁。发现左上颌骨肿物2个月余。

【现病史】 患者2个月前发现左侧上颌牙龈区肿物,无疼痛不适,无出血。抗炎治疗后未见明显好转。

【专科检查】 颌面部左右基本对称,面上、中、下1/3比例协调。张口度及张口型正常,左上颌磨牙区见一肿物,大小约3 cm×3 cm,质地较硬,不可活动,与周围组织粘连,轻微按压痛,26、27缺失。双侧颌下及颈部未及明显肿大淋巴结。

【辅助检查】

曲面体层片:左侧上颌骨尖牙区向后至左侧上颌结节骨质破坏,边界不清,其内见大量不

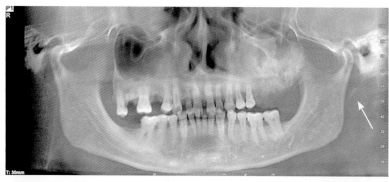

图12-1-12　左侧上颌骨尖牙区向后至左侧上颌结节骨质破坏，边界不清，其内见大量高密度瘤骨形成，并见日光放射状瘤骨，肿瘤向上突入左侧上颌窦腔，致窦壁骨质破坏，向内累及部分硬腭

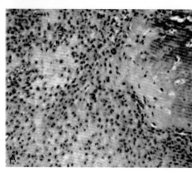 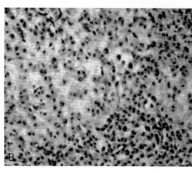

图12-1-13　肿瘤由增生的成骨细胞构成，伴较多不成熟骨样基质形成，局部见软骨样分化，肿瘤细胞丰富，轻度异型性，侵犯破坏牙槽骨。局部可见纤维结缔组织间隔包绕肿瘤

均匀高密度影，并见日光放射影，病变向上突入左侧上颌窦腔，致窦壁骨质破坏，向内累及部分硬腭（图12-1-12）。

【初步诊断】　左上颌骨肿物。

【治疗】　全麻下行"左上颌骨次全切除术"：设计左侧Weber切口，切开，翻瓣，切断腭部、眶底处连结，内侧至鼻甲，上界至眶底下缘，离断上颌骨，将上颌骨连同肿物一并切除，送检切缘均阴性（－）。修整锐利骨尖、骨缘，冲洗术创，严密止血，软组织创面人工修复膜覆盖，碘仿油纱布打包，口外创口分层缝合。

【病理检查】　切除部分上颌骨，牙龈见3 cm×3 cm×1.5 cm肿物，实性，质软，有界限。肿物一侧为硬组织，脱钙。镜下见肿瘤由增生的成骨细胞构成，伴较多不成熟骨样基质形成，局部见软骨样分化，肿瘤细胞丰富，轻度异型性，侵犯破坏牙槽骨。局部可见纤维结缔组织间隔包绕肿瘤（图12-1-13）。

【病理诊断】　"左上颌牙龈区"倾向成骨源性低度恶性肿瘤，结合影像学和临床，考虑为骨旁骨肉瘤，ICD-O编码：9192/3。

五、富于巨细胞型骨肉瘤

病例85

患者，女性，68岁。左下颌拔牙后创面血泡样肿物2个月余。

【现病史】　患者2个月前因"左下颌残根"于当地口腔诊所就诊,拔除残根,自诉拔牙后创面有血泡,伴轻微疼痛不适,于口腔外科就诊,局麻下搔刮牙槽窝,刮除大量炎性肉芽,自行口服阿莫西林,拔牙创再次出现肉芽组织,行"左下颌病损刮治术",病理检查提示:"左下后牙区"巨细胞病变,倾向巨细胞修复性肉芽肿,细胞生长活跃,行MRI检查示:左下后牙区占位:① 结合临床考虑修复性肉芽肿可能。② 肿瘤待排。

【专科检查】　面部基本对称,张口度及张口型正常,35～36缺失,33颊舌侧及远中见大小约2.5 cm×2.0 cm的肿物,质软,界不清,颊侧超过前庭沟,舌侧到口底,表面暗红色(图12-1-14 A),口内多个牙缺失,余黏膜基本正常,无下唇麻木及口角歪斜,舌活动可。左颌下及颈部未扪及肿大的淋巴结。

【辅助检查】

(1)曲面体层片:35～36缺失,下颌骨骨质破坏,边界不清,累及33牙根(图12-1-14 B)。

(2)颌面部MR增强:左下颌骨骨质破坏伴异常软组织肿块,T2WI平扫呈高信号,T1WI增强后病灶明显强化(图12-1-15)。

【初步诊断】　左下颌骨巨细胞修复性肉芽肿。

【治疗】　全麻下行"左下颌骨节段切除术+腓骨肌皮瓣转移修复术+气管切开术":沿下颌骨下缘1～2 cm设计切口,切开,翻瓣,于下颌正中至左侧下颌角截断下颌骨,在正常组织范围内将肿物及下颌骨完整切除。送术中冰冻病理。提示:"左下颌骨"巨细胞丰富病变,核分裂多见,恶性待排;送检切缘均阴性。常规制取腓骨肌皮瓣,腓骨长约9.0 cm,塑形,重建恢复下颌骨连续性及咬合关系,吻合血管,冲洗术创,止血,留置负压引流管,分层缝合(图12-1-16)。

【病理检查】　送检为部分下颌骨体部组织及周围软组织,6 cm×4 cm×2 cm,上附牙齿5枚,左下前牙区见一大小约2 cm×1.5 cm×1 cm肿块,质地中等,下方骨组织吸收。镜下见富于巨细胞的病变,部分细胞生长活跃,核分裂多见,伴出血,局部见骨样组织形成(图12-1-17)。

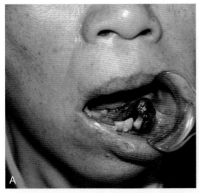
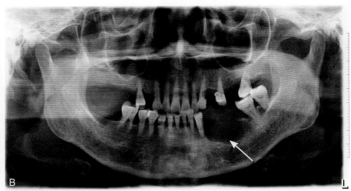

图12-1-14　A. 33颊舌侧及远中见大小约2.5 cm×2.0 cm的肿物界不清,表面暗红色。B. 35～36缺失,下颌骨骨质破坏,边界不清,累及33牙根(术前)

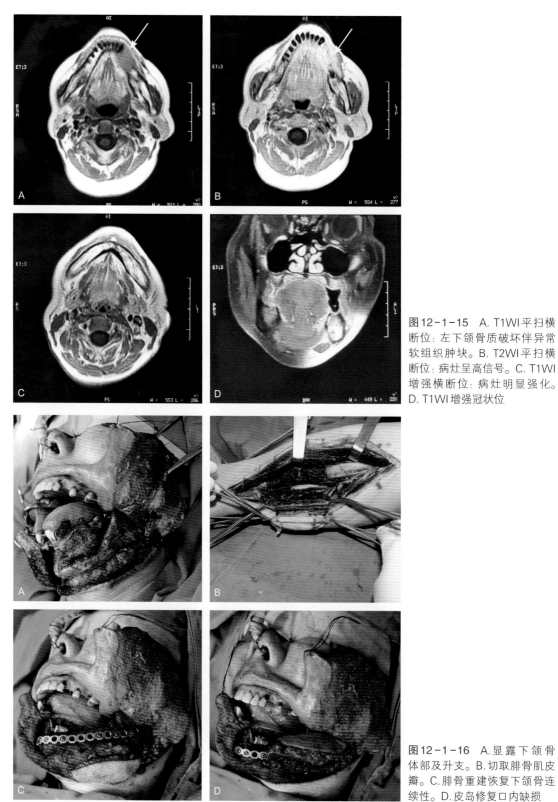

图12-1-15　A. T1WI平扫横断位：左下颌骨质破坏伴异常软组织肿块。B. T2WI平扫横断位：病灶呈高信号。C. T1WI增强横断位：病灶明显强化。D. T1WI增强冠状位

图12-1-16　A.显露下颌骨体部及升支。B.切取腓骨肌皮瓣。C.腓骨重建恢复下颌骨连续性。D.皮岛修复口内缺损

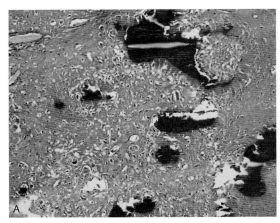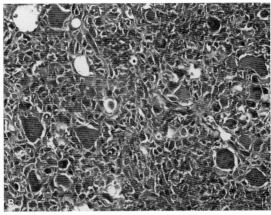

图12-1-17 A.骨样组织形成,伴钙化,周围肿瘤细胞有异型,排列稀疏(100x)。B.异型明显的肿瘤细胞间见较多的多核巨细胞浸润,伴出血(400x)

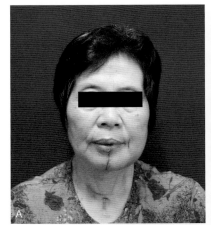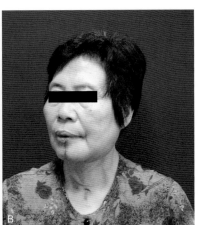

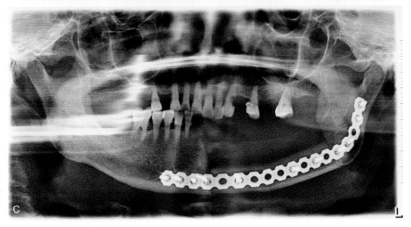

图12-1-18 A,B.下颌骨术后改变,面型基本对称,下颌无偏斜。C.左侧下颌骨内固定中,移植腓骨断端骨愈合良好

【病理诊断】 "左下颌骨"富于巨细胞型骨肉瘤。

【随访】 患者手术后恢复良好,术后半年复查,肿瘤无复发,对侧后牙咬合关系恢复良好,外形满意(图12-1-18)。

诊疗要点

颌骨骨肉瘤（osteosarcoma of the jaws）是少见的恶性度较高的肿瘤，占头颈部恶性肿瘤的1%，在全身骨肉瘤中所占的比例大概为5%～13%，占头颈部骨肉瘤的86%，考虑到颌骨的总体体积仅占全身骨骼的0.86%，认为颌骨单位体积的发病率要明显高于全身其他部位骨骼。颌骨骨肉瘤好发于20～50岁之间的青壮年，发病年龄通常比长骨骨肉瘤的患病年龄大10～20岁，男性发病一般多于女性，上下颌骨发病基本相等或以下颌骨居多。颌骨骨肉瘤的发病原因尚不明确，病毒感染、外伤、放疗史、良性骨病变多次复发（如骨纤维结构不良、骨软骨瘤病、Paget病等），都有可能增加患颌骨骨肉瘤的危险性，国外亦有学者报道过种植体导致的颌骨骨肉瘤。

■ **临床表现**　与长骨骨肉瘤患者一般以疼痛为首发症状不同，颌骨骨肉瘤患者大多以渐进性的颌面部肿胀为首发症状就诊，部分患者以牙齿疼痛、牙龈肿物、感觉异常或牙齿松动移位为首发症状，可发生远处转移，主要转移至肺、其他骨和肝脏，罕见区域性淋巴结转移。

■ **影像学特点**　颌骨骨肉瘤的常规影像学表现多样，可见骨质破坏及软组织肿物，肿物边缘模糊，常侵犯周围软组织，骨质破坏可表现为透射X线的溶骨性病变，也可表现为密度增高的骨硬化、成骨或混合的骨破坏区，肿瘤的边界极不规则，典型者表现为日光放射状，常可见边缘骨皮质、骨膜反应。

■ **诊断**　因其临床表现、影像学表现复杂多样，目前颌骨骨肉瘤的确诊通常仍需组织病理学证实，其特征性的病理学改变为镜下可见灶状肿瘤性骨样组织产生。颌骨骨肉瘤常见的病理类型主要分为成骨细胞性骨肉瘤、软骨母细胞性骨肉瘤及纤维母细胞性骨肉瘤，其中成骨细胞性骨肉瘤最为多见。据文献报道，由于软骨样骨肉瘤和常规软骨肉瘤常难以通过标准形态学分析区分，颌骨骨肉瘤的活检误诊发生率较高，在17%～25%之间，由于骨肉瘤的临床治疗与软骨肉瘤有显著差异，误诊将显著降低患者的预后。Gomez-Brouchet A 等的研究提出，Galactin-1可以作为区分软骨母细胞性肉瘤与常规软骨肉瘤的诊断标志物，可能有助于降低骨肉瘤的误诊率。颌骨骨肉瘤常用的免疫组化标记为骨钙素、骨粘连蛋白、BMP、P53、Ki-67、PCNA、MDM2、CDK4等。

■ **鉴别诊断**　在颌骨骨肉瘤的诊断过程中，鉴别诊断主要包括但不限于骨纤维异常增殖症、骨化性纤维瘤、侵袭性骨母细胞瘤、软骨肉瘤、纤维肉瘤、恶性纤维组织细胞瘤、骨巨细胞修复性肉芽肿、动脉瘤样骨囊肿、肉瘤样癌或肌源性肉瘤等。

■ **治疗**　颌骨骨肉瘤的首选治疗是根治性的手术切除，切缘阴性为防止复发的重要条件，切缘必须距离肿物1.5～2.0 cm以上。对于发生于上颌骨的，应行一侧上颌骨切除，侵犯眶内的，可同时切除眶内容物，如累及颅底，则可联合脑外科，同时切除颅底受累骨质，必要时需切除部分脑组织。发生于下颌骨者,可行下颌骨方块、节段切除或半侧下颌骨切除。然而部分患者由于病变靠近重要结构和/或对美容和功能造成显著影响,手术治疗难以保证切缘阴性。颌骨骨肉瘤术后复发率各家报道不一,43%～50%不等,而局部复发是导致患者死亡的最主要原因,复发后再次手术,一方面由于原手术区粘连明显增加了手术的难度,另一方面局部瘢痕的形成也使得肿瘤切除的安全界限难以判断,从而影响了再次手术的效果。建议在颌骨骨肉瘤手术治疗后补充化疗,文献报道显示,这种治疗方案可以有效改善局部控制率和患者生存率,特别是对于降低切缘阳性的颌骨骨肉瘤局部复发率具有关键作用。而对于放疗在颌骨骨肉瘤治疗中的作用,学者们尚未达成共识,但总体认为对于肿瘤切除不彻底的患者可以考虑术后放疗,有助于提高肿瘤的局部控制率。

■ **预后** 颌骨骨肉瘤术后的5年生存率仅40%～60%,需要进行密切随访。一般认为,肿瘤大小、病理分型及分级是颌骨骨肉瘤预后的影响因素,一般认为纤维母细胞型骨肉瘤预后最好,软骨母细胞型次之,骨母细胞型骨肉瘤预后最差,此外由于发生于上颌骨的骨肉瘤因更容易侵犯重要结构而在手术彻底性方面往往不如下颌骨,导致其预后比下颌骨骨肉瘤更差。

参考文献

[1] Kumaravelu C, Sathya Kumar D, Chakravarthy C, et al. Chondroblastic osteosarcoma of maxilla: a case report and review of literature[J]. J Maxillofac Oral Surg, 2009, 8(3): 290-293.

[2] McGuff HS, Heim-Hall J, Holsinger FC, et al. Maxillary osteosarcoma associated with a dental implant: report of a case and review of the literature regarding implant-related sarcomas[J]. J Am Dent Assoc, 2008, 139(8): 1052-1059.

[3] Santana L, Felix FA, de Arruda JAA, et al. A rare case of a metastatic giant cell-rich osteosarcoma of the mandible: update and differential diagnostic considerations[J]. Oral Surg Oral Med Oral Pathol Oral Radiol, 2021, 131(5): e163-e169.

[4] Chindia ML. Osteosarcoma of the jaw bones[J]. Oral Oncol, 2001, 37(7): 545-547.

[5] Nissanka EH, Amaratunge EA, Tilakaratne WM. Clinicopathological analysis of osteosarcoma of jaw bones[J]. Oral Dis, 2007, 13(1): 82-87.

[6] Altuwairgi O, Papageorge MB, Karp DD. Maxillary chondroblastic sarcoma: presentation of two cases and a literature review[J]. J Oral Maxillofac Surg, 1996, 54(11): 1357-1364.

[7] Gomez-Brouchet A, Mourcin F, Gourraud PA, et al. Galectin-1 is a powerful marker to distinguish chondroblastic osteosarcoma and conventional chondrosarcoma[J]. Hum Pathol, 2010, 41(9): 1220-1230.

[8] ElKordy MA, ElBaradie TS, ElSebai HI, et al. Osteosarcoma of the jaw: challenges in the diagnosis and treatment[J]. J Egypt Natl Canc Inst, 2018, 30(1): 7-11.

[9] Guadagnolo BA, Zagars GK, Raymond AK, et al. Osteosarcoma of the jaw/craniofacial region: outcomes after multimodality treatment[J]. Cancer, 2009, 115(14): 3262-3270.

[10] Ferrari D, Codeca C, Battisti N, et al. Multimodality treatment of osteosarcoma of the jaw: a single institution experience[J]. Med Oncol, 2014, 31(9): 171.

[11] Eder-Czembirek C, Moser D, Holawe S, et al. Osteosarcoma of the jaw-experience at the Medical University Vienna and comparative study with international tumor registries[J]. Clinics (Sao Paulo), 2019, 74: e701.

第二节　软骨肉瘤
Chondrosarcoma

　　软骨肉瘤(chondrosarcoma)是一种少见的恶性肿瘤,发生于颌面骨者仅占全身软骨肉瘤的1%～3%,预后较全身其他部位的软骨肉瘤更差,平均发病年龄约30岁,无显著性别差异,下颌骨较上颌骨多见。颌骨软骨肉瘤的临床表现、影像学表现缺乏特异性,确诊依赖于病理检查,由于软骨肉瘤对放射治疗和化学治疗均不敏感,手术彻底切除肿瘤是主要的治疗手段,术后转移的中位发生时间大于12年,建议进行长期随访观察。

一、软骨肉瘤Ⅰ级

病例86

　　患者,女性,40岁。发现右耳屏前肿物伴麻木感3个月。

　　【现病史】　患者3个月前发现右面部麻木不适,于医院就诊,行颌面部CT检查未示明显异常,随后在中医科针灸1个月,症状无明显缓解,右耳屏前可触及一肿物,伴疼痛及张口受限,1个月前至口腔科医院就诊。MRI检查示:右下颌骨囊实性肿物,考虑成釉细胞瘤,3周前在全麻下行组织活检术,病理示:右髁突高分化软骨肉瘤。

　　【专科检查】　面部左右不对称,右耳屏前膨隆畸形,皮肤色泽正常,张口受限,张口型向下,无下唇麻木,右侧口角略偏斜,无鼓腮漏气。右耳屏前至头皮见一创口,长约10 cm,缝线在位,右耳屏前颞下颌关节区可触及一肿物,大小约3 cm×3 cm,上界至耳屏鼻翼水平,下界至耳垂下缘1 cm,前界距耳屏前缘2 cm,后界与耳垂后缘平行,压痛,不活动。舌体活动自如,口腔卫生状况一般,口腔黏膜无糜烂,各腺体导管口无红肿,无溢脓。右颌下触及一肿大淋巴结,1 cm×1 cm,活动度良好,无压痛。

　　【辅助检查】

　　颌面部CT增强:右侧下颌骨升支及髁突骨质破坏,髓腔密度不均匀增高及降低,周围见放射状骨膜反应,周围见软组织肿块,大小约30 mm×53 mm×50 mm,外侧与腮腺边界模糊,密度欠均匀,增强后见斑片状、边缘及分隔强化,平扫CT值29 Hu,增强后CT值97 Hu。右侧颞下颌关节间隙增宽,颞骨关节面骨质未见异常。颅底结构正常。双侧颌下、颈部见数个直径小于1 cm左右的淋巴结(图12-2-1)。

　　【初步诊断】　右髁突恶性肿瘤(软骨肉瘤)。

　　【治疗】　全麻下行"右髁突肿物扩大切除术+股前外皮瓣转移修复术+气管切开术":

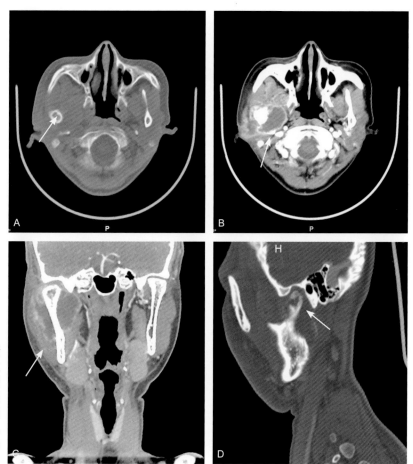

图12-2-1　A. CT平扫横断位：骨窗示右侧下颌骨升支及髁突骨质破坏。B. CT增强横断位：病变部位软组织肿块，斑片状、边缘及分隔强化。C, D. CT增强冠状位及矢状位重建：右侧颞下颌关节间隙增宽

自右侧颞部–耳屏前–耳后–颌下设计切口，切开，翻瓣。打开腮腺咬肌筋膜，见肿瘤位于下颌骨升支内侧，与面神经总干紧密连接，保留颞支，其余予以切断。自乙状切迹中点垂线切除包括髁突在内的下颌升支后缘，紧贴颅底骨面剥离，将部分下颌骨、翼内肌、部分翼外肌、腮腺全叶及肿瘤完整切除，取切缘，送术中冰冻病理。提示："右髁状突"富于软骨组织的肿瘤，结合病史，倾向软骨肉瘤Ⅰ级；送检切缘均阴性（－）。卵圆孔处止血。常规制备股前外侧皮瓣，血管分别与面动脉及颈外静脉端端吻合，皮瓣神经分别与颊支、颧支端端吻合，将皮瓣修整塑形，修复下颌骨等创面缺损，冲洗创面，止血，留置负压引流管，分层缝合，关闭创口。

【病理检查】　送检为一瘤样组织，8.5 cm×7 cm×5.8 cm，肿瘤包绕下颌骨升支，切面呈灰白色质嫩区域，骨质破坏。镜下见肿瘤呈结节状、分叶状，累及周围组织。肿瘤内形成大量嗜碱性软骨基质，其间分布的肿瘤细胞具软骨细胞分化，细胞较小，核致密，有些位于陷窝内，有些不在陷窝内，细胞异型不明显，核分裂象少见（图12-2-2）。

【病理诊断】　"右髁状突"结合病史，符合软骨肉瘤Ⅰ级，ICD-O编码：9222/1。

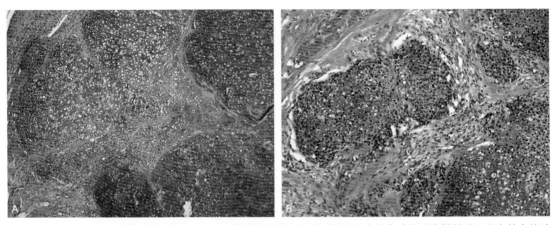

图12-2-2　A.病变呈不规则分叶状,各小叶之间有纤维组织间隔,软骨小叶由嗜碱性黏液样基质及分布其中的肿瘤细胞构成(100x)。B.软骨细胞小,部分位于软骨陷窝内,细胞异型不明显,核分裂象少见(200x)

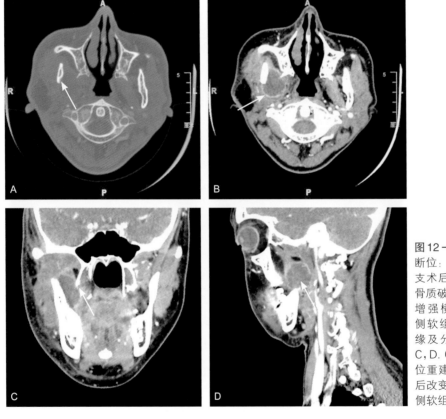

图12-2-3　A.CT平扫横断位:骨窗示右侧下颌骨升支术后改变,剩余骨质局部骨质破坏,边缘毛糙。B.CT增强横断位:下颌升支内侧软组织肿块,斑片状、边缘及分隔强化,累及翼突。C,D.CT增强冠状位及矢状位重建:右侧颞下颌关节术后改变,髁突缺如,下颌骨内侧软组织肿块影

【随访】　患者手术后恢复良好,术后2个月复查颌面部CT、MR增强,提示复发(图12-2-3和图12-2-4),于外院行化疗5个疗程,具体不详,每月定期行颌面增强CT检查,提示:肿物未见明显改变,再次收入院手术治疗,行"颅外扩大根治术",术后继续辅助化疗。

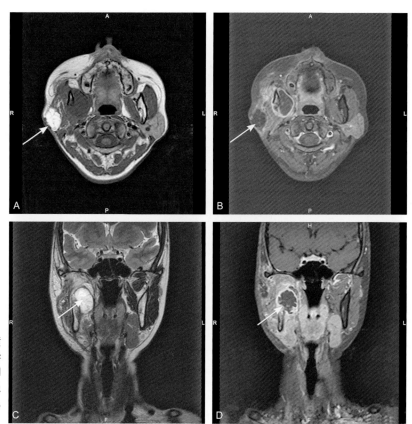

图12-2-4　A. T1WI平扫横断位：右侧下颌升支内侧异常软组织信号影。B. T1WI增强横断位：病灶呈环形强化。C. T2WI平扫冠状位。D. T1WI增强冠状位

二、软骨肉瘤Ⅱ/Ⅲ级

病例87

患者，女性，25岁。发现右下颌肿物逐渐增大半年余。

【现病史】　患者半年前发现右下颌前磨牙区一黄豆粒大小肿物，无明显疼痛，未行治疗，肿物缓慢增大。3个月前右下颌肿物增长速度较前明显增快，1个月前于医院就诊，行病理活检。提示：送检黏膜鳞状上皮增生，伴不全角化，部分区似伴软骨样基质，倾向成软骨性肿瘤。2周前于外院病理会诊，提示：镜下见分叶状结构软骨组织，软骨细胞丰富伴轻度异常，未见肿瘤性成骨和梭形细胞肉瘤区域；结合免疫组化结果及影像学改变，首先考虑软骨肉瘤Ⅱ级，肿瘤已浸润颌骨旁软组织，累及牙龈鳞状上皮下组织。现肿物约鹌鹑蛋大小。

【专科检查】　面部左右基本对称，面上、中、下1/3比例协调，皮肤色泽基本正常。张口度及张口型正常，上下唇无明显麻木。口腔卫生一般，31～45舌侧可见一外生性肿物，约3.5 cm×2.0 cm大小，基底浸润，界欠清，质硬，无明显压痛，黏膜表面无明显破溃渗出，41～43

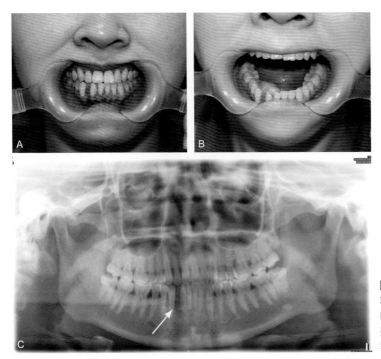

图12-2-5 A.左侧咬合关系正常，右前牙区舌侧肿物，41、42受压移位明显。B.肿物舌侧膨隆明显，黏膜完整无破溃。C.右下前牙区骨质破坏，密度不均匀减轻，边界不清

颊侧移位，无明显松动、叩痛（图12-2-5 A，B）。38、48部分萌出。伸舌居中，舌活动自如，舌尖无麻木。颌下及颈部未及明显肿大淋巴结。

【辅助检查】

（1）曲面体层片：右下前牙区骨质破坏，密度不均匀降低，边界不清（图12-2-5 C）。

（2）颌面部CT增强：右下颌前牙区（41～44）骨质呈膨胀性改变，大小约1.7 cm×1.2 cm，病灶呈多房状改变，C－为90 Hu，C+为98 Hu。病变向舌侧膨隆，邻近骨皮质变薄、部分消失，未见明显骨膜反应。周围软组织未见明显肿胀。双侧颈部未见明显增大淋巴结影（图12-2-6）。

【初步诊断】 右下颌骨恶性肿瘤。

【治疗】 全麻下行"右下颌骨扩大切除术＋腓骨肌皮瓣转移修复术＋气管切开术"：沿下颌骨下缘2 cm处设计切口，切开，翻瓣，术中见肿物位于31～45舌侧，分别于34及46处离断下颌骨，将肿物及截断下颌骨完整切除。取切缘，送术中冰冻病理。提示："下颌骨"见软骨样组织，倾向骨或软骨源性肿瘤，组织质硬，冰冻难以制片，具体等石蜡病理；送检切缘均阴性（－）。常规制取左侧腓骨肌皮瓣，塑形，重建恢复下颌骨连续性及咬合关系，腓动静脉分别与颌外动脉和面前静脉吻合。冲洗创口，止血，留置负压引流管，分层缝合（图12-2-7）。

【病理检查】 送检为部分下颌骨组织，6.5 cm×5.4 cm×4 cm，上附牙齿9枚，前牙区舌侧见一肿块2.5 cm×2.4 cm切面灰白色，质硬。镜下见软骨样组织增生，分叶状，细胞有异型，含双核细胞，核分裂象偶见（图12-2-8）。

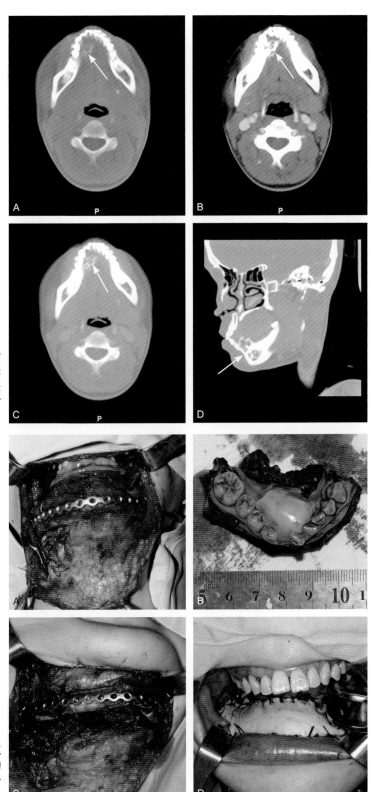

图12-2-6 A. CT平扫横断位：右下颌前牙区骨质膨胀性改变，多房样结构。B，C. CT增强横断位：肿块无明显强化，邻近骨皮质变薄。D. CT增强矢状位重建：病变向舌侧膨隆

图12-2-7 A.显露下颌骨，预弯成型重建钛板。B.离体的下颌骨，肿物凸向舌侧。C.腓骨重建恢复下颌骨连续性。D.皮岛修复口内组织缺损

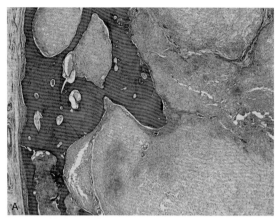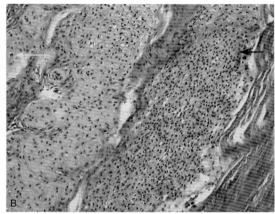

图12-2-8　A.肿瘤呈分叶状生长,累及至骨组织间(40x)。B.肿瘤细胞较丰富,部分细胞周围可见软骨陷窝(黄色箭头)。肿瘤细胞核具不典型性,可见双核细胞(黑色箭头所指)。细胞周围软骨基质变少,伴黏液变性(200x)

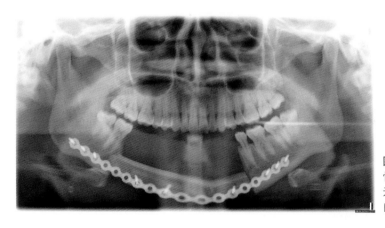

图12-2-9　下颌骨术后改变,局部骨质缺损,骨断端愈合良好,双侧髁突无明显移位,双侧后牙咬合关系恢复良好

【病理诊断】　"下颌骨"考虑为软骨肉瘤Ⅱ级,ICD-O编码:9220/3。

【随访】　患者手术后恢复良好,术后3个月复查,肿瘤无复发,双侧后牙咬合关系恢复良好,下颌外形功能恢复良好(图12-2-9)。

诊疗要点

软骨肉瘤(chondrosarcoma)是一种少见的好发于骨盆、胸壁、肩胛骨和四肢长骨的恶性肿瘤,于1958年首次报道,发生于颌面骨者少见,仅占全身软骨肉瘤的1%～3%。软骨肉瘤有较强的局部侵袭性,原发于颌骨的软骨肉瘤往往侵犯颅面重要结构,外科治疗难以保证彻底切除,因此颌骨的软骨肉瘤的预后较全身其他部位的软骨肉瘤更差。

■ 临床表现　颌骨软骨肉瘤可发生于任何年龄,平均年龄30岁左右,无显著性别差异,下颌骨较上颌骨多见,下颌骨后部及上颌骨前部好发。临床上最常见的症状是缓慢增大的光滑无痛性肿块,质地较硬,可伴有牙齿松动脱落、下唇麻木、鼻部症状、张口受限等,最常见的远

处转移部位是肺,其次为肝、肾和脑,罕见区域淋巴结转移。

按照病理来源不同软骨肉瘤可分为原发性软骨肉瘤和继发性软骨肉瘤,前者来自未分化的软骨母细胞,后者由软骨瘤或软骨性外生骨疣变异而来;根据肿瘤细胞分化程度不同,软骨肉瘤又可分为Ⅰ、Ⅱ、Ⅲ级;按发病的部位不同可分为中央型软骨肉瘤和周围型软骨肉瘤,周围型软骨肉瘤罕见于颌骨;按组织学又分为普通型、透明细胞型、间叶型、黏液样型及去分化型。

■ **影像学特点** 颌骨软骨肉瘤的影像学表现多样且缺乏特异性,可表现为透射X线或不透射X线,可边界清晰或边界不清,与其他骨源性肉瘤(如骨肉瘤、骨纤维肉瘤、软骨肉瘤)难以区分,病变区的牙周膜间隙增宽被认为可能是颌骨软骨肉瘤的X线特征之一。软骨肉瘤的典型CT表现为骨质破坏、瘤软骨钙化及软组织肿块,病灶内钙化是软骨类肿瘤的相对特征性表现。

■ **病理学特点** 软骨肉瘤的镜下形态多样,肿瘤呈分叶状,由肿瘤性软骨及软骨基质构成,无骨样结构,软骨细胞多聚集在小叶边缘,中央稀疏,基质有部分钙化,瘤细胞核肥大,呈三角形、圆形或卵圆形,粗颗粒状,深染,核仁明显,可见大量双核及多核的巨大肿瘤细胞,周围可形成陷窝。颌骨软骨肉瘤的免疫组化通常表现为S-100、D2-40强阳性,AE1、AE3、EMA、GFAP、β-cat和CEA阴性。

■ **鉴别诊断** 颌骨软骨肉瘤的临床表现、影像学表现缺乏特异性,确诊依赖于病理检查。在颌骨软骨肉瘤的诊断过程中,鉴别诊断主要包括但不限于间叶性软骨肉瘤、骨肉瘤、软骨母细胞瘤、下颌骨纤维肉瘤、中央性颌骨癌、成釉细胞瘤、颌骨转移瘤等。

■ **治疗** 目前国际上尚无颌骨软骨肉瘤的标准化治疗指南,由于软骨肉瘤对放射治疗和化学治疗均不敏感,手术彻底切除肿瘤是主要的治疗手段,由于软骨肉瘤有较强的侵袭性,因此手术应特别强调有足够的安全缘,在可能的条件下,肿瘤的切除至少应在肿瘤边界外2~3 cm,上颌骨应行上颌骨全切术。软骨肉瘤转移途径主要通过直接蔓延至邻近骨骼和晚期的血行转移至肺、肝、肾和脑,很少发生区域淋巴结转移,临床上无区域淋巴结转移证据时不应行选择性颈淋巴结清扫。对于手术切缘阳性及局部复发的患者建议在术后进行辅助放疗。

■ **预后** 据文献报告软骨肉瘤大多生长缓慢,5年生存率为41%~76%,10年生存率为35%~49%,术后转移的中位发生时间大于12年,建议术后进行长期随访观察。

参考文献

[1] Prado FO, Nishimoto IN, Perez DE, et al. Head and neck chondrosarcoma: analysis of 16 cases[J]. Br J Oral Maxillofac Surg, 2009, 47(7): 555-557.

[2] Izadi K, Lazow SK, Solomon MP, et al. Chondrosarcoma of the anterior mandible: a case report[J]. N Y State Dent J, 2000, 66(7): 32-34.

[3] Zhang X. Chondrosarcoma of the head and neck[J]. Lin Chung Er Bi Yan Hou Tou Jing Wai Ke Za Zhi,

2015, 29(24)：2111-2113.

［4］ Ngo QX, Ngo DQ, Tran TD, et al. Chondrosarcoma of the Maxilla[J]. Ear Nose Throat J, 2020：145561320942358.

［5］ Cuevas-González JC, Reyes-Escalera JO, González JL, et al. Primary maxillary chondrosarcoma：a case report[J]. World J Clin Cases, 2020, 8(1)：126-132.

［6］ 张晗,商冠宁.软骨肉瘤的临床诊疗现状［J］.中国肿瘤外科杂志,2017,9(04)：268-270,275.

［7］ Majumdar S, Boddepalli R, Uppala D, et al. Mesenchymal chondrosarcoma of mandible[J]. J Oral Maxillofac Pathol, 2016, 20(3)：545.

［8］ Almansoori AA, Kim HY, Kim B, et al. Chondrosarcoma of the jaw：a retrospective series[J]. Oral Surg Oral Med Oral Pathol Oral Radiol, 2019, 128(2)：106-111.

［9］ 张鲲鹏,孙斌,邹泓.上颌骨不同病理亚型软骨肉瘤治疗方案的系统评价［J］.重庆医学,2019,48(10)：1726-1731.

第三节 间叶性软骨肉瘤
Mesenchymal Chondrosarcoma

间叶性软骨肉瘤（mesenchymal chondrosarcoma）是一种罕见恶性肿瘤，占所有肉瘤的3%～9%，可发生在颅颌面存在软骨的部位，好发于20～30岁，无明显性别倾向，其临床表现、影像学表现缺乏特异性，必须经组织病理学检查确诊，根治性的扩大切除是治疗间叶软骨肉瘤的有效方法，由于其具有较高晚期复发率，术后应进行长期随访观察。

病例88

患者,女性,33岁。右颞下窝软骨肉瘤化疗后2周。

【现病史】 患者约3个月前发现右眼不适,眶下区麻木,于医院就诊,行MRI等检查,提示：右上颌骨、颞下窝恶性占位,行穿刺活检。提示：颞下窝间叶软骨肉瘤,后转至上级医院,行CT检查示：右侧下颌骨恶性肿瘤（骨肉瘤可能）,侵犯中颅底和颅内。患者于肿瘤内科行化疗3个疗程后,肿物部分缩小,转入我科手术治疗。

【专科检查】 颌面部不对称,右颌面部较左侧膨隆,表面皮肤完整,色泽、皮温正常。右眼略不适,无明显视力减退,眼球运动自如,视物无重影,右眶下区麻木,右颌面部触诊不适,无明显压痛。张口度及张口型正常,口内恒牙列,咬合关系正常,右上颌黏膜完整,未及明显破溃渗出。双侧颈部未及明显肿大淋巴结。

【辅助检查】

（1）颌面部CT增强：右侧颞下窝见软组织团块影,边界欠清,密度不均,其内见多发钙化影,最大截面约4.4 cm×4.0 cm,C-为59 Hu、296 Hu,C+为68 Hu、417 Hu,病灶累及翼

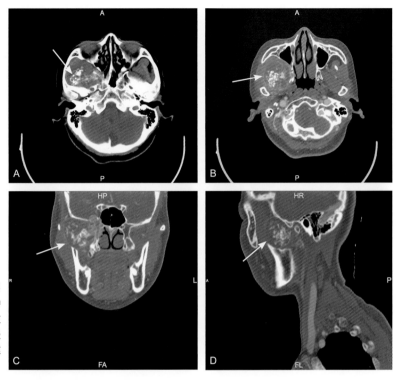

图12-3-1 A.CT平扫横断位:肿块边界清楚,软组织密度伴多发钙化。B.CT增强横断位:肿块明显强化。C.CT增强冠状位重建:肿块通过海绵窦向上侵犯颅内。D.CT增强矢状位重建图像

颌间隙、翼腭窝、眶尖部、颅内颞部,右侧翼板见骨质破坏。双侧颈部未见肿大淋巴结(图12-3-1)。

(2)颌面部MR增强:右侧颞下窝见软组织团块影,边界欠清,直径约4.3 cm,信号不均,T1WI呈中等信号,T2WI呈稍高信号,内混杂T1WI、T2WI低信号,增强扫描呈明显不均匀强化,病灶累及翼颌间隙、翼腭窝、圆孔、颅内颞部,右侧翼板见骨质破坏,肿块ADC值约1.2×10^{-3} mm²/s,TIC呈Ⅱ型。双侧颈部未见肿大淋巴结(图12-3-2)。

【初步诊断】 右侧颞下窝间叶性软骨肉瘤化疗后。

【治疗】

(1)术前新辅助化疗(3个疗程)。

(2)全麻下行"右颞下窝恶性肿瘤颅颌联合根治术+面神经解剖术+颞肌瓣转移修复术+髁突暂时离断复位固定术":设计右侧半冠状+耳前、耳后切口,切开,翻瓣,暴露右侧上颌骨颅底肿瘤,自帽状腱膜离断颞肌深叶附着,保留颞肌浅叶附着,备转移瓣修复。离断颧骨根部及眶外部骨质。见肿瘤位于颞下窝、颅底、下颌升支内侧。遂切除颧弓、冠突、上颌窦内侧壁,下颌骨髁突暂时离断。沿肿瘤外围1 cm充分游离肿瘤下界、内界及外界。神经外科于右侧颞部开颅,硬膜外暴露颞底,见颞底肿瘤位于硬膜外,颞底、颞极骨质破坏;沿卵圆孔切除颞底,暴露蝶窦,离断翼突根部及颞极颅骨,于肿瘤包膜外分离肿瘤边界,直至游离,配合口腔颌面-头颈肿瘤科包膜外整体切除肿瘤,颞极近海绵窦硬膜肿瘤粘连部位行大范围彻底双极电

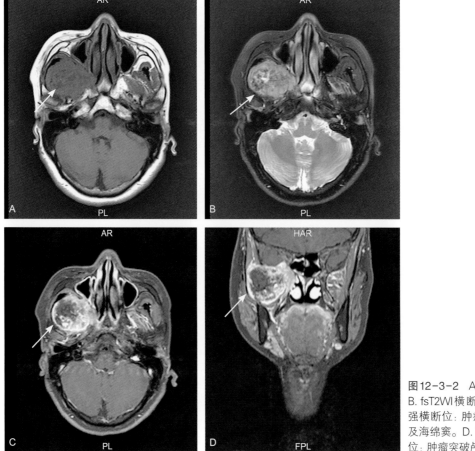

图12-3-2 A. T1WI横断位，B. fsT2WI横断位，C. T1WI增强横断位：肿瘤明显强化，累及海绵窦。D. T1WI增强冠状位：肿瘤突破颅底累及颅内

凝处理，肿瘤整体切除后探查术区，未见其他异常病灶；术野止血，还复颞部颅骨，颅底骨质缺损以钛网修复。送检术中冰冻："右颞下窝"成软骨为主的恶性肿瘤，间叶性软骨肉瘤待排，具体等石蜡病理。将暂时离断的髁突复位，钛板钛钉坚强内固定。冲洗，止血，咬肌等组织瓣转移修复右颌面部缺损，留置负压引流管，分层缝合。

（3）术后继续行化疗。

【病理检查】 送检为一带骨组织，切面见一肿块，5 cm × 5 cm × 4.5 cm，灰白色，质嫩，与周围残留骨分界不清。镜下见肿瘤呈分叶状，累及骨组织，肿瘤内见少量残留骨组织，肿瘤由细胞密集区和稀疏区组成，两者有明显分界。稀疏区可见片状透明软骨岛，分化较好。密集区细胞呈胖梭形或卵圆形，核深染，有异型性，核分裂象可见。肿瘤细胞间可见薄壁血管裂隙，呈血管外皮瘤样图像（图12-3-3）。

【病理诊断】 "右颞下窝"间叶性软骨肉瘤（Mesenchymal chondrosarcoma），ICD-O编码：9240/3。

【随访】 患者手术后恢复良好，术后肿瘤科会诊，继续化疗。

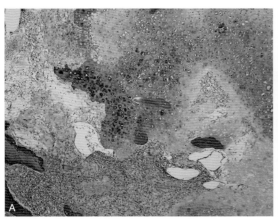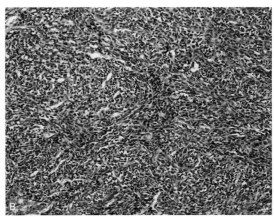

图12-3-3 A.肿瘤累及骨组织,局部细胞丰富(左下方),局部稀疏(左上方及右下方),伴大量软骨样组织形成,埋于其中的骨组织是残留宿主骨,并非肿瘤骨(100x)。B.肿瘤细胞丰富,内见薄壁裂隙样血管,似血管外皮瘤样图像(200x)

诊疗要点

间叶性软骨肉瘤(mesenchymal chondrosarcoma)是一种以双向分化为特征的罕见恶性肿瘤,占所有肉瘤的3%~9%,具有局灶性软骨分化的特点,可发生在颅颌面存在软骨的部位,如颌面骨骼、颅底和鼻咽部。其发病年龄为5~74岁,60%的患者发病年龄在20~30岁,无明显性别倾向。

■ **临床表现** 患者大多以渐进性的颌面部肿胀为首发症状就诊,部分出现鼻阻塞、鼻出血和牙齿松动移位。肿瘤可突破其外围的骨质,浸润破坏颊脂垫、翼肌等周围软组织。

■ **影像学特点** 间叶性软骨肉瘤缺乏特征性的影像学表现,MRI相较于CT可更好地显示肿瘤范围,T2加权像可见间叶软骨肉瘤中钙化和未钙化区域组成的双组分结构,造影剂注射后T1加权图像可见钙化和未钙化区域不均匀增强。

■ **病理学特点** 间叶软骨肉瘤必须经组织病理学检查确诊,免疫组化研究和分子诊断技术可用于辅助诊断。间叶软骨肉瘤的典型组织学特征为分布在透明软骨岛上较小的圆形或梭形间叶细胞,免疫组化显示,其CD99、SOX9、波形蛋白阳性、Fli-1、EMA阴性。间叶软骨肉瘤中的软骨成分分化较好,与成熟的透明软骨相似,若仅对有限的区域进行采样,可能导致误诊。在间叶性软骨肉瘤的诊断过程中,鉴别诊断主要包括但不限于普通型软骨肉瘤、退分化软骨肉瘤、透明细胞软骨肉瘤、骨内原发小细胞恶性肿瘤等。

■ **治疗** 根治性的扩大切除是治疗间叶软骨肉瘤的有效方法,应尽可能保证切缘阴性,对于切缘阳性的间叶性软骨肉瘤患者建议进行术后辅助放疗和/或化疗。研究显示颌骨间叶软骨肉瘤患者的5年和10年生存率分别为82%和56%。间叶软骨肉瘤具有晚期局部复发和转移趋势,术后应进行长期随访观察,建议随访时间不少于10年。

参考文献

[1] Xu J, Li D, Xie L, et al. Mesenchymal chondrosarcoma of bone and soft tissue：a systematic review of 107 patients in the past 20 years[J]. PLoS One, 2015, 10(4)：e0122216.

[2] Shabani S, Kaushal M, Kaufman B, et al. Intracranial extraskeletal mesenchymal chondrosarcoma：case report and review of the literature of reported cases in adults and children[J]. World Neurosurg, 2019, 129：302-310.

[3] Mendenhall WM, Reith JD, Scarborough MT, et al. Mesenchymal chondrosarcoma[J]. Int J Part Ther, 2016, 3(2)：300-304.

[4] Majumdar S, Boddepalli R, Uppala D, et al. Mesenchymal chondrosarcoma of mandible[J]. J Oral Maxillofac Pathol, 2016, 20(3)：545.

[5] Uppaluri SA, Yin LH, Goh GH. Maxillary mesenchymal chondrosarcoma presenting with epistaxis in a child[J]. J Radiol Case Rep, 2015, 9(8)：33-38.

[6] Shakked RJ, Geller DS, Gorlick R, et al. Mesenchymal chondrosarcoma：clinicopathologic study of 20 cases[J]. Arch Pathol Lab Med, 2012, 136(1)：61-75.

[7] Tansir G, Rastogi S, Barwad A, et al. Long lasting response with trabectedin monotherapy in relapsed metastatic mesenchymal chondrosarcoma[J]. Clin Sarcoma Res, 2020, 10：16.

第四节　颌骨放射相关性肉瘤
Postirradiation Sarcoma of Jaws

颌骨放射相关性肉瘤（postirradiation sarcoma of jaws）是一种罕见的发生于颌骨的间叶组织来源恶性肿瘤，与颌骨区域的放射治疗史密切相关。头颈部放射后肉瘤发病率为0.06%～0.17%，其中发生于下颌骨者约占47.5%，男女比例约为1.7∶1，病理类型中骨肉瘤占绝大多数，其次为纤维肉瘤与软骨肉瘤。下颌骨放射相关性肉瘤多发生于下颌升支，与原发疾病放射治疗间隔时间平均为8～12年，临床表现主要为局部肿痛，下唇麻木或感觉异常。下颌骨放射相关性肉瘤预后较差，5年生存率约为12.3%，手术根治性切除是延长生存期的最重要手段。

病例89

患者，女性，62岁。右面部肿胀疼痛4个月。

【现病史】　患者9年前因"鼻咽癌"于外院行放射治疗，具体剂量不详，后定期复诊，未见肿瘤复发。4个月前自觉右侧颞下颌关节区疼痛，3个月前右面部肿胀，右眼视物模糊，张口受限，右下唇麻木，外院抗炎治疗后稍好转。门诊行颌面部CT增强检查示：右侧下颌骨骨质破坏伴软组织肿块影：放射性骨内癌可能，放射性骨肉瘤待排，建议MRI。双侧颈部多发异常强化小淋巴结。

【专科检查】　面部左右不对称,右面部肿胀膨隆,后至下颌支后缘,前至咬肌前缘,上至眶下,下至下颌骨下缘,皮肤放疗后改变,色素沉着,皮温正常,局部触痛(+),质中偏硬,界不清。右下唇、颏部麻木。右侧颞下颌关节压痛,张口度约0.5 cm,张口型向下,口内恒牙列,右侧龈颊沟可及右下颌骨膨隆,质硬,界欠清。固有口腔不可及(图12-4-1 A,B)。双侧颌下及颈部未及明显肿大淋巴结。

【辅助检查】

(1)曲面体层片:右侧下颌骨体、角、升支、喙突、髁突可见明显骨质破坏,呈虫蚀样,边界不清,46～48受累,牙根未见明显吸收(图12-4-1 C)。

(2)颌面部CT增强:右下颌骨体、角、升支、冠突、髁突可见明显骨质破坏,呈虫蚀样,周围见软组织肿块影,邻近咀嚼肌均见受累,范围约4.8 cm×5.5 cm,C-为50 Hu,C+为59 Hu、88 Hu,双侧颈部可见多发直径小于1 cm淋巴结影,明显强化。扫及左侧下颌骨,双侧上颌骨、蝶骨、颞骨骨髓腔密度弥漫性增高,表面凹凸不平(图12-4-2)。

(3)颌面部MR增强:右下颌骨体、角、升支、冠突、髁突可见明显骨质破坏,呈虫蚀样,周围见软组织肿块影,约74 mm×52 mm×80 mm,邻近咀嚼肌见受累,范围约4.8 cm×5.5 cm,T1WI呈等信号,T2WI及其压脂相呈高低信号混杂,增强后病变明显不均匀强化(图12-4-3)。

【初步诊断】　右下颌骨恶性肿瘤。

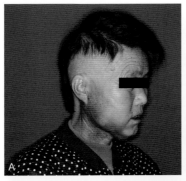
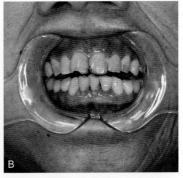
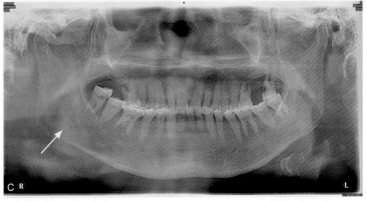

图12-4-1　A.面型不对称,右侧面部肿胀膨隆,皮肤色素沉着。B.重度张口受限。C.右侧下颌骨体、角、升支、喙突、髁突可见明显骨质破坏,呈虫蚀样,边界不清,46～48受累,牙根未见明显吸收

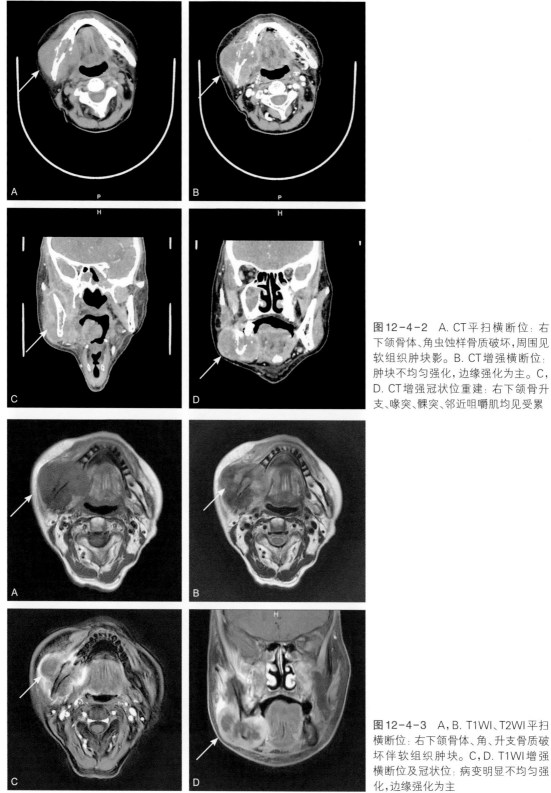

图12-4-2 A. CT平扫横断位：右下颌骨体、角虫蚀样骨质破坏，周围见软组织肿块影。B. CT增强横断位：肿块不均匀强化，边缘强化为主。C，D. CT增强冠状位重建：右下颌骨升支、喙突、髁突、邻近咀嚼肌均见受累

图12-4-3 A，B. T1WI、T2WI平扫横断位：右下颌骨体、角、升支骨质破坏伴软组织肿块。C，D. T1WI增强横断位及冠状位：病变明显不均匀强化，边缘强化为主

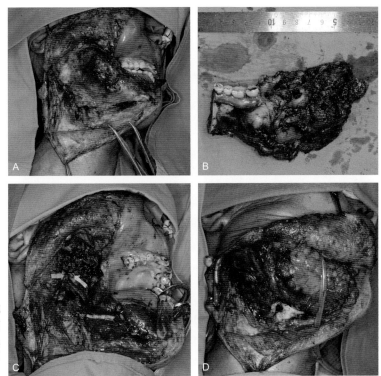

图12-4-4 A.显露下颌骨体部及升支,见不规整骨质膨隆。B.离体的下颌骨。C.保留颈内动脉。D.股前外侧皮瓣修复下颌骨及口内组织缺损

【治疗】 全麻下行"右下颌骨扩大切除术+股前外侧皮瓣转移修复术+气管切开术":沿下颌骨下缘1~2 cm设计切口,切开,翻瓣。术中见右下颌骨升支破坏,肿物界限不清,累及咬肌、翼内肌、翼外肌、颞肌,于42截断下颌骨,在正常组织范围内将包括髁突在内的下颌骨及肿物完整切除,送术中冰冻病理。提示:"右下颌骨"胖梭形细胞病变,细胞灶性有异型,可见核分裂象及少量病理性核分裂象,倾向恶性,明确等石蜡及酶标,送检切缘均阴性(-)。常规制取股前外侧皮瓣,血管分别与甲状腺上动脉及面总静脉吻合。将皮瓣与舌体及口底、颊部黏膜对位缝合。冲洗,止血,留置负压引流管,分层缝合,关闭创口(图12-4-4)。

【病理检查】 送检为下颌骨组织,12 cm×6 cm×8 cm,上附牙齿4枚,颊舌侧可见膨隆,切面灰白,质地中等。镜下见肿瘤细胞呈梭形或短梭形,异型明显,呈束状交错排列,细胞核呈空泡状,核仁明显,核分裂象可见(图12-4-5)。

【病理诊断】 "右下颌骨"放射相关性肉瘤。

【随访】 患者手术后恢复良好,术后复

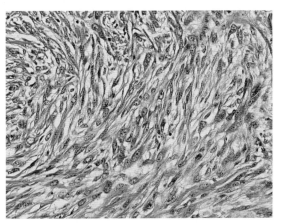

图12-4-5 肿瘤细胞呈梭形,核异型性明显,核仁清晰,染色质细腻。肿瘤细胞间为丝状胶原纤维(400×)

查,肿瘤无复发,张闭口功能正常,对侧咬合关系恢复良好,下颌骨外形及功能恢复良好。

诊疗要点

　　Warren 和 Sommer 于1936年首先报道了放射相关性肉瘤,头颈部放射相关性肉瘤文献报道不足500例。在我国,由于华南地区鼻咽癌发病率高,并且鼻咽癌患者生存期较长,颌骨放射相关性肉瘤常见于鼻咽癌放射治疗后的患者。另外也可见于淋巴瘤、头颈癌等疾病放疗后的患者。87%的放射相关性肉瘤病例发生于放射治疗后的15年以内,其中约45%发生于放射治疗后5～10年,放射治疗与发生放射相关性肉瘤的时间间隔可长达30年以上。放射相关性肉瘤常发生于放射高剂量区,一般认为放射剂量大于55 Gy时,放射相关性肉瘤发生的风险明显升高。放射相关性肉瘤的诊断标准包括:① 既往放射治疗史;② 肿瘤发生于原放射野以内;③ 肿瘤发生与放射治疗结束至少间隔3年时间;④ 病理学诊断明确为肉瘤。

　　■ **临床表现**　　下颌骨放射相关性肉瘤最常见于下颌骨升支,表现为界限清晰的肿块,质地一般较硬,伴有局部肿痛,或伴有局部麻木、下唇麻木等。由于患者均有放疗史,局部软组织严重纤维化使得肿瘤难以早期发现。当患者主诉放射野内的肿胀及麻木等症状时,应当予以重视及仔细检查,加强放疗后患者的随访,有助于疾病的早期发现及诊断。

　　■ **影像学特点**　　下颌骨放射相关性肉瘤的CT影像表现为密度不均一的软组织占位,增强后肿瘤组织明显强化,多数肿瘤界限不清晰,常广泛侵犯周围组织间隙,可见明显骨破坏,成骨型骨肉瘤也可见新骨形成的影像。下颌骨放射相关性肉瘤在MRI的T1及T2加权表现为混杂信号的软组织占位,多数肿瘤在T2加权表现为高信号影像。与一般的骨肉瘤等相比,下颌骨放射相关性肉瘤不具有特异性的影像学表现。

　　■ **诊断及鉴别诊断**　　下颌骨放射相关性肉瘤的诊断标准如前所述,与一般的肉瘤相比,不具有特异性的临床表现及影像学表现。当临床检查发现下颌骨的占位,质地较硬并伴有肿痛或麻木症状时,结合既往放疗病史,应当考虑下颌骨放射相关性肉瘤的临床诊断。

　　■ **治疗与预后**　　下颌骨放射相关性肉瘤的治疗方式以手术彻底切除为主,对于侵犯到颈动脉、颅底等重要结构而无法彻底切除的肿瘤,可以采用放疗或化疗,但放化疗效果均较差。国内外学者普遍认为手术彻底切除是提高患者生存期的最重要方法。肿瘤手术切除时应当具有足够的安全距离,注意跨解剖标志点的切除。例如,位于下颌角区的放射相关性肉瘤,切除的范围应当至少跨越同侧的乙状切迹及颏孔。同时,由于肉瘤具有较强的侵袭生长特性,对于附着在下颌骨的肌肉,切除时应当注意肌肉起止点的切除,例如,切除咬肌时,注意追踪切除咬肌至颧弓附着点,以防止肿瘤细胞随肌肉收缩至颧弓下方,导致颞下间隙的肿瘤复发。

　　由于下颌骨放射相关性肉瘤难以早期发现,导致患者预后较差。文献报道头颈部放射后肉瘤的3年总生存率(OS)约19.1%,3年无病生存率(DFS)约为11.1%,5年总生存率(OS)约为12.3%。

参考文献

[1] Yang Q, Mo Y, Zhao Q, et al. Radiation-induced sarcomas of the head and neck in post-radiation nasopharyngeal carcinoma[J]. Radiol Med, 2017, 122(1): 53-60.

[2] de Souza LL, Pontes HAR, Santos-Silva AR, et al. Oral radiation-induced sarcomas: Systematic review[J]. Head Neck, 2020, 42(9): 2660-2668.

[3] Cahan WG, Woodard HQ. Sarcoma arising in irradiated bone: report of 11 cases[J]. Cancer, 1948, 1(1): 3-29.

[4] Koyama T, Kobayashi T, Maruyama S, et al. Radiation-induced undifferentiated high-grade pleomorphic sarcoma (malignant fibrous histiocytoma) of the mandible: report of a case arising in the background of long-standing osteomyelitis with a review of the literature[J]. Pathol Res Pract, 2014, 210(12): 1123-1129.

[5] Xi M, Liu MZ, Wang HX, et al. Radiation-induced sarcoma in patients with nasopharyngeal carcinoma: a single-institution study[J]. Cancer, 2010, 116(23): 5479-5486.

[6] Chan JY, Wong ST, Lau GI, et al. Postradiation sarcoma after radiotherapy for nasopharyngeal carcinoma[J]. Laryngoscope, 2012, 122(12): 2695-2699.

[7] Patel SG, See ACH, Williamson PA, et al. Radiation induced sarcoma of the head and neck[J]. Head Neck, 1999, 21(4): 346-354.

[8] Thiagarajan A, Iyer NG. Radiation-induced sarcomas of the head and neck[J]. World J Clin Oncol, 2014, 5(5): 973-981.

[9] Cai PQ, Wu YP, Li L, et al. CT and MRI of radiation-induced sarcomas of the head and neck following radiotherapy for nasopharyngeal carcinoma[J]. Clin Radiol, 2013, 68(7): 683-689.

[10] Chung J, Lee V, Tsang R, et al. Treatment outcomes of postradiation second head and neck malignancies managed by a multidisciplinary approach[J]. Head Neck, 2015, 37(6): 815-822.

第五节　尤文肉瘤
Ewing Sarcoma

尤文肉瘤(Ewing sarcoma)是一种罕见的高度恶性肿瘤,青少年与儿童多发。临床表现为疼痛、局部肿块,病理学特征表现为具有不同程度神经外胚层分化的小圆细胞恶性肿瘤。尤文肉瘤的诊断应结合临床表现、影像学以及病理学表现,但目前特异性染色体易位已成为重要的辅助诊断指标,比如EWS-ETS家族基因融合、FUS-ETS基因融合等。融合基因不但在诊断与鉴别诊断中发挥重要作用,也为靶向治疗、预后评价提供参考。局部尤文肉瘤,放疗是传统疗法,而手术切除适用于较小的局部尤文肉瘤,对于体积较大的局部尤文肉瘤,可选择手术联合放疗的方法。对复发、难治、转移性尤文肉瘤的治疗尚未取得突破进展,目前研究证明PARP抑制剂以及酪氨酸激酶抑制剂对尤文肉瘤细胞具有靶向的杀伤、抑制作用,但其临床应用仍需更多的临床试验进行验证。

病例90

患者,男性,5岁。左下牙疼痛近1个月,伴下颌肿胀半月余。

【现病史】 患儿家属代诉近1个月前患儿出现左下牙疼痛,当时未予重视,后局部疼痛自行缓解,故未就诊。半月前发现患儿左侧下颌部肿胀,于医院就诊,曲面体层片检查提示"左侧下颌乳牙D-E根部低密度影",门诊颌骨CT平扫提示"牙源性良性占位可能,成釉细胞瘤可能"。

【专科检查】 面部左右不对称,面上、中、下1/3比例协调,左侧下颌部局部膨隆、触痛(-)。颞下颌关节无明显弹响、压痛。张口度约三横指,张口型向下,左下乳牙D-E近口底局部膨隆,伸舌居中。双侧颌下、颏下、颈部未触及肿大淋巴结。

【辅助检查】

(1)曲面体层片:左下颌骨体部低密度影,边界不清,无明显骨白线(图12-5-1)。

(2)颌面部CT平扫:左侧下颌骨颏部至角部骨质膨隆,见多房囊实性异常密度影,颊舌侧骨皮质明显变薄、局部连续性中断,密度欠均匀,CT值2～14 Hu(图12-5-2)。

【初步诊断】 左下颌骨肿物。

【治疗】

(1)全麻下活检:病理检查提示"左下颌骨"小圆细胞肿瘤,结合酶标及分子结果,考虑为尤文肉瘤/PNET。

(2)化疗:于外院行6个疗程化疗。复查曲面体层片(图12-5-3)及MRI(图12-5-4),提示:左侧下颌骨PNET术后,左下颌骨骨质破坏影,较前变化不大。

(3)手术:全麻下行"下颌骨肿瘤扩大切除术+股前外皮瓣转移修复术+气管切开术":沿下颌骨下缘1~2 cm设计切口,切开,翻瓣。清扫颌下三角区,于81远中至左侧髁突颈截骨,保留髁突,将下颌骨及肿物一并切除。送检术中冰冻病理示:"左下颌"冰冻取材磨牙后区牙龈,为黏膜及小涎腺慢性炎,未见明显肿瘤,颌骨骨质有膨隆,质硬,冰冻无法取材制片,具体待石蜡病理。

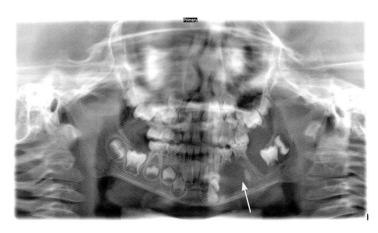

图12-5-1　左下颌骨体部低密度影,边界不清,无明显骨白线(术前)

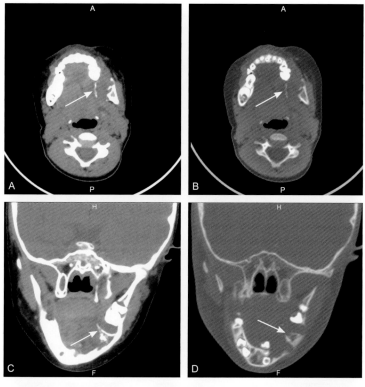

图12-5-2 A，B. CT平扫横断位：左侧下颌骨颏部至角部骨质膨隆，见多房囊实性异常密度影，颊舌侧骨皮质明显变薄、局部连续性中断，密度欠均匀，CT值2～14 Hu。C，D. 软组织窗及骨窗冠状位重建图像

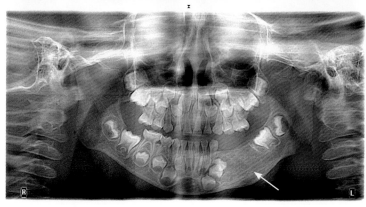

图12-5-3 左下颌骨活检术后、化疗后改变，病变范围未见明显缩小

送检切缘均阴性（－）。常规制取左侧股前外侧皮瓣，约11 cm×4 cm大小，修复下颌骨、口底组织缺损，血管分别与甲状腺上动脉及颈外静脉吻合。冲洗，止血，分层缝合，置入负压引流管。

（4）术后放疗+化疗。

【病理检查】 送检为三组织，1.5 cm×1.0 cm×0.2 cm，灰白色。镜下见小圆细胞增生，核圆形，较规则，染色质细致均匀或凝聚浓染，核分裂象少见，胞浆稀少或不清。免疫组化示肿瘤细胞表达CD99、Fli-1，荧光原位杂交（FISH）检测示EWSR1基因断裂（图12-5-5）。

【病理诊断】 "左下颌骨"小圆细胞肿瘤，结合酶标及分子结果，考虑为尤文肉瘤/原始神经外胚层肿瘤，ICD编码：M9260/3。

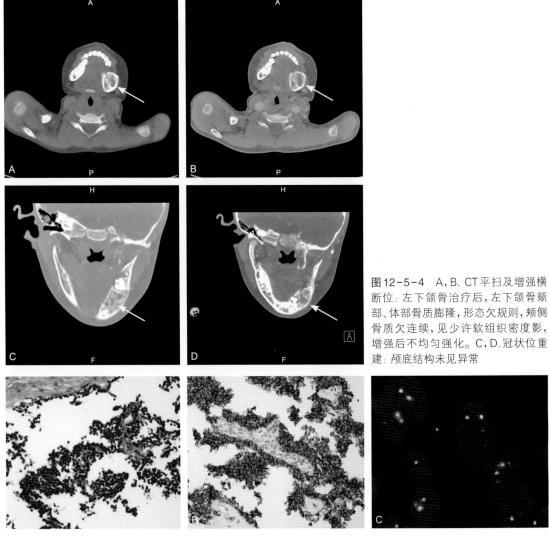

图12-5-4　A,B.CT平扫及增强横断位:左下颌骨治疗后,左下颌骨颏部、体部骨质膨隆,形态欠规则,颊侧骨质欠连续,见少许软组织密度影,增强后不均匀强化。C,D.冠状位重建:颅底结构未见异常

图12-5-5　A.小圆细胞肿瘤,胞浆少或无,核分裂象少见(400x)。B.肿瘤细胞示CD99弥漫强阳性膜表达(400x)。C.EWSR1断裂探针FISH检测示肿瘤细胞核内见红绿信号分离,提示EWSR1基因发生断裂、重排

诊疗要点

尤文肉瘤在1921年由詹姆斯·尤文(James Ewing)首次报道。尤文肉瘤是儿童与青少年中第二大常见的骨肿瘤,是一种高度恶性肿瘤,常发生在骨骼内和骨周围。只有约2%～7%的患者发生在口腔颌面部,其中下颌骨与颞骨较为常见。

■ **临床表现**　疼痛是最常见的临床症状,约2/3的患者间歇性疼痛,初发时不严重,但是迅速转变为持续性疼痛。而且局部疼痛随肿瘤的扩散而蔓延。伴随疼痛的加剧,患者病灶处将出现局部肿块,肿块生长迅速,压痛明显。尤文肉瘤常伴有全身症状,比如高烧、乏力、食欲

下降及贫血。另外，根据肿瘤所在部位的不同也可能影响周围组织器官，造成不同的临床症状。对尤文肉瘤的诊断需结合临床症状与影像学表现，病理诊断是金标准，其具体的诊断依据不再赘述。

■ **分子遗传学特点** 目前尤文肉瘤的特异性染色体易位已成为重要的辅助诊断指标，比如EWS-ETS家族基因融合、FUS-ETS基因融合，以及一些少见的融合亚型（EWSR1-PATZ1、EWSR1-POU5F1等）。EWS与FUS属于TET蛋白家族，具有转录激活域与RNA结合域；当TET基因发生融合时，相应的转录功能被激活，可引起下游信号转导通路活化。ETS转录因子家族成员包括FLI1、ERG、ETV1、E1AF和FEV等，在细胞增殖、分化、凋亡、迁移、组织重塑和血管生成等方面起重要作用。

■ **治疗** 分子遗传学也对尤文肉瘤的靶向治疗具有指导意义。虽然目前放、化疗联合手术的治疗方案使患者的生存情况有一定改善，但复发、转移的患者的预后仍然不理想，5年生存率不足30%。而靶向治疗效果明显、特异性高，在未来或许可以成为尤文肉瘤联合疗法中的重要组成部分。目前研究表明PARP抑制剂以及酪氨酸激酶抑制剂对尤文肉瘤具有一定的治疗作用。比如PARP1抑制剂奥拉帕尼（olaparid）可以靶向杀伤具有EWS-FLI1融合基因的尤文肉瘤细胞；尤文肉瘤放疗后对奥拉帕尼敏感性降低，联用bcl-2和BCL-XL抑制剂navitoclax与奥拉帕尼可以进一步有效缩小肿瘤体积。酪氨酸激酶家族中IGF-1R抑制剂也在细胞与动物实验中被证明可以明显抑制肿瘤生长。

总体而言，对于小的局部尤文肉瘤，常选择直接手术治疗，若病灶过大，通常选择手术联合放疗。复发、难治或转移性尤文肉瘤的患者预后较差，应使用标准化疗和/或化疗结合原发灶的治疗。靶向治疗是目前新的治疗方法，已取得了一定的成果，但其安全性与临床疗效还需要更多的临床试验进行验证。

参考文献

[1] Brenner JC, Feng FY, Han S, et al. PARP-1 Inhibition as a targeted strategy to treat Ewing's sarcoma[J]. Cancer Res, 2012, 72(7)：1608-1613.

[2] Tanaka M, Yamazaki Y, Kanno Y, et al. Ewing's sarcoma precursors are highly enriched in embryonic osteochondrogenic progenitors[J]. J Clin Invest, 2014, 124(7)：3061.

[3] Li H, Batth IS, Qu X, et al. IGF-IR signaling in epithelial to mesenchymal transition and targeting IGF-IR therapy：overview and new insights[J]. Mol Cancer, 2017, 16(1)：6.

[4] Tanner JM, Bensard C, Wei P, et al. EWS/FLI is a master regulator of metabolic reprogramming in Ewing sarcoma[J]. Mol Cancer Res, 2017, 15(11)：1517-1530.

[5] Sujing, Jiang, Guannan, et al. Comparison of clinical features and outcomes in patients with extraskeletal vs skeletal Ewing sarcoma：an SEER database analysis of 3 178 cases[J]. Cancer Manage Res, 2018, 10：6227-6236.

[6] Jin W. The role of tyrosine kinases as a critical prognostic parameter and its targeted therapies in Ewing sarcoma[J]. Front Cell Dev Biol, 2020, 8：613.

第六节   颌骨中央性鳞状细胞癌
Primary Intraosseous Squamous Cell Carcinoma

原发性骨内鳞状细胞癌(primary intraosseous squamous cell carcinoma, PIOSCC)是指原发于颌骨内的鳞状细胞癌,是原发性骨内癌的一种组织病理类型,又称颌骨中央性鳞状细胞癌。PIOSCC约占口腔癌的1%～2%,下颌骨后牙区常见,多发生于中老年男性患者。原发性骨内癌包括三种组织病理类型:唾液腺癌、牙源性癌、鳞状细胞癌。其中原发性骨内鳞状细胞癌是最常见的类型。PIOSCC于1913年首次报道,是一种罕见的颌骨内恶性肿瘤,肿瘤发生可能起源于牙源性上皮细胞。PIOSCC的诊断标准包括以下几条:① 除外邻近口腔黏膜肿瘤的侵犯;② 发病部位未曾发生过肿瘤;③ 除外身体其他部位恶性肿瘤的转移;④ 病理诊断明确为鳞状细胞癌。

病例91

患者,男性,51岁。右面部肿胀3个月。

【现病史】 患者3个月前无明显诱因出现右侧面部肿胀,就诊于医院,诊断为"右侧下颌智齿冠周炎",抗炎治疗后于2个多月前在门诊行"右侧下颌第三磨牙拔除术",术后拔牙创不愈合,反复换药无明显好转,半月前就诊于上级医院,诊断为"右侧下颌骨骨髓炎",收入院全麻下行"右侧下颌骨骨髓炎病灶刮除术",术中冰冻示"鳞状细胞癌",建议切除下颌骨。

【专科检查】 面部左右不对称,右侧颌面部膨隆,压痛,张口度约一横指,张口型正常,双侧颞区无压痛。右下唇麻木。右下后牙区见创面,碘仿填塞,前庭沟膨隆。舌活动自如,无麻木,咽充血。涎腺导管口分泌物正常。右侧颌下触及肿大淋巴结。

【辅助检查】

颌面部CT增强:右下颌骨(自46远中)、下颌升支乙状切迹、冠突见溶骨性骨质破坏,颊舌侧骨皮质不连续,见骨膜反应,颊舌侧咀嚼肌间隙见软组织密度肿块影,边界不清,增强后病变轻度强化,C-为50 Hu,C+为74 Hu,内见条状致密影(可能为填塞物)。右侧颈Ⅰb、Ⅱ区、咬肌前缘见多个强化淋巴结,部分强化不均(图12-6-1)。

【初步诊断】 右下颌骨中央性鳞状细胞癌。

【治疗】

(1)术前诱导化疗(2个周期):N-TP方案化疗。具体方案为:第1、8、15、23天泰欣生200 mg,第2天多西他赛130 mg+顺铂130 mg,并给予必要的支持辅助治疗。治疗过程顺利,无骨髓抑制等严重化疗不良反应,治疗后评估(PD)。

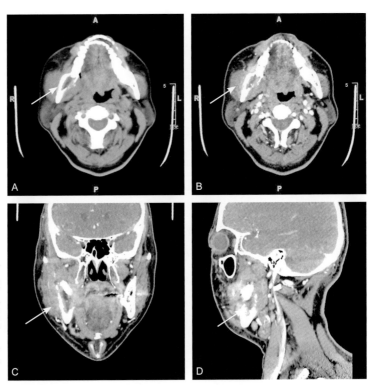

图12-6-1　A.CT平扫横断位：右下颌骨体、角、升支见溶骨性骨质破坏，颊舌侧骨皮质不连续，见骨膜反应，颊舌侧咀嚼肌间隙见软组织密度肿块影，边界不清。B.CT增强横断位：病变轻度强化。C,D.冠状位及矢状位重建：髁突受累，病变内见条状致密影（可能为填塞物）

（2）全麻下行"右下颌骨扩大切除术+右侧改良根治性颈淋巴结清扫术+左股前外侧皮瓣转移修复术+气管切开术"：沿下颌骨下缘2cm设计切口，自胸锁乳突肌后缘至锁骨中点作"S"形切口，切开，翻瓣。术中行右颈改良根治性颈清+右下颌骨en-block扩大切除，在肿物外缘2.0cm处正常组织范围内将肿物及颈部淋巴结完整切除，取切缘。送术中冰冻病理。提示："右下颌骨"鳞状细胞癌，送检切缘均阴性（−）。常规制取左侧股前外侧皮瓣，大小约22cm×7cm，将皮瓣塑形、折叠，修整下颌骨、口底、颊部组织缺损，血管分别与甲状腺上动脉、颈内静脉分支吻合。冲洗术创，严密止血，留置负压引流管，分层缝合，关闭创口。

（3）术后辅助放疗。

【病理检查】　送检为节段切除下颌骨组织及周围软组织，大小约12.5cm×8cm×6cm，上附牙齿3枚，下颌骨切面见灰白色肿块，7cm×5cm×3cm，界限不清，周围骨质破坏。镜下见异型鳞状细胞成巢状侵袭性生长，累及周围肌肉组织。肿瘤细胞胞浆丰富，嗜伊红，可见细胞间桥，少量癌巢内见角化珠（图12-6-2）。

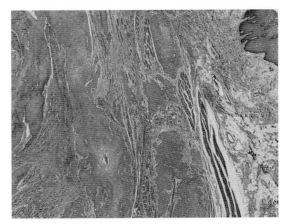

图12-6-2　异型鳞状细胞成巢分布，侵犯肌肉组织，右上方的黏膜上皮无明显异型（40x）

【病理诊断】 "右下颌骨"中央性鳞状细胞癌,属原发性骨内癌(primary intraosseous carcinoma, NOS),ICD-O编码: 9270/3。

附鉴别诊断病例

上颌窦癌 | Carcinoma of Maxillary Sinus

上颌窦癌(carcinoma of maxillary sinus)是副鼻窦癌的一种类型。副鼻窦癌约占头颈癌总数的3%,其中约80%为上颌窦癌。鳞状细胞癌是上颌窦癌最常见的病理类型,约占60%~90%,另外还可见腺样囊性癌、腺癌、未分化癌等病理类型。

上颌窦癌在我国好发于50~60岁,男性多于女性。上颌窦癌发生于上颌窦黏膜,发病部位隐蔽,因此较难早期发现。随着肿瘤的进展,上颌窦的内壁、顶壁、后壁、前壁、底壁骨质破坏,侵犯相应的组织结构后出现鼻塞、鼻腔流血、眼球突出、张口受限、眶下区麻木、牙齿松动等症状。因此,患者就诊时多数已是临床晚期。上颌窦癌的治疗以放疗和手术为主,其中,放疗联合手术根治切除是目前的主流治疗方案,患者的生存获益最多。尽管近几十年来放疗及手术技术取得了巨大进步,上颌窦癌的总体生存率仍不足60%,晚期患者生存率更低。

病例92

患者,女性,42岁,右上后牙松动伴右面部麻木4个月余。

【现病史】 患者4个月前无明显诱因出现右上磨牙松动,疼痛,持续不缓解,伴右侧面部发麻,至医院口腔科就诊,查体见右侧上腭约直径3.0 cm范围隆起,建议至上级医院就诊。1周前门诊行颌面部CT检查示:右上颌窦恶性占位。于外院行"右上腭肿块"穿刺活检,病理诊断:见肿瘤细胞,倾向低分化癌。

【专科检查】 面部左右基本对称,面上、中、下1/3比例协调,右侧眶下区、颧面部、颊部皮肤完整,色泽质地正常,轻度麻木感,双眼无视物模糊、重影等异常,双侧眼球活动正常,右侧鼻腔堵塞感。张口度及张口型正常,右腭部隆起肿物,大小约3.0 cm×3.0 cm,黏膜完整,无明显破溃、渗出,触诊局部腭板骨质破坏,可及软组织肿块,质韧,恒牙列,16松动Ⅰ°,16、17叩痛(-),右侧腭部、牙龈黏膜麻木。伸舌居中,舌活动自如,舌尖无麻木等感觉异常。双侧颌下及颈部未及明显异常肿大淋巴结。

【辅助检查】

颌面部CT增强:右上颌窦区见软组织密度肿块影,病灶大小约3.2 cm×3.0 cm,CT值约35 Hu,增强后强化明显,密度不均,CT值71 Hu。病变向内累及鼻腔,向下累及硬腭,邻近右上颌窦壁、上颌骨牙槽突及硬腭骨质破坏,腭大孔受累(图12-6-3)。

【初步诊断】 右侧上颌窦癌。

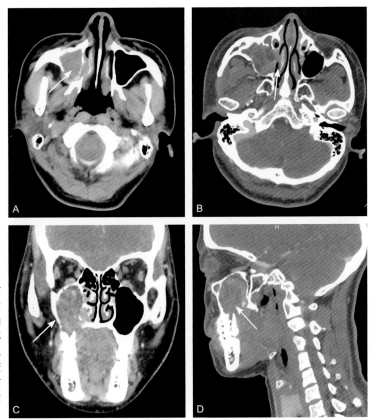

图12-6-3 A. CT平扫横断位：右上颌窦区见软组织密度肿块影，病灶大小约3.2 cm×3.0 cm，CT值约35 Hu。B. CT增强横断位：病变部分强化明显，密度不均，CT值71 Hu。C，D. CT增强冠状位及矢状位：病变向内累及鼻腔，向下累及硬腭，邻近右上颌窦壁、上颌骨牙槽突及硬腭骨质破坏，腭大孔受累

【治疗】

（1）术前放疗：36 Gy/18 Fx；同时多西他赛100 mg静滴同步化疗，替吉奥2片，2次/日，d1～14/q3w口服化疗；尼妥珠单抗100 mg/qw静滴同步靶向治疗，治疗后影像学检查肿物明显减小。

（2）手术：全麻下行"右上颌骨次全切除术+右颧骨部分切除术+右肩胛舌骨上颈淋巴结清扫术+左股前外侧皮瓣转移修复术+气管切开术"：沿下颌骨下缘1～2 cm设计切口，切开，翻瓣，行右侧肩胛舌骨上颈淋巴结清扫术，解剖分离并保护颌外动脉近心端及颈内静脉分支，备血管吻合用。口外设计Weber切口，切开，翻瓣，截断上颌骨各处连接，术中见肿瘤累及蝶窦、鼻腔外侧壁，仔细地自腔窦内剥离摘除，并将鼻腔外侧壁连同鼻甲组织全部切除，取切缘，送术中冰冻病理示"右上颌窦"梭形细胞肿瘤，细胞有异型，间质疏松，局部见少量骨样组织，倾向恶性，间叶来源不能除外，具体待石蜡及酶标。送检切缘冰冻切片均未见肿瘤细胞（−）。修整锐利骨缘，冲洗，止血，常规制取左侧股前外侧皮瓣，大小约10 cm×7 cm，血管分别与颌外动脉、颈内静脉分支吻合。术中将皮瓣塑形、折叠，修复右上颌组织缺损。留置负压引流管，分层缝合，关闭窗口。右侧鼻腔留置鼻腔支撑导管一根（图12-6-4）。

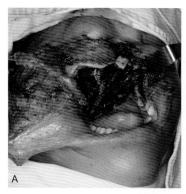
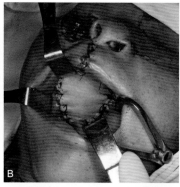

图12-6-4　A.右上颌骨次全切除，保留眶底，清理窦腔黏膜。B.股前外侧皮瓣修复右上颌、腭部组织缺损

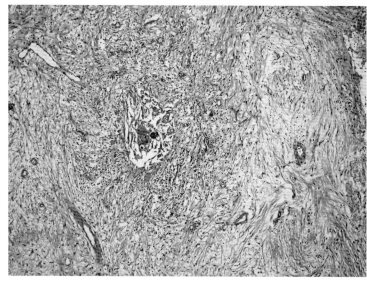

图12-6-5　纤维组织背景中见小灶性肿瘤细胞巢，细胞伴鳞状分化，含少量丝状角化物，周围炎症细胞浸润（100×）

（3）术后放疗：24 Gy/12 Fx。

【病理检查】　送检为部分上颌骨及周围组织，7 cm×6.5 cm×6 cm，上附牙齿6枚，上颌窦内见一灰黄色区域，3.5 cm×2.5 cm×2.5 cm，部分区域质硬。镜下见增生的纤维组织背景中见灶性角质物及少量鳞状上皮团，细胞有异型，周围炎症细胞浸润（图12-6-5）。

【病理诊断】　"右上颌窦"鳞状细胞癌（放化疗后），ICD编码：8071/3。

【随访资料】　治疗后患者恢复良好，右眼视力正常，术后半年复查，术区无特殊。

诊疗要点

　　PIOSCC自1913年首次被报道以来，陆续有学者发表个案汇报，仍缺少大规模病例的回顾性统计分析。PIOSCC约占口腔癌的1%～2%，其临床及病理特点与口腔黏膜来源的鳞状细胞癌有所不同。

　　PIOSCC多见于男性患者，约占2/3，其中50～70岁的中老年男性居多，文献报道的

PIOSCC病例最小年龄为5岁,但18岁以下的患者较罕见。PIOSCC的发病部位以下颌骨为主,其中主要发生于下颌骨后牙区,前牙区少见。下颌骨与上颌骨病例的比例为(3～7):1。

■ **临床表现** PIOSCC因发生于颌骨内,疾病发生早期难以发现,局部疼痛及感觉神经异常通常为早期症状,其中下唇麻木是下颌骨PIOSCC最常见的临床症状。随着疾病的发展可引起局部颌骨的膨隆及黏膜破溃。当肿瘤侵犯至牙列时,可引起牙齿松动而表面黏膜完好,因此临床常见患者拔除松动牙后拔牙创不愈合或由拔牙创生长出的软组织肿块。肿瘤较大时还可见下颌骨的病理性骨折。

■ **影像学表现** PIOSCC主要表现为病变区低密度的溶骨性破坏,X线及CT可见颌骨内边缘不规则、界限不清的低密度影,CT可见周边骨组织的破坏以及周围结构的侵犯,例如下颌骨PIOSCC常见下齿槽神经管的破坏。全景片上,PIOSCC可表现为"口小底大"的低密度影像形态,与牙龈癌引起颌骨破坏时"口大底小"的低密度影像形态相鉴别。

■ **鉴别诊断** 临床上PIOSCC需要与牙龈癌、上颌窦癌相鉴别。牙龈癌表现为发生于牙龈组织的软组织占位,可以表现为外生型、溃疡型或浸润型,其中外生型最常见。牙龈癌早期一般不引起牙齿松动及下唇麻木等神经症状,X线可以表现为牙槽嵴顶的降低,病程较长时可表现为"口大底小"的低密度影像。上颌窦癌起源于上颌窦黏膜,因其发生于上颌窦黏膜,疾病早期较难发现,患者因出现相应的临床症状,就诊时多数已是临床晚期。上颌窦癌侵犯牙槽突时因其颌骨破坏及牙齿松动,与PIOSCC较难鉴别,此时通过CT影像可见上颌窦腔内软组织占位影像,肿瘤中心位置位于上颌窦内。而PIOSCC肿瘤中心位于颌骨内,可不累及上颌窦腔或可见肿瘤侵犯上颌窦腔。上颌窦癌MRI影像常表现为T1加权低信号或等信号影像,T2加权高信号影像,MRI对了解肿瘤内部的成分组成及肿瘤与周围软组织间隙的关系更有优势。上颌窦癌的治疗以放疗和手术治疗为主,其颈部淋巴结转移率为15%～35%,临床晚期的患者建议同期行颈部淋巴结清扫。

■ **治疗与预后** PIOSCC的2年总生存率约为60%～70%,5年总生存率为30%～40%,病理分级是影响预后的主要因素,手术彻底切除是根治PIOSCC的主要手段。文献报道PIOSCC的颈淋巴转移率约为12.8%～25%,颈部淋巴结转移与肿瘤的复发密切相关,因此在肿瘤原发灶切除的同时需要行颈淋巴结清扫,病理学证实颈部淋巴结转移的病例,建议术后放射治疗。目前国际上尚无PIOSCC的分期体系与诊治指南,有学者认为由于PIOSCC患者的生存率与Ⅳ期口腔癌相当,其临床处理策略可以参照T3N0期的口腔癌。另外,回顾性研究发现,肿瘤大于4 cm是局部复发及预后较差的独立危险因素,因此对于大于4 cm的肿瘤,临床治疗策略应当更加积极。

参考文献

[1] de Morais EF, Carlan LM, de Farias Morais HG, et al. Primary intraosseous squamous cell carcinoma involving the jaw bones: a systematic review and update[J]. Head Neck Pathol, 2020.

[2] Woolgar JA, Triantafyllou A, Ferlito A, et al. Intraosseous carcinoma of the jaws: a clinicopathologic review.

part III: primary intraosseous squamous cell carcinoma[J]. Head Neck, 2013, 35(6): 906−909.

[3]   Bodner L, Manor E, Shear M, et al. Primary intraosseous squamous cell carcinoma arising in an odontogenic cyst: a clinicopathologic analysis of 116 reported cases[J]. J Oral Pathol Med, 2011, 40(10): 733−738.

[4]   El-Naggar AK, Chan JKC, Takata T, et al. The fourth edition of the head and neck World Health Organization blue book: editors' perspectives[J]. Hum Pathol, 2017, 66: 10−12.

[5]   Kikuchi K, Ide F, Takizawa S, et al. Initial-stage primary intraosseous squamous cell carcinoma derived from odontogenic keratocyst with unusual keratoameloblastomatous change of the maxilla: a case report and literature discussion[J]. Case Rep Otolaryngol, 2018: 7959230.

[6]   Van der Waal I, Rauhamaa R, Van der Kwast WA, et al. Squamous cell carcinoma arising in the lining of odontogenic cysts: report of 5 cases[J]. Int J Oral Surg, 1985, 14(2): 146−152.

[7]   Huang JW, Luo HY, Li Q, et al. Primary intraosseous squamous cell carcinoma of the jaws: clinicopathologic presentation and prognostic factors[J]. Arch Pathol Lab Med, 2009, 133(11): 1834−1840.

[8]   Naruse T, Yanamoto S, Sakamoto Y, et al. Clinicopathological study of primary intraosseous squamous cell carcinoma of the jaw and a review of the literature[J]. J Oral Maxillofac Surg, 2016, 74(12): 2420−2427.

[9]   Wenguang X, Hao S, Xiaofeng Q, et al. Prognostic factors of primary intraosseous squamous cell carcinoma (PIOSCC): a retrospective review[J]. PLoS One, 2016, 11(4): e0153646.

[10]   Shen Q, Chen Y, Gokavarapu S, et al. Primary intraosseous squamous cell carcinoma of the mandible: locoregional control and survival is significantly reduced if the tumour is more than 4 cm in size[J]. Br J Oral Maxillofac Surg, 2018, 56(1): 48−53.

[11]   Ranasinghe VJ, Stubbs VC, Reny DC, et al. Predictors of nodal metastasis in sinonasal squamous cell carcinoma: a national cancer database analysis[J]. World J Otorhinolaryngol Head Neck Surg, 2020, 6(2): 137−141.

[12]   Takes RP, Ferlito A, Silver CE, et al. The controversy in the management of the N0 neck for squamous cell carcinoma of the maxillary sinus[J]. Eur Arch Otorhinolaryngol, 2014, 271(5): 899−904.

[13]   Martínez-Rodríguez N, Barona Dorado C, Cortés-Bretón Brinkmann J, et al. Dental considerations in diagnosis of maxillary sinus carcinoma: a patient series of 24 cases[J]. J Am Dent Assoc, 2018, 149(11): 976−982.

[14]   Yi KI, Kim SD, Mun SJ, et al. Therapeutic efficacy of regional and systemic chemotherapy in advanced maxillary sinus cancer[J]. Head Neck, 2019, 41(8): 2732−2740.

[15]   Wang Y, Yang R, Zhao M, et al. Retrospective analysis of 98 cases of maxillary sinus squamous cell carcinoma and therapeutic exploration[J]. World J Surg Oncol, 2020, 18(1): 90.

[16]   Crawford KL, Jafari A, Qualliotine JR, et al. Elective neck dissection for T3/T4 cN0 sinonasal squamous cell carcinoma[J]. Head Neck, 2020, 42(12): 3655−3662.

[17]   Abe T, Saito S, Iino M, et al. Results of definitive radiotherapy with concurrent chemotherapy for maxillary sinus carcinomas with neck lymph node metastasis[J]. J Radiat Res, 2021, 62(1): 104−109.

[18]   Kano S, Hayashi R, Homma A, et al. Effect of local extension sites on survival in locally advanced maxillary sinus cancer[J]. Head Neck, 2014, 36(11): 1567−1572.

[19]   Homma A, Hayashi R, Matsuura K, et al. Lymph node metastasis in t4 maxillary sinus squamous cell carcinoma: incidence and treatment outcome[J]. Ann Surg Oncol, 2014, 21(5): 1706−1710.

[20]   Ferrari M, Ioppi A, Schreiber A, et al. Malignant tumors of the maxillary sinus: prognostic impact of neurovascular invasion in a series of 138 patients[J]. Oral Oncol, 2020, 106: 104672.

[21]   Nishino H, Takanosawa M, Kawada K, et al. Multidisciplinary therapy consisting of minimally invasive resection, irradiation and intra-arterial infusion of 5-fluorouracil for maxillary sinus carcinomas[J]. Head Neck, 2013, 35(6): 772−778.

[22]   Wang F, Ren M, Wu J, et al. Definitive radiation therapy versus postoperative radiation therapy for patients with maxillary sinus cancer invading the upper jaw[J]. J Craniofac Surg, 2019, 30(4): 1234−1238.

[23]   Kawaguchi M, Kato H, Tomita H, et al. Imaging characteristics of malignant sinonasal tumors[J]. J Clin Med, 2017, 6(12): 116.

第七节　颌骨中央性黏液表皮样癌
Primary Intraosseous Mucoepidermoid Carcinoma of Jaws

　　黏液表皮样癌（mucoepidermoid carcinoma, MEC）是最常见的原发于唾液腺的恶性肿瘤。异位MEC可以发生在身体的任何部位，但仅有2%～4%的MEC发生于颌骨中，这被称为颌骨中央性黏液表皮样癌（primary intraosseous mucoepidermoid carcinoma, PIMC）。PIMC通常为低或中级别。它的影像学病变需要与成釉细胞瘤和牙源性囊肿相鉴别。因为PIMC可以在手术后很长一段时间后复发，所以应该对PIMC患者进行长期随访。

病例93

　　患者，女性，49岁。下颌前牙区膨隆伴牙齿松动5个月。

　　【现病史】　患者5个月前无明显诱因自觉下颌前牙区牙龈膨隆，伴牙齿松动，逐渐加重，无明显其他不适，于医院就诊，考虑"成釉细胞瘤"，未曾治疗。

　　【专科检查】　双侧面部对称，面部皮肤无异常，张口度及张口型正常，口内34～42舌侧及34～35颊侧可及骨质膨隆，边界清晰，无压痛，表面黏膜完整，无明显破溃及异常渗出（图12-7-1A），伸舌居中，舌感觉运动无异常，双侧腮腺导管口分泌清亮，36缺失，双颈及颌下未触及肿大淋巴结。

　　【辅助检查】

　　（1）曲面体层片：35～43根方不规则异常密度影，骨质密度不均匀降低，可见骨间隔，边界不清，受累牙根无明显吸收（图12-7-1B）。

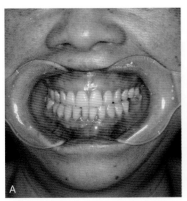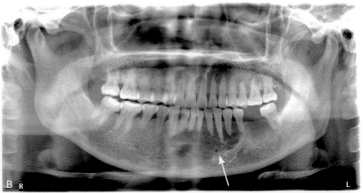

图12-7-1　A. 34～42舌侧及34～35颊侧可及骨质膨隆，边界清晰，无压痛，表面黏膜完整，无明显破溃及异常渗出。B. 35～43根方不规则异常密度影，骨质密度不均匀降低，见骨间隔，边界不清，受累牙根无明显吸收（术前）

（2）颌面部CT增强示：下颌骨颏部见骨质膨隆，稍向颊舌侧膨出，多个骨性分隔。不均匀强化，未见牙根吸收，病变周壁骨皮质变薄，局部连续性中断，与周围软组织分界不清。双颈未见肿大淋巴结。左侧甲状腺内见结节状影（图12-7-2）。

（3）颌面部MR增强：下颌骨颏部见骨质膨胀，稍向颊、舌侧膨出，内见多个骨性分隔，增强后呈不均匀强化，邻近牙根未见明显吸收。病变周壁骨皮质变薄，局部连续性中断，与周围软组织分界清（图12-7-3）。

【初步诊断】 下颌骨肿物。

【治疗】 全麻下行"下颌骨节段切除术+右腓骨肌皮瓣转移修复术"：沿下颌骨下缘2 cm处设计双侧颌下切口，切开，翻瓣。见肿物位于34至42之间，颊舌侧膨隆，部分区域肿物突破骨皮质，侵及骨膜，分别于36、44处截断下颌骨，在正常组织范围内将截断下颌骨及肿物完整切除。送术中冰冻病理。提示："下颌骨"病变考虑为黏液表皮样癌，低级别。常规制取腓骨肌皮瓣，腓骨长约11 cm，塑形，重建恢复下颌骨连续性及咬合关系，腓动、静脉分别与颌外动脉、面总静脉吻合。冲洗创面，止血，留置负压引流管，分层缝合，关闭创口（图12-7-4）。

【病理检查】 送检为部分下颌骨组织，5 cm×4.4 cm×2.5 cm，上附牙齿6枚，切面见囊性腔隙、不规则，有骨隔。镜下见多个大小不等囊性腔隙及肿瘤性上皮团，内见残留骨组织，囊

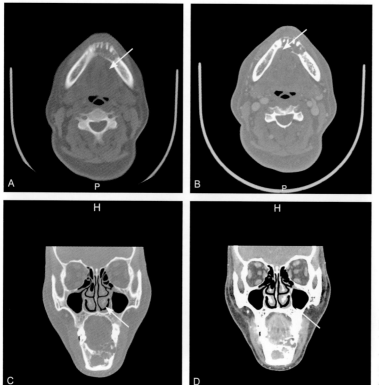

图12-7-2 A. CT平扫横断位：下颌骨颏部膨胀性骨质破坏，向颊、舌侧膨出，内见多发分隔。B. CT增强横断位：病变不均匀轻度强化。C，D. 冠状位重建

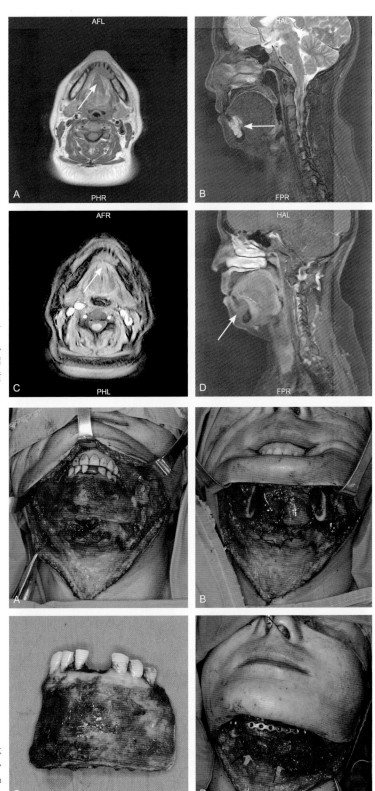

图12-7-3 A. T1WI平扫横断位：下颌骨颏部病变，膨胀性骨质破坏，内见多发分隔。B. fsT2WI平扫矢状位：病变内部多发分隔。C, D. T1WI增强横断位及矢状位：肿块不均匀强化

图12-7-4 A.显露双侧下颌骨体部，见颏部骨质膨隆。B.截断下颌骨后术区缺损。C.离体的下颌骨及肿物。D.腓骨重建恢复下颌骨连续性

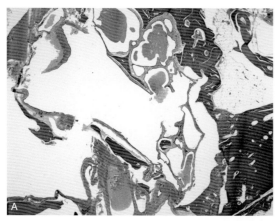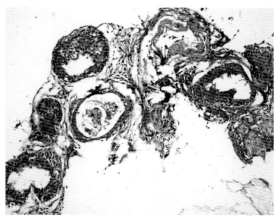

图12-7-5　A.骨组织内见多个大小不等的囊腔,穿插于骨组织间,具一定的侵袭性(20x)。B.部分肿瘤细胞胞浆丰富,似表皮样细胞,部分肿瘤细胞胞浆透明(200x)

腔内衬上皮增生,细胞异型不明显,含少量黏液细胞。肿瘤细胞部分胞浆丰富,嗜伊红,伴鳞化,似表皮样细胞;部分细胞较小,胞浆透亮(图12-7-5)。

【病理诊断】　"下颌骨"多囊性病变,考虑为黏液表皮样癌,低级别。注意:本例MAML2 FISH检测提示MAML2基因未发生断裂。

【随访】　患者手术后恢复良好,术后半年复查,肿瘤无复发,功能正常,双侧后牙咬合关系恢复良好。

诊疗要点

■　**临床表现**　PIMC的主要临床症状是无痛性肿胀。PIMC通常以局部组织浸润为特征,但很少发生转移。文献报道约9%的PIMC患者出现转移。转移灶主要出现在颈淋巴结,很少在远处其他器官中发现。

■　**影像学特点**　影像学上,PIMC具有界限清晰的单房或多房透射影特征,主要影响磨牙和下颌升支区域。单房病变类似于牙源性角化囊肿,多房病变的内部结构类似蜂窝状,应与成釉细胞瘤鉴别。

■　**诊断**　PIMC的诊断应基于组织病理学和影像学检查。病理学上要确认以下几点:唾液腺和其他组织中的原发性MEC被排除;不存在牙源性肿瘤;MEC的组织学结构得到确认;黏蛋白染色呈阳性,并且在影像学检查中发现骨质破坏才可诊断为PIMC。

■　**治疗与预后**　PIMC的治疗包括保守手术和根治性手术。尽管许多文献将PIMC描述为一种低度恶性肿瘤,但包括刮治术和开窗术的保守治疗约有40%的复发率。因此,应首选根治性的颌骨切除作为治疗手段。颈部淋巴结清扫和术后辅助放疗应取决于区域淋巴结是否有转移。区域淋巴结转移的发生通常与预后不良有关。PIMC的预后是很难预测的,因为不同的手术方法和生物特异性会产生不同的结果。PIMC的特点是可能复发和转移，因此，必须对患者进行长期随访。

参考文献

[1] Li X, Wang F, Wang Y, et al. An unusual case of intraosseous mucoepidermoid carcinoma of the mandible：A case report and literature review[J]. Medicine (Baltimore), 2018, 97(51)：e13691.

[2] Merna C, Kita A, Wester J, et al. Intraosseous mucoepidermoid carcinoma：Outcome review[J]. Laryngoscope, 2018, 128(5)：1083-1092.

[3] Abt NB, Lawler ME, Zacharias J, et al. Primary intraosseous mucoepidermoid carcinoma of the mandible：radiographic evolution and clinicopathological features[J]. BMJ Case Rep, 2019, 12(4)：e224612.

[4] Nallamilli SM, Tatapudi R, Reddy RS, et al. Primary intraosseous mucoepidermoid carcinoma of the maxilla[J]. Ghana Med J, 2015, 49(2)：120-123.

[5] Raut D, Khedkar S. Primary intraosseous mucoepidermoid carcinoma of the maxilla：a case report and review of literature[J]. Dentomaxillofac Radiol, 2009, 38(3)：163-168

第八节　颌骨中央性腺样囊性癌
Primary Intraosseous Adenoid Cystic Carcinoma of Jaws

腺样囊性癌（adenoid cystic carcinoma, ACC）是涎腺来源的上皮恶性肿瘤，约70%～90%发生于舌下腺，15%～32%发生于腮腺，也可见于颌下腺及其他小涎腺。原发于颌骨内的ACC（primary intraosseous adenoid cystic carcinoma, PIACC）极其少见，常见于40～50岁，由于相关临床病理资料匮乏，性别差异无相关统计数据。PIACC多发生于下颌骨体部（后牙区），表现为溶骨性破坏，当侵犯神经时，可出现下牙龈、唇部、颏部麻木等症状，应作为颌骨溶骨性肿瘤的鉴别诊断之一引起人们的重视。

病例94

患者，女性，43岁。左下前牙自发痛1年，伴根尖肿物5个月余。

【现病史】 患者1年前无明显诱因出现左下前牙咬物无力，偶有自发性阵发性钝痛，5个多月前就诊牙体牙髓科，行根尖片检查，见左下前牙区根尖低密度阴影，受累牙齿牙体无特殊异常，建议转诊口腔外科。进一步行CT检查示：左下前牙区骨质破坏，未查及明显异常肿物，考虑"根尖囊肿"，转牙体牙髓科行左下前牙"根管治疗"。根管治疗后于1个月前口腔外科复诊，自觉牙咬物无力症状无明显改善，且波及右下前牙，夜间有左下颌骨轻微疼痛不适，否认面部皮肤麻木、舌麻木疼痛运动不适等症状，摄曲面体层片示：下颌前牙区根尖阴影，范围较前稍有增大。

【专科检查】 颌面部左右基本对称，面上、中、下1/3比例协调，张口度及张口型正常。口内检查下颌骨前牙区未触及明显膨隆，无压痛，伸舌居中，舌感觉运动无异常，31、32、41、42松动Ⅰ°，叩（－），31、32电活力迟钝，牙龈乳头红肿，BOP（＋），PD 2～4 mm，18、28缺失，38、48近中阻生，46颌面银汞充填体，余口内黏膜完整无异常。双侧颏下、颌下、颈部未触及明显肿大淋巴结。

【辅助检查】

（1）根尖片示：31、32、41根尖区低密度影，边界不清，呈云雾状，未见骨白线，牙周间隙影消失（图12-8-1 A）。

（2）颌面部CT平扫示：下颌32～41根尖区牙槽骨骨质吸收、破坏，C－为70 Hu，周围未见明显软组织肿块影，建议进一步行增强检查，排除恶性占位可能（图12-8-2）。

（3）曲面体层片示：33～42根尖低密度影，界尚清，31、32根管充填到位密合。38、48近中阻生，28残根，18缺失（图12-8-1 B）。

【初步诊断】 下颌骨肿物（恶性待排）。

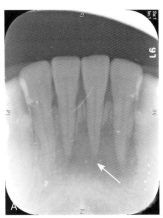
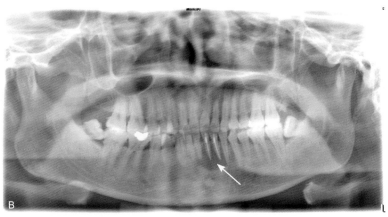

图12-8-1 A. 31、32、41根尖区低密度影，边界不清，呈云雾状，未见骨白线，牙周间隙影消失。B. 33～42根尖低密度影，界尚清，31、32根管充填到位密合。38、48近中阻生，28残根，18缺失

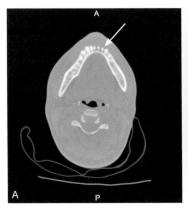
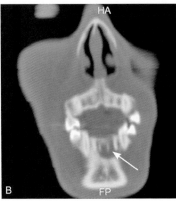

图12-8-2 A. CT平扫横断位：下颌32～41根尖区牙槽骨骨质吸收、破坏，C－：70 Hu，周围未见明显软组织肿块影。B. 冠状位重建

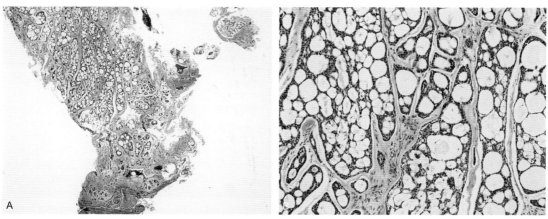

图12-8-3　A.肿瘤细胞排列成筛孔状、管状,侵袭性生长,可见残留骨组织(40x)。B.经典的筛孔结构,是由变异肌上皮细胞围成的大小不等的假腺腔。其中亦可见较多由腺上皮细胞围成的真导管结构(箭头所指),通常管腔较小,周边腺上皮胞浆嗜伊红色(200x)

【治疗】

（1）全麻下行"下颌骨肿物扩大切除术":沿33～43牙龈设计切口,切开,翻瓣,见下颌骨前牙区颊侧骨板破坏,肿物为实性,无完整包膜,质地脆,局部呈鱼肉状,包括颊侧骨膜在内完整切除肿物。送术中冰冻病理。提示:腺样囊性癌可能。扩大磨除周边骨质,石炭酸烧灼余留骨腔,碘仿纱包填塞骨腔。

（2）术后放疗,总剂量60 Gy。

【病理检查】　送检为碎组织两块,1.6 cm×0.8 cm×0.5 cm,灰黄色。镜下见肿瘤由腺上皮细胞及变异的肌上皮细胞构成,排列呈筛孔状、管状,侵犯周围骨组织。肿瘤巢内见导管样结构,腺上皮衬于导管腔周围,胞浆嗜伊红,周围为嗜碱性基底样细胞,细胞较小,核分裂象少见(图12-8-3)。

【病理诊断】　"下颌骨"腺样囊性癌,以筛状型为主,低级别。

【随访】　患者手术后恢复良好,放疗后下前牙术区出现一瘘口,无溢脓,定期复查5年,无特殊,治疗后第5年瘘口处出现流脓,门诊拟"下颌骨放射性骨坏死"收入院手术,行"下颌骨刮治术",术后病理提示腺样囊性癌,遂行"下颌骨扩大切除术+腓骨肌皮瓣移植重建修复术",术后术区恢复良好(图12-8-4)。

诊疗要点

■ **发病机制**　PIACC的可能发生机制:① 涎腺上皮异位增殖并被包裹于骨髓腔内形成肉芽组织;② 牙源性上皮细胞在特定的微环境诱导下转化成黏液细胞。在临床上,PIACC主要表现为颌骨无痛性、进行性膨隆,当侵犯神经时,可出现下牙龈、唇部、颏部麻木等症状。在影像学上,需与颌骨囊肿、成釉细胞瘤/癌、颌骨中心性鳞癌、骨肉瘤等相鉴

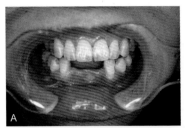

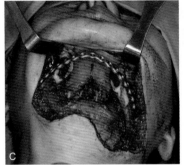

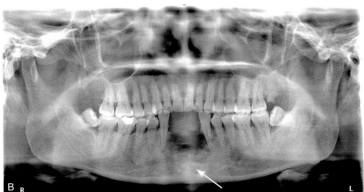

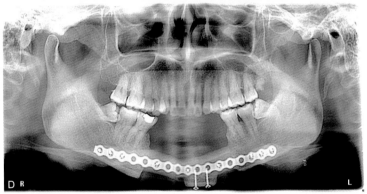

图12-8-4 A.放疗结束后下前牙术区出现一瘘口,无明显溢脓。B.术后第5年曲面体层片见原下颌骨术区骨质虫蚀样破坏,界限不清。C.节段切除下颌骨,腓骨重建恢复下颌骨连续性。D.下颌骨术后改变,腓骨断端骨愈合良好

别。在病理学上,PIACC主要分为3型,即筛状型、管状型及实性型,以筛状型为主,与发生在涎腺内的ACC无明显的组织及细胞学差别。PIACC的诊断标准:① 影像学上溶骨性病变;② 下颌骨含完整的骨皮质;③ 大小涎腺内均无原发肿瘤;④ 病理学证实为ACC。

■ **治疗** PIACC同样遵循以外科干预为主,术后辅助放化疗的综合序列治疗方式,下颌骨及周围软组织扩大切除以获得阴性切缘是确保良好预后的关键因素。然而,由于ACC的嗜神经及血管的生物学特征,术中往往很难做到全部切缘阴性,这就使术后辅助放疗显得尤为重要。根治手术结合辅助放疗后ACC患者的5年及10年的生存率达到77%及57%。目前观点认为,PIACC较少发生颈部淋巴结转移,而远处转移的比例高达40%~60%,以肺部转移较为常见,少数病例可出现广泛的骨转移。对于远转的患者,化疗或同期放化疗是最佳的治疗方案。尽管发生远转,患者仍可长期带瘤生存。

总的来说,PIACC是较为罕见的颌骨内恶性肿瘤,因临床及影像学上无特殊表现,往往难以与颌骨囊肿、良性肿瘤或其他恶性肿瘤相鉴别。术中冰冻病理对于诊疗计划的补充和完善起着很关键的作用。根治手术加辅助放化疗是目前最为主流的治疗模式。治疗后需密切随访,一旦出现局部复发、颈部淋巴结转移及肺部转移等,需尽早干预,以提高患者生存率。

参考文献

[1] Li Y, Li LJ, Huang J, et al. Central malignant salivary gland tumors of the jaw：retrospective clinical analysis of 22 cases[J]. J Oral Maxillofac Surg, 2008, 66(11)：2247-2253.

[2] Chen YK, Chen CH, Lin CC, et al. Central adenoid cystic carcinoma of the mandible manifesting as an endodontic lesion[J]. Int Endod J, 2004, 37(10)：711-716.

[3] Brookstone MS, Huvos AG. Central salivary gland tumors of the maxilla and mandible：a clinicopathologic study of 11 cases with an analysis of the literature[J]. J Oral Maxillofac Surg, 1992, 50(3)：229-236.

[4] Martínez-Madrigal F, Pineda-Daboin K, Casiraghi O, et al. Salivary gland tumors of the mandible[J]. Ann Diagn Pathol, 2000, 4(6)：347-353.

[5] Capodiferro S, Scully C, Macaita MG, et al. Bilateral intraosseous adenoid cystic carcinoma of the mandible：report of a case with lung metastases at first clinical presentation[J]. Oral Dis, 2005, 11(2)：109-112.

[6] Alexander RW, Dupuis RH, Holton H. Central mucoepidermoid tumor (carcinoma) of the mandible[J]. J Oral Surg, 1974, 32(7)：541-547.

[7] Black KM, Fitzpatrick PJ, Palmer JA. Adenoid cystic carcinoma of the salivary glands[J]. Can J Surg, 1980, 23(1)：32-35.

[8] Savithri V, Suresh R, Janardhanan M, et al. Primary intraosseous adenoid cystic carcinoma with widespread skeletal metastases showing features of high-grade transformation[J]. Head Neck Pathol, 2020.

[9] Deng RX, Xu X, Zhang CP, et al. Primary intraosseous adenoid cystic carcinoma of the jaw：clinical and histopathologic analysis[J]. J Oral Maxillofac Surg, 2014, 72(4)：835.

[10] Hu HY, Liu YY, Wang H, et al. Primary intraosseous adenoid cystic carcinoma of the mandible：a comprehensive review with analysis of 2 additional cases[J]. J Oral Maxillofac Surg, 2017, 75(8)：1685-1701.

[11] 李铀,李春洁,吴芳龙,等.下颌骨中央性腺样囊性癌1例[J].华西口腔医学杂志,2015,33(5):548-550.

第九节　颌骨转移性恶性肿瘤
Metastatic Malignant Tumour in Jaws

　　恶性肿瘤转移至口腔很少见，约占所有口腔恶性肿瘤的1%，并且相比于软组织，转移更多发生于颌骨中。颌骨的转移主要发生在下颌骨后部升支及髁突，这些区域富含红色骨髓。上颌骨转移很少见，占颌骨所有转移肿瘤的20%。男女比例几乎相等，比例为1∶1.1。患者的平均年龄为45岁。女性患者的原发病灶通常位于乳房、生殖器、甲状腺和肾脏，而男性患者的原发病灶主要位于肺、前列腺、肾脏、骨骼、大肠和肾上腺。通过无瓣膜的椎静脉系统的扩散是口腔转移的主要途径。从组织学上讲，原发灶通常是癌，其中腺癌更为常见。腺癌通常来自女性乳房或男性肺部、消化道或前列腺原发病灶的转移。口腔转移是恶性肿瘤的并发症，通常在癌症晚期时出现。

病例95

　　患者,女性,56岁。左侧颌面部疼痛不适伴张口受限渐重3个月。

【现病史】 患者3个月前无明显诱因出现左侧颌面部疼痛,累及左侧上、下颌骨区,疼痛呈间断性,伴有张口受限,渐进性加重,影响日常饮食。1个月前于医院就诊。颌骨CT检查示:左侧下颌骨升支溶骨性破坏,并累及蝶骨。病程中无头痛、头晕,无晕厥史,无口唇麻木,牙齿无松动、脱落,无鼻腔流血及异常分泌物,无复视。门诊行颌面部CT增强检查示:多发性颌骨破坏,考虑恶性肿瘤。ECT结果示左侧髂骨部分缺损。穿刺病理检查倾向腺样囊性癌。

【专科检查】 双侧面部不对称,左侧颧弓下方下颌骨升支区略呈骨性隆起畸形,局部皮肤色泽正常,无破溃、充血,扪诊未及乒乓球样感,轻压痛,未及波动感。张口度约2.5 cm,咬合关系大致正常,牙齿无松动、脱落等(图12-9-1 A)。口唇无感觉障碍,伸舌居中,活动可,无麻木等感觉异常。左侧翼颌韧带处黏膜色泽正常,无红肿,触诊未及明显隆起畸形。开口时颞颌关节动度可,关节窝无空虚。双侧颌下及颈部未及明显肿大淋巴结。

【辅助检查】

(1)曲面体层片:左侧下颌角、升支及髁突多发骨质破坏区域,密度不均减低,边界不清(图12-9-1 B)。

(2)颌面部CT增强:左侧下颌升支及髁突骨质破坏,局部见异常软组织密度影,增强后病变强化明显,密度不均,C−为37.2 Hu,C+为103.9 Hu、48.5 Hu。左侧下颌角部及升支亦见多个直径小于1 cm类圆形低密度影。左侧蝶骨大翼、颞骨见多处骨质破坏,亦见异常软组织密度影(图12-9-2)。

【初步诊断】 ① 多发性骨髓瘤可能;② ACC多发转移待排。

【治疗】

(1)全麻下行“左侧下颌骨肿瘤切取活检术”:采用左侧耳屏前类“S”形切口,切开,翻瓣,仔细解剖分离面神经颞支,予以保护,暴露下颌支及肿物,切取肿物组织送术中冰冻和石蜡病理,冰冻病理结果示:腺癌,倾向转移性。冲洗创面,止血,分层缝合,关闭创口。

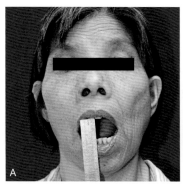
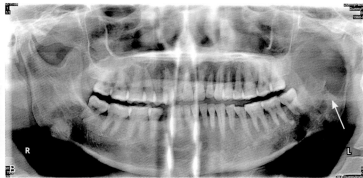

图12-9-1 A.张口受限,张口度约2.5 cm。B.左侧下颌角、升支及髁突多发骨质破坏区域,密度不均减低,边界不清(术前)

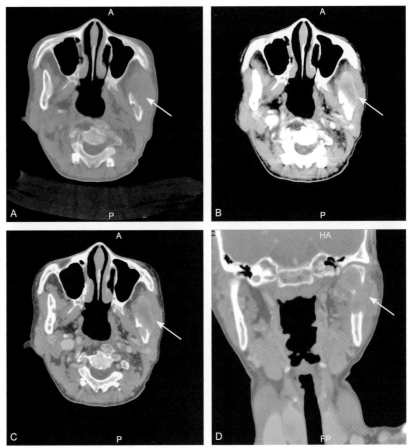

图12-9-2 A. CT平扫横断位：左侧下颌升支骨质破坏。B, C. CT增强横断位：异常软组织肿块，增强后明显强化，密度不均匀。D. CT增强冠状位重建：左侧颞颌关节间隙无明显异常

（2）建议PET/CT等进一步检查，明确肿瘤来源。

【病理检查】　送检为部分软组织，1.2 cm×0.9 cm×0.5 cm，暗红色。镜下见胞浆透明的肿瘤细胞，细胞有异型，核分裂象少见。免疫组织化学染色显示肿瘤细胞CD10、波形蛋白阳性表达（图12-9-3）。

【病理诊断】　结合病史及酶标结果，"下颌骨肿物"转移性肾透明细胞癌首先考虑。

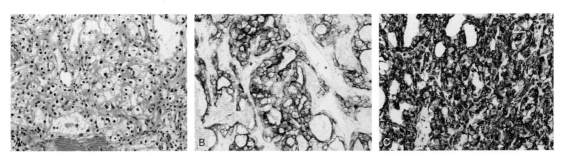

图12-9-3 A.肿瘤细胞较大，胞浆透明，核分裂象少见（400x）。B, C.肿瘤细胞弥漫强阳性表达CD10（B）及波形蛋白（vimentin）（C）（400x）

诊疗要点

颌骨转移癌的症状主要是疼痛、下唇及颏部的麻木、肿胀及牙齿松动。颌骨转移癌X线表现分为溶骨性、成骨性、混合性三类。低密度不规则形的溶骨破坏是颌骨转移癌最常见的表现，成骨性病变很少。影像学检查中转移性病变大多表现为边界不清晰的透射区域。从诊断原发肿瘤到颌骨转移的平均时间为40个月，颌骨转移癌预后较差，诊断后的平均生存期为6～7个月。转移性病变应结合放疗、化疗、手术进行治疗。姑息治疗有助于减轻患者的痛苦，减小肿瘤的大小，并保留口腔功能。

参考文献

[1] Irani S. Metastasis to the Jawbones：a review of 453 cases[J]. J Int Soc Prev Community Dent, 2017, 7(2)：71-81.

[2] Zachariades N. Neoplasms metastatic to the mouth, jaws and surrounding tissues[J]. J Craniomaxillofac Surg, 1989, 17(6)：283-290.

[3] Irani S. Metastasis to the oral soft tissues：a review of 412 cases[J]. J Int Soc Prev Community Dent, 2016, 6(5)：393-401.

[4] Friedrich RE, Abadi M. Distant metastases and malignant cellular neoplasms encountered in the oral and maxillofacial region：analysis of 92 patients treated at a single institution[J]. Anticancer Res, 2010, 30(5)：1843-1848.

[5] Singh H, Kumar P, Nirwan A, et al. Possible pathogenetic mechanisms and overview of metastatic tumours to the oral cavity[J]. Internet J Oncol, 2010, 8：1-6.

第十节 骨的孤立性浆细胞瘤
Solitary Plasmacytoma of Bone

浆细胞肿瘤（plasmacytoma）是由分泌克隆性免疫球蛋白、具有轻链抑制性、处于分化末端的成熟B细胞单克隆性增生形成的恶性肿瘤，包括多发性骨髓瘤（multiple myeloma, MM）和孤立性浆细胞瘤（solitary plasmacytoma, SP）。不同于MM, SP病变局限，其骨髓常无异常改变。根据发生部位, SP又分为骨的孤立性浆细胞瘤（solitary plasmacytoma of bone, SPB）和髓外浆细胞瘤（extramedullary plasmacytoma, EMP）。发生于颌骨的SPB极为罕见，下颌骨较上颌骨受累多。作为最活跃的造血区域，下颌升支、下颌角和磨牙区是最常见的发生部位。

病例96

患者，女性，61岁。右下颌骨肿大膨隆逐渐加重半年。

【现病史】　患者半年前无明显诱因出现右侧下颌骨肿大膨隆，逐渐加重，无出血，无麻木感，偶有疼痛感。追问病史，患者骨质疏松史，服用阿仑磷酸钠、阿法骨化醇、醋酸钙。

【专科检查】　双侧面部不对称，右面部明显肿大膨隆，触及肿物，约3 cm×3 cm大小，位于下颌升支及体部，质硬，无活动度，表面光滑，边界尚清，与周围组织无明显粘连（图12-10-1 A）。张口度正常，张口型偏右，口内未见破溃，无红肿，无充血，无明显触痛或压痛，颈部未触及明显肿大淋巴结。

【辅助检查】

（1）曲面体层片：右侧下颌骨升支、髁突类圆形密度减低影，骨质破坏，边界欠清。下颌牙列缺损，上下颌牙槽骨中重度吸收（图12-10-1 B）。

（2）颌面部增强CT：右侧下颌骨升支、髁突骨质破坏，形成软组织密度肿块影，约3.4 cm×3.3 cm，增强后病变明显强化，密度均匀，C−为63 Hu，C+为125 Hu。上、下颌骨局部牙槽骨有吸收。颅颌面骨及颈椎多发骨质疏松。双侧上颌窦、部分筛窦及额窦内见软组织密度影。双侧颈部未见明显肿大淋巴结（图12-10-2）。

【初步诊断】　右下颌骨肿物。

【治疗】　全麻下行"右侧下颌骨节段切除术"：采取右颌下切口，切开，翻瓣，于右侧下颌角处截断下颌骨，将包括髁突在内的病变下颌骨及肿物完整切除，术中冰冻病理示："右下颌骨"见成片小圆细胞增生，伴浆细胞样分化，淋巴造血系统肿瘤待排。结扎下牙槽神经血管束，冲洗创面，止血，留置负压引流管，分层缝合，关闭创口。

【病理检查】　送检为一肿块样组织及两块质硬骨组织，肿块表面完整光滑，切面灰黄，质嫩。硬组织局部缺损。镜下见肿瘤细胞成片分布，排列紧密，细胞形态较一致，呈圆

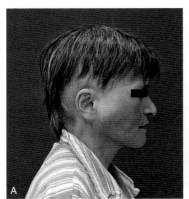
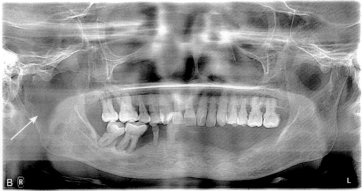

图12-10-1　A.面型不对称，右侧下颌升支区明显肿大膨隆，触及肿物，约直径3.0 cm大小。B.右侧下颌骨升支、髁突类圆形密度减低影，骨质破坏，边界欠清；下颌牙列缺损，上下颌牙槽骨中重度吸收（术前）

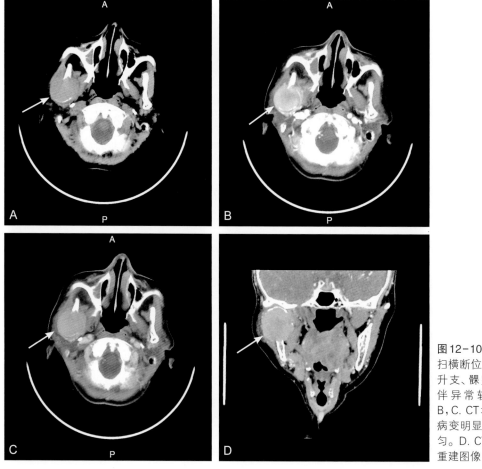

图12-10-2 A.CT平扫横断位：右侧下颌骨升支、髁突骨质破坏，伴异常软组织团块。B，C.CT增强横断位：病变明显强化，密度均匀。D.CT增强冠状位重建图像

形，胞浆丰富，嗜伊红色，核偏位，核仁明显，核分裂象少见。肿瘤间质成分少，含较多薄壁血管，呈裂隙样。免疫组织化学染色示肿瘤细胞表达浆细胞标志物CD38、CD138（图12-10-3）。

【病理诊断】 结合免疫组化结果，"右下颌骨"病变符合浆细胞瘤，ICD-O编码：9731/3。

【随访】 患者手术后恢复良好，术后1年复查，肿瘤无复发，下颌轻度偏斜，下颌牙列缺失（图12-10-4）。

诊疗要点

　　SPB通常表现为单个溶骨性病变，没有累及骨髓或伴浆细胞增多症。长骨和椎骨是SPB最常见的病变部位，SPB少见于颌骨，仅发生在4%的病例中，主要影响骨髓富营养区（下颌体、下颌角及升支）。颌骨SPB最常见的临床症状是颌骨和牙齿的疼痛，颌骨运动受限，牙齿松动，病理性骨折，肿胀及出血等。文献中报道SPB出现下唇、颏部麻木的病例较少见。X线

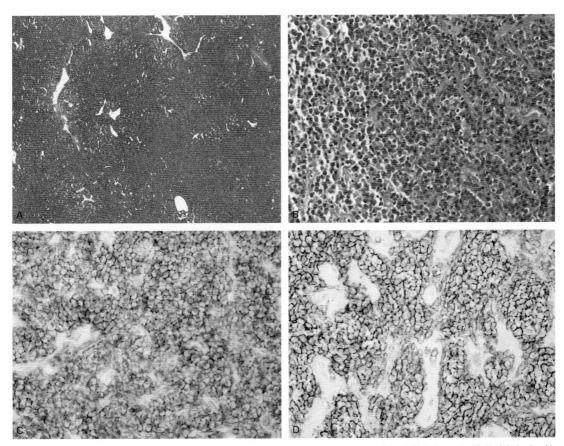

图12-10-3 A.肿瘤细胞成片弥漫生长,内见裂隙样薄壁血管(40x)。B.肿瘤细胞较均匀一致,胞浆嗜伊红色,核偏位(400x)。C,D.肿瘤细胞示CD38(C)、CD138(D)膜阳性(400x)

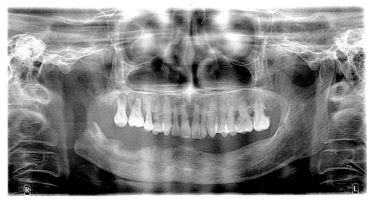

图12-10-4 右下颌骨术后改变,升支缺失,下颌牙列缺失

上,SPB表现为界限分明、单房或多房的类圆形透亮区,但不伴有骨膜反应。

■ 鉴别诊断

(1)颌骨囊性病变:包括成釉细胞瘤、牙源性角化囊肿、牙源性颌骨囊肿、动脉瘤性骨囊肿等。这些病变往往以颌骨膨隆为主,疼痛症状不明显。病变周围有骨白线,并多有病灶牙

或埋伏牙存在,无骨质疏松症状。实验室检查无血、尿等方面的异常。

（2）颌骨中心性血管瘤或动静脉畸形：影像学上,颌骨动静脉畸形边界不清的骨质疏松区,呈蜂窝状或肥皂泡样透光区,骨小梁有增生反应,发生在下颌骨者可见下颌管增粗、扩张。由于SPB穿刺时也可抽出大量血液,故这种方法不能用于这两种疾病的鉴别。影像学和DSA造影很容易鉴别。

（3）颌骨转移癌：少见,也可表现为骨质破坏性吸收,但无SPB的典型透亮样损害,转移癌多有明确的原发灶。

SP可能转化为MM,SPB患者中这种可能性比EMP患者中更高。文献报道35%～85%的SPB会在几个月至几年内转变为MM。目前SPB转化为MM的危险因素尚未明确,因此SPB患者治疗后应定期监测血浆球蛋白及尿液中的本－周（Bence-Jones）蛋白含量。

参考文献

[1] Agostini T, Sacco R, Bertolai R, et al. Solitary plasmacytoma of the jaw[J]. J Craniofac Surg, 2011, 22(6): e2–e10.

[2] Lombardo EM, Maito FLDM, Heitz C. Solitary plasmacytoma of the jaws: therapeutical considerations and prognosis based on a case reports systematic survey[J]. Braz J Otorhinolaryngol, 2018, 84(6): 790–798.

[3] Chittemsetti S, Guttikonda VR, Sravya T, et al. Solitary plasmacytoma of mandible: a rare entity[J]. J Oral Maxillofac Pathol, 2019, 23(1): 136–139.

[4] Tsang RW, Gospodarowicz MK, Pintilie M, et al. Solitary plasmacytoma treated with radiotherapy: impact of tumor size on outcome[J]. Int J Radiat Oncol Biol Phys, 2001, 50(1): 113–120.

[5] Dimopoulos MA, Moulopoulos LA, Maniatis A, et al. Solitary plasmacytoma of bone and asymptomatic multiple myeloma[J]. Blood, 2000, 96(6): 2037–2044.

（何　悦　田　臻　朱　凌）

第十三章
其 他
Others

第一节 网状血管内皮瘤
Retiform Hemangioendothelioma

网状血管内皮瘤（retiform hemangioendothelioma, RH），最早由Calonje等在1994年报道。2018年，国际脉管性疾病研究学会（International Society for the Study of Vascular Anomalies, ISSVA）将RH归类为局部侵袭性或交界性血管肿瘤。RH是一种罕见的血管肿瘤。患者的平均年龄为37.8岁，年龄范围为6～78岁。RH的以女性为主，男女比例为1∶2。

病例97

患者，女性，56岁。右下颌骨无痛性肿物3周。

【现病史】 患者3周前无意中发现右下颌骨有一无痛性肿物，无其他不适症状，于医院门诊就诊。颌面部CT增强示：右下颌骨占位，骨肉瘤可能。于外院行穿刺活检，提示：见少量淋巴细胞，未见肿瘤细胞。追问病史，患者1年前自觉右下唇、颏部麻木。

【专科检查】 颜面部左右不对称，右下颌角、升支可及一膨隆肿物，大小约2.5 cm×2.5 cm，质硬，无触痛，不可活动，边界欠清，无浸润感，右颏部、下唇麻木。双侧颞下颌关节无压痛及弹响。张口度、张口型正常，口腔卫生一般，下颌36～46固定烤瓷联冠修复，右下颌牙龈黏膜完整，无明显破溃、红肿、渗出（图13-1-1 A，B）。伸舌居中，运动自如，无明显感觉异常。双侧颌下、颈部未及明显肿大淋巴结。

【辅助检查】

（1）曲面体层片：右侧下颌角及升支类椭圆形低密度影，骨质破坏，局部边界不清，下颌烤瓷联冠修复，上颌牙列缺失（图13-1-1 C）。

（2）颌面部增强CT示：右侧下颌骨角部及升支可见类椭圆形团块影，范围约2.8 cm×2.5 cm×3.3 cm，边缘清晰，平扫CT值约43 Hu，增强后明显强化，C+为75～191 Hu。右下颌骨骨质明显吸收破坏，边缘可见放射状骨膜反应，右下颌神经管受累（部分层面口腔金属伪影较多，显示欠满意）。颈部未见肿大淋巴结影（图13-1-2）。

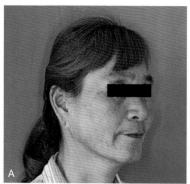
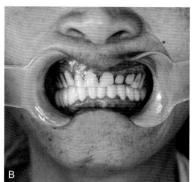

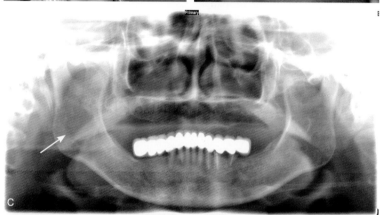

图13-1-1 A.右侧下颌角、咬肌区膨隆。B.下颌烤瓷联冠修复,牙龈黏膜完整,未见明显破溃及新生物。C.右侧下颌角及升支类椭圆形低密度影,骨质破坏,局部边界不清,下颌烤瓷联冠修复,上颌牙列缺失

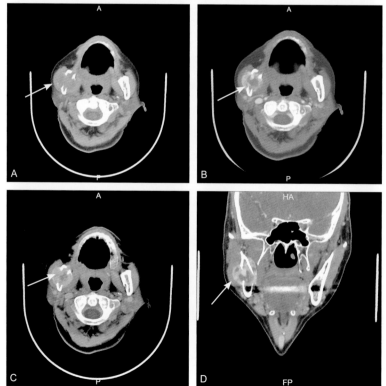

图13-1-2 A.CT平扫横断位:右下颌骨角部及升支类椭圆形团块影,边缘清晰,右下颌骨骨质明显吸收破坏,边缘可见放射状骨膜反应。B,C.CT增强横断位:病灶明显强化。D.CT增强冠状位重建图像

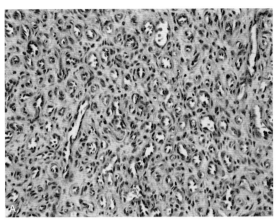
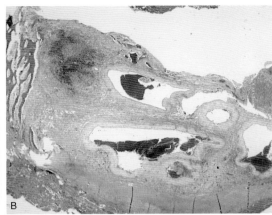

图13-1-3　A.血管腔内衬单层鞋钉样内皮细胞(400x)。B.局部血管增生、畸形扩张,血管壁较厚,呈静脉畸形表现(20x)

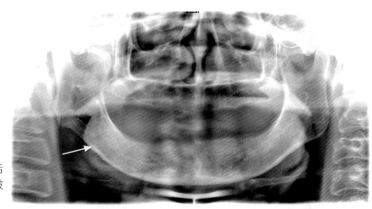

图13-1-4　右下颌角、下颌支术后改变,未见明显边缘毛糙、虫蚀样破坏,上下颌牙列缺失

【初步诊断】　右下颌骨肿物(性质待定)。

【治疗】　全麻下行"右下颌骨肿物扩大切除术":沿下颌骨下缘1～2cm设计切口,切开,翻瓣,见肿物位于右下颌角、升支,血供丰富,考虑为动脉瘤样骨囊肿,结扎右颈外动脉。取部分肿物送冰冻病理。提示:"右下颌骨"送检组织中见增生纤维、血管组织,排列呈囊壁样,含铁血黄素沉积,目前未见肯定恶性证据(-),具体待石蜡病理。结扎右下牙槽动脉,将肿物完整刮除。磨平骨面,冲洗,止血,置负压引流管,分层缝合,关闭创口。

【病理检查】　送检为血块样组织,2.7cm×2.2cm×1.3cm,暗红色,内见灰黄色囊壁样组织。镜下见肿瘤边界不清,纤细、分支状的血管交织成网状,管腔衬以单层内皮细胞,胞质稀少,胞核位于顶端,呈特征性的鞋钉样。血管腔内和基质有淋巴细胞浸润。局部厚壁血管扩张,呈静脉畸形表现(图13-1-3)。

【病理诊断】　"右下颌骨"血管源性肿瘤,中间型,倾向网状血管内皮瘤,ICD编码:M9712/3。

【随访】　患者手术后恢复良好,术后2年复查,肿瘤无复发,术区无特殊异常(图13-1-4)。

诊疗要点

■ **诊断** 目前文献报道的RH仅有50例左右，本例患者是首个被报道RH发生于下颌骨的患者。多数RH起源于身体浅表部分的血管，包括皮肤或皮下组织。该病在临床上明确诊断比较困难，与下颌骨骨肉瘤、动脉瘤样骨囊肿及颌骨内动静脉畸形需加以鉴别。组织病理学检查是诊断RH唯一可靠的方法。其病理学形态介于良性血管瘤与恶性血管瘤之间，特征性的病理学形态表现为大量细长、树枝状的薄壁血管通道交织成网状，与正常的睾丸组织类似。淋巴细胞浸润较为常见，细胞异型性及核分裂象较为少见。免疫组化表现为肿瘤内皮细胞中CD31、CD34和Ⅷ因子相关抗原阳性，而血管壁为SMA阴性。

■ **治疗** RH的标准治疗尚不明确。目前可采用的治疗手段包括放疗、化疗、放疗联合化疗及手术治疗等。对于首个发生于颌骨的RH患者，我们采用了手术刮除的方式治疗，经过2年的随访，患者无复发征象。但根据文献报道RH是一种易复发的肿瘤，刮治是否适合RH患者仍有待研究。

参考文献

[1] Calonje E, Fletcher CD, Wilson-Jones E, et al. Retiform hemangioendothelioma：a distinctive form of low-grade angiosarcoma delineated in a series of 15 cases[J]. Am J Surg Pathol, 1994, 18：115-125.

[2] Jiang J, Li X, Zhu F, et al. Retiform hemangioendothelioma of the mandible：a case report[J]. Oral Oncol, 2020, 17：105120.

[3] Nobeyama Y, Ishiuji Y, Nakagawa H. Retiform hemangioendothelioma treated with conservative therapy：report of a case and review of the literature[J]. Int J Dermatol, 2016, 55(2)：238-243.

[4] Hirsh AZ, Yan W, Wei L, et al. Unresectable retiform hemangioendothelioma treated with external beam radiation therapy and chemotherapy：a case report and review of the literature[J]. Sarcoma, 2010：756246.

[5] Kim IK, Cho HY, Jung BS, et al. Retiform hemangioendothelioma in the infratemporal fossa and buccal area：a case report and literature review[J]. J Korean Assoc Oral Maxillofac Surg, 2016, 42(5)：307-314.

[6] Requena L, Kutzner H. Hemangioendothelioma[J]. Semin Diagn Pathol, 2013, 30(1)：29-44.

第二节 朗格汉斯细胞组织细胞增生症
Langerhans Cell Histiocytosis

朗格汉斯细胞组织细胞增生症（Langerhans cell histiocytosis, LCH）是以树突状细胞异常克隆增殖和浸润为特点的疾病。1915—1920年，Schuller和Christian分别对韩-薛-柯综合征（Hand-Schuller-Christian Syndrome）、勒雪病（Letterer-Siwe disease）及嗜酸性肉芽肿的病损作了

报道,尽管这三种疾病在临床表现上的差异很大,但它们在显微镜及超微结构下呈现相同的细胞源性。LCH可发生于任何年龄,发病高峰年龄为1～4岁,儿童发病率为(2～9)/1 000 000,且男性较多,男女比例约为(1.2～1.4):1。LCH病因尚不明确,且临床表现呈异质性,并可侵犯全身多个器官及系统,严重者影响患者生存质量,甚至危及生命。

病例98

患者,男性,12岁。左下颌区肿胀伴疼痛1个月余。

【现病史】　患者1个多月前无明显诱因出现左侧下颌区肿胀伴疼痛,无明显张口受限、下唇麻木等症状,于医院就诊,抗炎对症治疗后无明显缓解。颌面部CT平扫示:左下颌骨体部至角部骨质破坏伴病理性骨折可能。

【专科检查】　双侧颌面部不对称,左侧下颌区肿胀,表面皮肤完整,颜色、皮温正常,触痛明显,左侧下颌角可及骨质膨隆,范围约2.5 cm×2.5 cm大小,边界不清,局部骨皮质缺损破坏。张口度及张口型正常,口内恒牙列,36、37已萌出,探(−),叩(−),松(−),颊侧前庭沟可见膨隆,黏膜完整,无明显红肿渗出。左侧颌下区及肿大淋巴结1枚,大小约1.5 cm×1.0 cm,边界清,活动度良好,表面光滑,无触压痛。

【辅助检查】

(1)曲面体层片:左侧下颌骨体部、下颌角、升支不规则骨质破坏影,边界不清,36、37牙根及38牙胚受累(图13-2-1)。

(2)颌面部MRI增强:左下颌骨体部至升支骨质破坏,见不规则团块肿块影,T1WI呈等信号,T2WI呈混杂高信号,大小约3.2 cm×2.6 cm×3.2 cm,边界不清晰,增强后不均匀强化。ADC约(0.8～1.8)×10^{-3} mm²/s,TIC曲线呈平台型。左侧咬肌受累肿胀,T2WI呈片状高信号,不均匀强化。颅底骨质未见破坏。双侧颌下、颈深上、中及咽后可见数个直径小于1 cm淋巴结影(图13-2-2)。

(3)颌面部CT增强示:左下颌骨体部至升支骨质膨胀性破坏,见不规则肿块影,境界欠

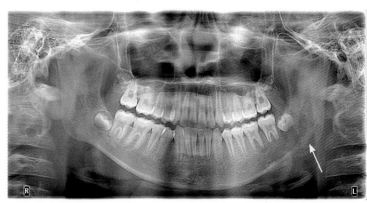

图13-2-1　左侧下颌骨体部、下颌角、升支不规则骨质破坏影,边界不清,36、37牙根及38牙胚受累(治疗前)

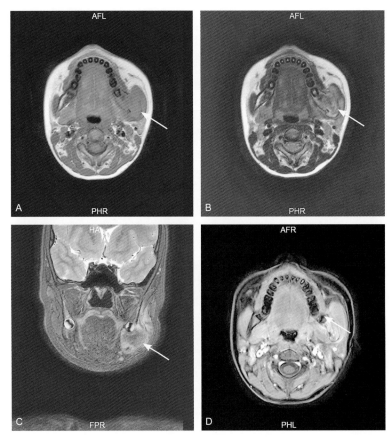

图13-2-2 A. T1WI横断位：左下颌骨升支骨质破坏，伴异常软组织信号，边界不清晰。B. T2WI横断位：病灶信号混杂。C. T2WI冠状位：左侧咬肌受累肿胀呈高信号。D. T1WI增强横断位：病灶不均匀强化

清，范围约1.7 cm×2.6 cm×3.5 cm，增强后轻度强化。C−为48 Hu，C+为62 Hu。边缘骨皮质局部不连续，可见明显骨膜反应。病变与周围咀嚼肌分界不清。颅底结构未见明显异常。颈部未见明显肿大淋巴结影（图13-2-3）。

【初步诊断】 左下颌骨肿物（性质待定）。

【治疗】

（1）全麻下行"左下颌骨肿物切取活检术＋37拔除术"：龈缘切口，切开，翻瓣，拔除37，见肿物呈实性。切取部分组织送术中冰冻病理。提示："左下颌骨"弥漫单核样细胞及少量巨细胞浸润，朗格汉斯细胞组织细胞增生症或巨细胞性病变待排，具体待石蜡及酶标。冲洗术区，止血，缝合关闭创口。

（2）石蜡病理及酶标结果提示：朗格汉斯细胞组织细胞增生症。经MDT会诊讨论，于放疗科行调强放疗：左下颌骨肿物区DT 30 Gy/10 Fx；亚临床区DT 20 Gy/10 Fx。

【病理检查】 送检为少量碎组织，0.8 cm×0.4 cm×0.3 cm，灰黄色。镜下见病变由朗格汉斯细胞、组织细胞、嗜酸性粒细胞及其他炎症细胞组成。朗格汉斯细胞排列较疏松，胞浆淡嗜伊红，可见特征性的核沟。嗜酸性粒细胞、淋巴细胞及多核巨细胞散在分布其中。朗格汉斯细胞示S100、CD1α阳性表达（图13-2-4）。

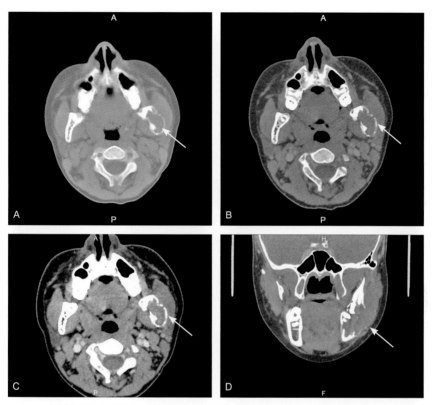

图13-2-3　A.CT平扫横断位：左下颌骨体部至升支骨质膨胀性破坏，伴软组织肿块。B，C.CT增强横断位：肿块轻度强化。D.CT增强冠状位重建：病变与周围咀嚼肌分界不清

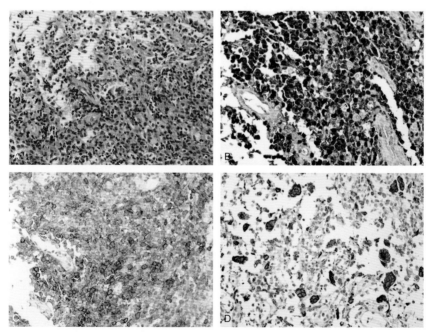

图13-2-4　A.病变由朗格汉斯细胞、嗜酸性粒细胞、淋巴细胞等组成（400x）。B，C.肿瘤细胞阳性表达S100（B）及CD1α（C）（400x）。D.组织细胞及多核巨细胞示PGM1阳性表达（400x）

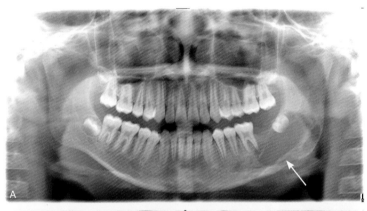

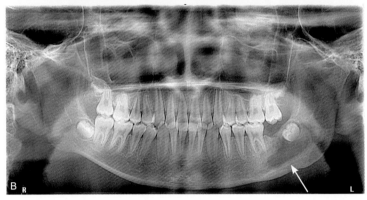

图13-2-5　A.放疗结束,复查曲面体层片。B.放疗结束后3个月,左下颌骨低密度影区范围明显减小

【病理诊断】"左下颌骨"朗格汉斯细胞组织细胞增生症,ICD编码:D76.003。

【随访】患者放疗结束后软组织肿块显著缩小,3个月后复诊,面型对称,左下颌骨低密度影区范围减小,张口度及张口型正常(图13-2-5)。

诊疗要点

■ **诊断**　在LCH三种表现形式中,以嗜酸性肉芽肿最为常见,约占50%～60%,主要表现为骨内病损,预后良好。在骨组织,可以是单发(占70%～75%),也可以是多发(占25%～30%),好发于男性,以大龄儿童与年轻人多见,年龄多在10～30岁。如发生在口腔,常出现牙龈炎,牙齿松动,拔牙后创口不愈合,在X线上,无论是孤立性病损,还是多发性病损,颌骨的表现均为骨吸收,在骨吸收后,牙齿呈漂浮状,病损边界清晰。如发生在长骨,可以出现病理性骨折。除颌骨与长骨外,常累及的部位是颅骨、肋骨、脊柱、骨盆、肩胛骨等,肿块常呈结节状,X线片呈界限清晰的圆形骨质缺损,常伴有疼痛与肿胀及相应部位受侵犯的表现。LCH的明确诊断需要观察到Birbeck颗粒的超微结构或者免疫组化中确实CD1α或Langerin阳性。

■ **治疗**　对于单发于颌骨的LCH,可以行病灶切除术,不宜手术者,可通过放疗治疗。对于多灶性LCH患者,需进行全身治疗,目前尚无标准治疗方法,但长春碱和泼尼松龙的联合治疗可作为推荐的选择。近年来,有学者报道靶向治疗LCH的案例。据报道,伊马替尼是一种靶向LCH中表达的受体的酪氨酸激酶抑制剂,在难治性LCH患者中有效。Vemurafenib(一种BRAF抑制剂)已在BRFAF-V600E突变的LCH患者中显示出疗效,但已有报告出现了严重的不良事件,包括鳞状细胞癌的发展,并且大多数患者在停止治疗后出现了早期复发。靶向治疗LCH仍有待进一步研究。

参考文献

[1] El Demellawy D, Young JL, de Nanassy J, et al. Langerhans cell histiocytosis: a comprehensive review[J]. Pathology, 2015, 47(4): 294-301.

[2] Zinn DJ, Chakraborty R, Allen CE. Langerhans cell histiocytosis: emerging insights and clinical implications[J]. Oncology (Williston Park), 2016, 30(2): 122-132, 139.

[3] Horibe K, Saito AM, Takimoto T, et al. Incidence and survival rates of hematological malignancies in Japanese children and adolescents (2006-2010): based on registry data from the japanese society of pediatric hematology[J]. Int J Hematol, 2013, 98(1): 74-88.

[4] Cardoso E, Mercier T, Wagner AD, et al. Quantification of the next-generation oral anti-tumor drugs dabrafenib, trametinib, vemurafenib, cobimetinib, pazopanib, regorafenib and two metabolites in human plasma by liquid chromatography-tandem mass spectrometry[J]. J Chromatogr B Analyt Technol Biomed Life Sci, 2018, 15(1083): 124-136.

[5] Héritier S, Hélias-Rodzewicz Z, Lapillonne H, et al. Circulating cell-free BRAFV600E as a biomarker in children with Langerhans cell histiocytosis[J]. Br J Haematol, 2017, 178(3): 457-467.

[6] Kolenová A, Schwentner R, Jug G, et al. Targeted inhibition of the MAPK pathway: emerging salvage option for progressive life-threatening multisystem LCH[J]. Blood Adv, 2017, 1(6): 352-356.

第三节　骨硬化症
Osteopetrosis

骨硬化症(osteopetrosis)又称大理石骨病或Albers-Schonberg病,是一类以骨密度增高、破骨细胞吸收功能障碍为主要特点的遗传性骨病,根据临床表现和致病基因可分为常染色体显性遗传骨硬化症(ADO)、常染色体隐性遗传骨硬化症(ARO)和罕见X连锁遗传骨硬化症(XLO),其中ADO平均发病率约为5/100 000,ARO平均发病率为1/250 000,XLO则更加罕见。骨硬化症的临床特点具有广泛的异质性:部分患者可出现致命性临床表现,如贫血、全血细胞减少、脓毒血症、继发性肝脾肿大等;部分患者亦可无症状或症状较轻微,只能通过骨骼影像学检查才可以发现。诊断主要通过影像学诊断,也可以结合基因检测进行进一步的分型。治疗上需要多学科联合,对一些严重并发症进行对症治疗。主要的治疗方法有维生素D药物治疗、固醇类激素、骨髓移植等。

病例99

患者,女性,12岁。发现左侧下颌骨肿胀膨隆半年。

【现病史】 患者半年前因牙列不齐于医院拟行正畸治疗,口腔检查时发现左侧下颌骨肿胀膨隆畸形,无明显下唇麻木等不适症状。CT检查示:左侧下颌骨大面积异常高密度影。门诊摄曲面体层片示:左侧下颌骨密度增高。

【专科检查】 双侧颌面部略不对称,左侧下颌体部稍肿胀膨隆,张口度及张口型正常,混合牙列,31～36对应颊侧前庭沟轻度肿胀,界限不清,触诊质地坚硬,无明显触痛,下唇无明显麻木症状(图13-3-1 A,B)。双侧颌下及颈部未及明显异常肿大淋巴结。

【辅助检查】

(1)曲面体层片:左下颌骨骨质异常增高影,边界不清(图13-3-1 C)。

(2)颌面部CT增强:左下颌骨体部骨质膨胀性改变,左下颌骨体部至髁突密度不均匀增高,部分呈磨玻璃样改变,邻近软组织未见明显异常增厚,未见异常强化灶。左咽后、颈部淋巴结增大(反应性增生可能)(图13-3-2)。

【初步诊断】 左侧下颌骨骨硬化症。

【治疗】 全身麻醉下行"左下颌骨节段切除术+腓骨肌瓣转移修复术":沿下颌骨下缘1～2 cm设计切口,切开,翻瓣,按术前截骨导板设计,于43近中至左侧乙状切迹中点垂线截断左侧下颌骨,制备左侧带血管蒂腓骨肌瓣,按术前设计腓骨截骨板切取约12 cm长腓骨,塑形,重建恢复下颌骨连续性及咬合关系,腓骨动静脉血管分别与面动脉、颈外静脉行血管吻合。充分冲洗创面,严密止血,留置负压引流管,分层缝合,关闭创口(图13-3-3)。

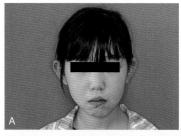
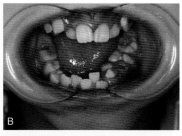
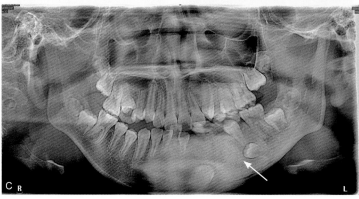

图13-3-1 A.面型不对称,左侧下颌轻度膨隆。B.混合牙列,左下颌前庭沟变浅,轻度膨隆。C.左侧下颌骨体部异常密度增高影,边界不清

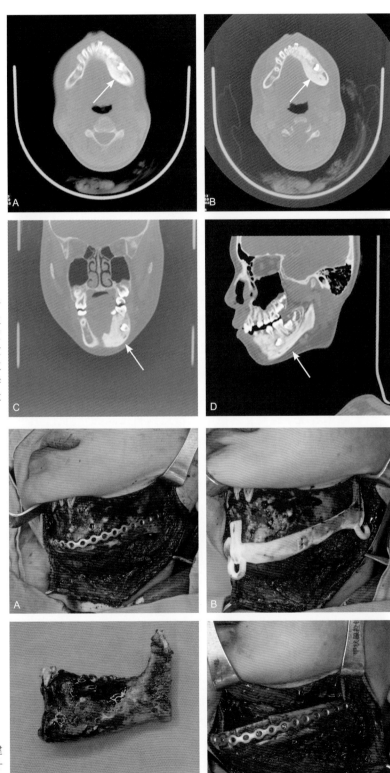

图13-3-2　A.CT平扫横断位：左下颌骨体部骨质膨胀性改变，左下颌骨体部至髁突密度不均匀增高，部分呈磨玻璃样改变。B. CT增强横断位：邻近软组织未见明显异常增厚，未见异常强化灶。C, D.冠状位及矢状位重建图像

图13-3-3　A.预弯成型重建钛板。B.依据数字化模型设计截骨线。C.离体的病变下颌骨。D.腓骨重建恢复下颌骨连续性

【病理检查】 送检为部分下颌骨组织，8 cm×6 cm×3 cm，局部骨质略膨隆，质硬。镜下见板层骨增生、致密，骨髓腔变小，骨组织间缺乏纤维脂肪样骨髓（图13-3-4）。

【病理诊断】 "左下颌骨"骨硬化症（osteopetrosis）。

【随访】 患者手术后恢复顺利，术后半年复查，下颌骨重建外形满意，对侧咬合关系恢复良好。

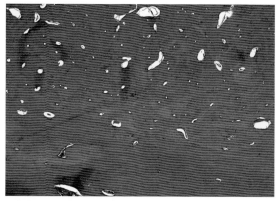

图13-3-4　致密骨组织，骨髓腔变小，缺乏正常骨髓组织（4x）

诊疗要点

骨硬化症是一种破骨细胞吸收功能障碍导致的遗传性骨病。正常人体的骨组织通过破骨细胞与成骨细胞的骨吸收/骨形成作用维持动态平衡，一旦破骨细胞与成骨细胞的平衡被打破，就会引起异常性骨病，比如细胞因子M-CSF、RANKL的缺乏。目前已发现的骨硬化症相关致病基因有 *a3-V-ATPase*、*CLCN7*、*OSTM1*、*PLEKHM1*、*CA II*、*RANKL*、*RANK* 等，不同的致病基因突变有不同的致病机制。

■ **临床表现** 骨硬化症的临床特点具有很高的异质性，有些患者会出现致命性的临床表征，如贫血、血细胞减少、脓毒血症、继发性肝脾肿大等；部分患者亦可症状轻微或无症状。在口腔颌面部，骨硬化症患者通常具有特殊的临床表现，比如牙发育迟缓、牙列拥挤、钙化不全、颌面部畸形、特殊面容、颌骨骨髓炎等。

■ **诊断与鉴别诊断** 诊断主要依靠影像学资料，在影像诊断的基础上可结合基因检测，通过检测骨硬化症致病基因将其与其他伴随不同并发症的骨硬化性疾病进行区分。需与牙骨质瘤、骨化纤维瘤、纤维异常增殖症等颌骨疾病鉴别。

■ **治疗** 骨硬化症是一种全身性骨代谢疾病，因此在治疗时需综合考虑患者的全身情况。根据2017年UCLA发布的专家共识，推荐使用以下的治疗手段。① Ca与维生素D作为一线药物治疗低血钙症与继发甲状旁腺功能亢进。② 出现症状性贫血及血红蛋白低下，达到输血指征时，与血液科协商进行红细胞输注。③ IFNγ-1b可作为治疗骨硬化症的实验性方法，目前研究表明破骨细胞依赖于超氧化物吸收骨质，而骨硬化症患者的破骨细胞表现出氧自由基形成缺陷，IFNγ-1b应用于治疗慢性肉芽肿病表现出超氧化物的增加与患者的临床改善，因此研究者对IFNγ治疗小儿型骨硬化症患者进行临床试验，结果显示白细胞超氧化物酶活性增加以及治疗18个月后骨小梁体积减小，但是这种疗法的临床经验仍十分有限，需要进一步的临床试验阐明IFN-γ1b在非小儿骨硬化症患者中的作用。④ 皮质醇激素可以作为不适合骨髓移植的患者的二线疗法。⑤ 骨髓移植：小于1岁以及骨髓功能丧失是考虑骨髓移植的首要指征。基因检测得到的相关基因突变可以提示患者接受骨髓移植治疗后的临床预后，但总体而言，骨髓移植并不是常见的治疗方式，在选择骨髓移植前需要多学科联合会诊对患者进行评估。⑥ 骨硬化症在颌面部可继发颌骨骨髓炎，常发生于下颌骨，通常是拔牙后感染引起，对这类患者常采用抗生素治疗与手术清创，手术治疗并不是骨硬化症的标准治疗方式，但对于颌面部出现畸形并严重影响外观和功能的患者，手术切除与同期腓骨肌皮瓣修复不失为一种治疗策略。

参考文献

[1] Key LL, Ries WL, Rodriguiz RM, et al. Recombinant human interferon gamma therapy for osteopetrosis[J]. J Pediatr, 1992, 121(1): 119.

[2] Frattini A, Vezzoni P, Villa A. The genetics of dominant osteopetrosis[J]. Drug Discovery Today Disease Mechanisms, 2005, 2(4): 503-509.

[3] Balemans W, Wesenbeeck LV, Hul WVJCTI. A clinical and molecular overview of the human osteopetroses[J]. Calcif Tissue Int, 2005, 77(5): 263-274.

[4] Davachi B, Nemati S, Johari M. Dental radiographic findings of malignant osteopetrosis: report of four cases[J]. Iranian Journal of Radislogy, 2009, 41(3).

[5] Sobacchi C, Schulz A, Coxon F P, et al. Osteopetrosis: genetics, treatment and new insights into osteoclast function[J]. Nature Reviews Endocrinology, 2013, 9(9): 522-536.

[6] Wu CC, Econs MJ, Dimeglio LA, et al. Diagnosis and management of osteopetrosis: consensus guidelines from the osteopetrosis working group[J]. The Journal of Clinical Endocrinology & Metabolism, 2017, 102(9): 3111-3123.

第四节　血友病性假瘤
Hemophilic Pseudotumor

血友病为凝血因子Ⅷ或Ⅸ缺乏导致的遗传性疾病。血友病性假肿瘤（hemophilic pseudotumor）是血友病罕见但严重的并发症，好发于股骨、骨盆、髂骨等部位，颅骨与颌骨罕见。其主要临床表现为关节外骨或软组织反复出血导致间室内积血，囊腔持续增大并压迫、破坏邻近组织；患者早期常无明显症状，累及邻近组织后出现特异性症状。临床诊断主要根据患者外伤出血史及X线、超声波、CT和MRI等检查。治疗方式包括因子替代疗法和在此基础上的放疗及手术治疗（包括局部抽吸/引流、手术切除、截肢）等。

病例100

患者，男性，5岁。左面部肿大1个月。

【现病史】 患儿1个月前无明显诱因出现左面部肿大，逐渐加重，无明显疼痛不适症状，无张口受限、进食困难等异常，于医院就诊。CT检查示：左侧下颌骨骨质破坏，成釉细胞瘤可能。建议至上级医院就诊。

【既往史】 A型血友病病史，出现淤青时使用第Ⅷ因子控制。

【专科检查】 双侧颌面部不对称，左侧面部、颌下明显肿胀膨隆，表面皮肤完整，颜色、皮温正常，触诊可及下颌骨骨质膨隆，质硬。张口度及张口型正常，口内混合牙列，36萌出，75舌侧移位，左下颌骨呈明显颊、舌侧膨隆，累及左下颌磨牙区及磨牙后区，质硬，无乒乓感，黏膜未见破溃、红肿、充血（图13-4-1）。颌下及颈部未触及肿大淋巴结。

【辅助检查】

（1）曲面体层片：左下颌骨膨胀性改变，骨皮质菲薄，骨质密度减低（图13-4-2）。

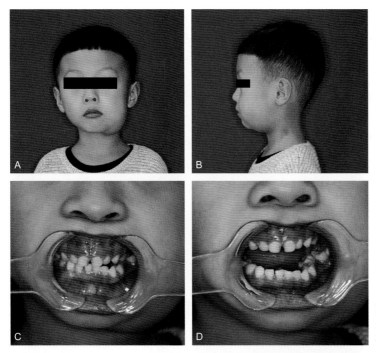

图13-4-1 A，B.左侧面部、下颌明显肿胀膨隆。C，D.混合牙列，咬合不齐，左下颌骨膨隆，75舌侧移位、倾斜

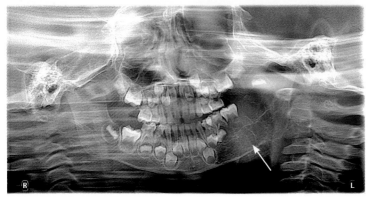

图13-4-2 左下颌骨膨胀性改变，骨皮质菲薄，骨质密度减低

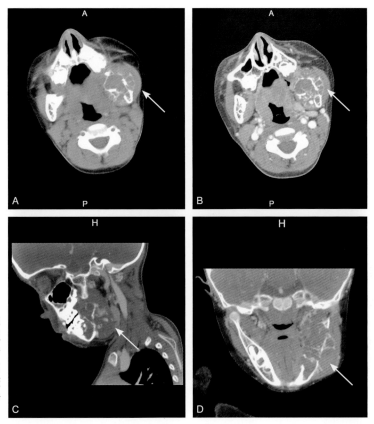

图13-4-3 A. CT平扫横断位：左下颌骨体角部、升支骨质膨胀伴软组织肿块，向颊舌侧膨出，内见多个分隔。B. CT增强横断位：病变不均匀强化，囊变明显，病变周壁骨皮质变薄，局部连续性中断，与周围软组织分界清。C,D.斜矢状位及冠状位重建

（2）颌面部CT增强：左下颌骨体部、下颌角、升支骨质膨胀，密度降低呈软组织状改变，向颊、舌侧膨出，内见多个骨性分隔，C-为50 Hu，增强后部分强化明显，C+为41 Hu、154 Hu，呈不均匀强化。病变周壁骨皮质变薄，局部连续性中断，与周围软组织分界清。双侧颈部未见明显肿大淋巴结影（图13-4-3）。

（3）颌面部MR增强：左下颌骨体角部、升支骨质膨胀，可见软组织肿块影，向颊、舌侧膨出，内见多个分隔，呈T1WI等信号、T2WI高信号，增强后不均匀强化，囊变明显。病变周壁骨皮质变薄，局部连续性中断，与周围软组织分界清楚（图13-4-4）。

【初步诊断】 左下颌骨肿物。

【治疗】 全麻下行"左下颌骨节段切除术"：口内拔除36，出血明显，取根方部分组织。送术中冰冻病理检查示：血友病性假瘤待排。沿下颌骨下缘2 cm设计切口，切开，翻瓣，见下颌骨体部膨隆，呈暗红色，颊舌侧骨质破坏严重。于左下颌骨颏孔后方至髁突颈截骨，将下颌骨及肿物完整切除，送病理检查。冲洗术创，严密止血，留置负压引流管，分层缝合，关闭创口（图13-4-5）。

【病理检查】 送检为部分下颌骨组织，局部膨隆，骨质破坏，剖面呈多囊性，内含血性内容物。镜下见病变中央为囊性腔隙，呈血肿机化改变，周围纤维组织瘤样增生，伴反应性新骨

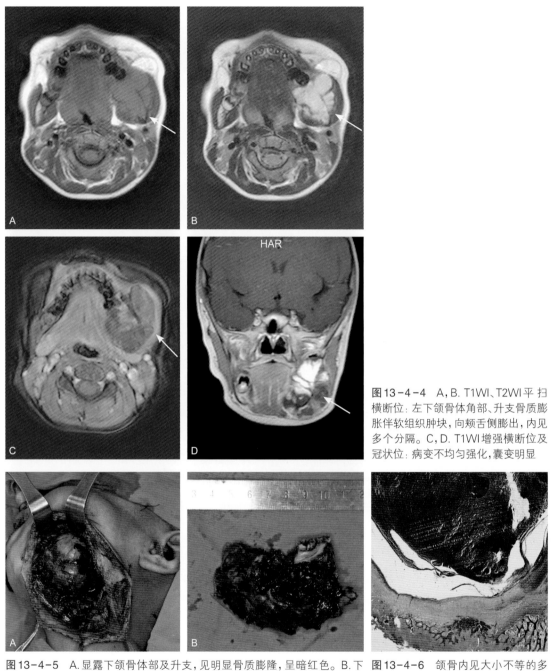

图13-4-4 A,B.T1WI、T2WI平扫横断位：左下颌骨体角部、升支骨质膨胀伴软组织肿块，向颊舌侧膨出，内见多个分隔。C,D.T1WI增强横断位及冠状位：病变不均匀强化，囊变明显

图13-4-5 A.显露下颌骨体部及升支，见明显骨质膨隆，呈暗红色。B.下颌骨骨质破坏，呈多囊性，内含血性内容物

图13-4-6 颌骨内见大小不等的多囊性腔隙，无衬里上皮，囊腔内容物为血液，囊壁内见反应性新骨形成（20x）

形成（图13-4-6）。

【病理诊断】 "左下颌骨"血友病性假瘤。

【随访】 患者手术后恢复顺利，术后半年复查，术区创口愈合良好，下颌轻度偏斜。

诊疗要点

血友病为X染色体连锁的隐性遗传病,是凝血因子Ⅷ或Ⅸ缺乏导致的一种凝血功能障碍。血友病患者有较为明显的骨、关节的出血倾向,反复出血可能导致骨、关节的囊腔形成、进行性增大,从而压迫肌肉,甚至累及骨质,表现为骨的瘤样病变,即血友病性假瘤,在1918年由Starker首次报道。流行病学方面,Buchowski等认为血友病性假瘤的发病率在1%～2%,而国内一项单中心的1983—2004年血友病病例回顾性研究显示,1 248例血友病患者中并发血友病假瘤的有14例,发病率约为1.12%。血友病性假瘤好发于股骨、骨盆、髂骨等部位,也有报道见于颅骨与颌骨,但均较为罕见。

■ **临床表现**　该病好发于20～70岁的男性,患者可以维持无症状或病情长期的稳定,只有当肿瘤增大、侵犯邻近组织后才出现相应的症状,但假瘤本身无特异性的临床表现。有一例病例报道假瘤发生于骨盆,压迫坐骨神经表现出强烈的坐骨神经痛。

■ **诊断与鉴别诊断**　在临床诊断时需要结合血友病相关检查与病史,也应充分运用影像学检查,比如使用CT评估骨小梁、骨皮质是否有骨膜反应,评估假瘤与局部的血管神经的毗邻关系等。血友病性假瘤需与颌骨囊肿、骨巨细胞瘤、尤文肉瘤等疾病进行鉴别。

■ **治疗**　由于血友病性假瘤较为罕见,目前缺乏规范的诊断与治疗措施。WFH(World Federation of Hemophilia)诊疗指南提出:对该病的治疗取决于假瘤的位置、大小、生长速度以及对周围组织的影响。治疗方式包括因子替代疗法、放疗及手术治疗(局部抽吸/引流术、手术切除、截肢)等。保守疗法即肢体制动联合因子替代疗法,对于发生于肢体远端的儿童病例有一定效果,但复发率较高。在保守治疗之外,放疗也可以取得一定的效果,如Subasi报道的1例发生于左手示指、小拇指的14岁少年,仅采用2周单独放疗的治疗方案,4个月后患者症状即缓解。

大多数学者认为成人患者使用保守治疗效果较差,不能阻止病情的发展,手术切除应当作为首选的治疗方法。手术指征主要为发生于软组织的较大的假瘤、保守治疗无效且出现皮肤坏死或神经、血管压迫症状,以及有可能发生病理性骨折时。患者应做好围术期的准备,比如术前补充足量的因子替代治疗以预防术中、术后出血等手术并发症。在手术的实施上,假瘤是否需要完全切除仍未达成共识。目前有学者认为若血肿未被完全切除很容易再次出血,引起复发或其他并发症。2020年1例病例报道上颌骨血友病性假瘤手术摘除后继发静脉畸形。但对于位置过深的假瘤,有学者认为完全切除容易引起大出血。具体的切除范围,应当根据患者的实际情况确定,结合保守治疗与放疗。总体来说,现有的观点为在保障因子水平的情况下进行手术切除,能够获得较为理想的疗效,但对于未达手术指征的患者,也可以采取非手术治疗的联合疗法。现有报道的12例颌骨血友病性假瘤患者并非全部接受手术治疗,有患者仅接受栓塞治疗,5个月后随访CT显示新骨形成。

参考文献

［1］ Buchowski JM, Cascio BM, Streiff MB, et al. Resection and reconstruction of a massive femoral hemophilic pseudotumor[J]. Clin Orthop Rolat Res, 2005, 430：237-242.

［2］ Cox DP, Solar A, Huang J, et al. Pseudotumor of the mandible as first presentation of hemophilia in a 2-year-old male：a case report and review of jaw pseudotumors of hemophilia[J]. Head Neck Pathol, 2011, 5(3)：226-232.

［3］ Srinivasan K, Gadodia A, Bhalla AS, et al. Magnetic resonance imaging of mandibular hemophilic pseudotumor associated with factor IX deficiency：report of case with review of literature[J]. J Oral Maxillofac Surg, 2011, 69(6)：1683-1690.

［4］ Xue F, Sun C, Sui T, et al. Hemophilic pseudotumor in chinese patients：a retrospective single-centered analysis of 14 cases[J]. Clin Appl Thromb Hemost, 2011, 17(3)：279-282.

［5］ Yoshitake Y, Nakayama H, Takamune Y, et al. Haemophilic pseudotumour of the mandible in a 5-year-old patient[J]. Int J Oral Maxillofac Surg, 2011, 40(1)：120-123.

［6］ Otsuka H, Ozeki M, Kanda K, et al. Complete bone regeneration in hemophilic pseudotumor of the mandible[J]. Pediatr Int, 2016, 58(5)：406-408.

［7］ Cai X, Yu JJ, Tian H, et al. Intraosseous venous malformation of the maxilla after enucleation of a hemophilic pseudotumor：a case report[J]. World J Clin Cases, 2020, 8(19)：4644-4651.

（何 悦 田 臻 朱 凌）